解離する子どもたち
ちぎれた心をつなぐ治療

Dissociative Children
Bridging the Inner & Outer Worlds
Lynda Shirar

リンダ・シラー
著

郭 麗月　岡田 章
監訳

ハリス淳子
訳

明 石 書 店

本書の中で
その物語を紹介させていただいた子どもたち、
生き、愛し、笑う勇気によって
人間の精神を肯定してくれた子どもたちに
本書をささげる。

凡例

一　原文のイタリックは適宜、傍点で示した。また〔　〕は必要に応じて〔　〕で示した。

一　訳注は、短いものは〔　〕でくくり本文中に挿入し、長いものは該当箇所に★印をつけて左ページの左端に記した。

一　日本精神神経学会は、二〇〇八年五月末の総会で「行為障害」を「素行障害」、「人格障害」を「パーソナリティ障害」、「外傷後ストレス障害」を「心的外傷後ストレス障害」、「社会不安障害」を「社交不安障害」に変更する旨、報告したが、本書では変更前の用語を用いた。

目次

目次

序文

解離は古くからある概念だが、今またそこに新たな今日性が見出されてきている。子どもが解離的な防衛を用いることはよくあることで、解離性障害は子ども時代に始まることが多い。私はカウンセラーとしての仕事を通じて、多くの子どもたちが不安と苦痛に密かに耐え、解離的な防衛を必要としているという証拠を目の当たりにしてきた。子どもにとっては長いあいだ、家族だけが自分の世界だったのである。その世界で子どもが経験するトラウマは必ずしも意図的に与えられるわけではないが、それでも苦痛であることに変わりはない。激しいトラウマが長期にわたる場合、解離は逃避以上のものとなる。生き残りのため、「これは現実ではない——私の身の上に起こっていることではない」と信じなければならない場合もあるだろう。しかし、私の患者たちは、たとえ幼い子どもであっても、自分で自分に隠していることを知ろうと闘うものだということを教えてくれた。つらすぎて感じることができないと思えるようなときでさえ、私たちは感じるために闘っているのである。人間は自分自身——あるべき本当の自分——になるために闘うのである。

治療に来る子どもたちと知り合ったことから本書を書くこととなった。彼らの弱さ、強さ、賢明さに忘れがたい感銘を受けた。本書に登場する子どもたちやその家族は患者であると同時に教師でもあり、私は心を動かされた。私が彼らから学んだことを皆さんにもお伝えしたいと思う。

また、治療者の方々には、子どもたちと関わり、子どもたちからの挑戦に応じる——子どもたちと出会い、子どもたちを知り、子どもたちを信じ、子どもたちから学ぶ——ことをお勧めしたい。解離性障害をもつ子どもたちは必要に迫られて自分の内部に逃避しているが、世の中への適応は可能である。早期介入と安全な環境があれば、彼らは日の光を浴びた苗木のようによく反応する。子どもにとって治療は、自分自身を感じ、知り、発見する——そして家族のもとへ戻る——ための道、つまり内と外の世界をつなぐ橋となるのである。

私がこの企画に没頭しているあいだ、私を支え、気持ちを奮い立たせてくれた友人たち、同僚たちに感謝している。いつも私のそばにいて、私を信頼してくれたドリス・ブライアント（Doris Bryant）、私の最初の、そして最高の教師のひとりだったジュディ・ケスラー（Judy Kessler）、この機会を与え、励ましてくれた編集者のスーザン・マンロー（Susan Munro）、原稿について思いやりのある、心のこもった意見を述べてくれたジーン・デコスタ（Jean DeCosta）とジュリー・ライダー（Julie Rider）、必要なときにユーモアと理解を示してくれたカレン・バーンスタイン（Karen Bernstein）、そして、親切に快く、何度も知恵を授けてくれたビッキー・グラハム＝コステイン（Vicki Graham-Costain）とキャロル・ヴァルトシュミット（Carol Waldschmidt）に心から感謝する。

本書中の臨床例は複数の症例をまとめて提示している。子どもたちとその家庭のプライバシーを守るため、名前など、個人を特定する情報はすべて変更されている。症例研究の資料や芸術作品は許可を得て掲載しているものである。

あの女の子はどこにいるの？

あの人たちが呼んでいる女の子はどこにいるの？
どこか近くで見つかるかしら？
この世界にやって来たのに
恐怖に負けたのはあの子かしら？

ああ、あの女の子が私で
私があの女の子なのかもしれない。
でもそれは私なのかその子なのか
けっしてわからない。

コリン・アルドワン
CORRINE ARDOIN

第1章

解離——その正体と仕組み

「へんだなー、この感じ！」とアリスはつぶやいた。「きっとあたし、望遠鏡みたいにちぢんでいってるんだ！」

じっさい、そのとおりだったんだよね。背の高さは十インチ（約二十五センチ）そこそこ。こうなったらちっちゃなドアを抜けて、あのすてきな庭へ行けるぞ、と、アリスは大にこにこ。でも、アリスは、この先もどんどん小さくなっていくのかどうか、少し様子をみることにした。どうもちょっと気になるんだよね。「だってさ」とアリスはつぶやく、「どんどんちっちゃくなったら、あたし、なくなっちゃうじゃん、ろうそくみたくさ。そしたら、あたし、どういうことに？」。

『ふしぎの国のアリス』（ルイス・キャロル作　北村太郎訳　王国社　一九九六年）より

解離とは、白昼夢に没頭したり、退屈な現実から離れて空想や面白い本の中へ逃げ込んだりすることができる、すばらしい能力である。解離を行えば、まさに想像力のみで自分自身や自分を取り巻く環境を「作り変える」ことができる。解離はまた、不快な考えや感情を心の中のどこかに追いやり、少なくとも一時的に忘れられる能力でもある。極端な拘束状態では、そうしなければ耐えられないほどのつらい経験をすべてしまい込んでしまうことさえある。

解離するとは「ある事柄の関連性を別の事柄から切り離すこと」（Braun, 1984, p. 171, Braun, 1986で引用）で、ある情報を意識から分断することである。逃避は非常に便利なこともあるが、解離が極端になれば、不思議の国のアリスのようにそのプロセス自体が制御不能となり、「乗っ取られた」と感じることもある。解離はそれ自体、よいものでも悪いものでもない。順応性があり、有用なこともあれば、まったく逆な場合もあるからだ（Donovan & McIntyre, 1990）。そして、程度と能力の差こそあれ、われわれは誰でも解離を行うものであり、とくに子ども時代にはそうである。

子ども時代の正常な解離

一〇代までの子どもや若者は成人よりも解離を起こしやすい（Putnam, 1993; Ross, Ryan, Anderson, Ross, & Hardy, 1989）。子どもたちは遊びの中で、あるいは防衛メカニズムとしてごく自然に解離を用いるが、これはどちらも発達上、正常なことである。とくに三歳から六歳は遊びと空想の時期として知られており（Briggs, 1970; Erikson, 1950）、想像力によって現実を曲げ、現実から逃避──あるいは新しい現実を創造──することができる。指はおもちゃのピストルとなり、ほうきは疾走する馬となる。子どもは何でも自分がなりたいものに「なる」ことができるし、「きみが猟師でぼくが熊だ」などと遊び仲間をほかの何かに「する」こともできる。

ピアジェ（Piaget, 1963）が「アニミズム的」と呼んだ世界の観点からすれば、幼児はテディベア、車、石といった無生物の中に生命や感情を見出すことができ、さらには、このような物体の中に自己や自己の思考と感情を投影し、「会話する」こともできる。そのため、子どもにとって、誰も住んでいない童話の中の家がどれほど「悲しがっている」かについて話したり、ティーパーティでぬいぐるみのテディベアが砂糖とミルクを「欲しがっている」と考えたりすることは簡単なのである。

子どもの想像力は、大人が心にイメージを描いたり、頭の中で歌を聞いたりする能力以上のもので、大人の場合であれば幻覚や妄想と呼ばれるものに近い性質をもっている。子どもは、まるで物がひとりでに動き、考え、話し、感じているかのごとく、物と対話する。本質的に子どもは、「非現実」を現実に、現実を非現実に変えることができるのである。大きくなって歯の妖精などいないことや、実際には家に感情などないことを理解するようになっても、子どもはいとも簡単にふりをすることができる。

ティーンエイジャーたちも空想やロールプレイにふけるが、これもまた発達上適切なことである。

ティーンエイジャーたちは、さまざまな服装や髪型、話し方、考え方、行動を「試して」いるのだ。仲間からはもちろん、テレビや映画、本、テレビゲームの登場人物からモデルを選ぶことも多い。パトナム（Putnam, 1991a）が指摘しているように、「このようなふりの世界の主な特徴は、子どもや若者のアイデンティティと力の再定義である」（p. 524）。不器用で地味だと感じている内気な子どもでも、自分が華やかなロックスターや漫画のスーパーヒーローなのだと想像できるのである。

解離はまた、子どもにとって利用可能な最初の防衛的対処方法のひとつでもある。合理化などさらに高度な他の防衛方法は、年齢や認知能力の発達に伴って現れてくる（McElroy, 1992）。防衛としての解離は、情報を暗号化したり、記憶に保存したり、あるいは記憶から他の情報を呼び出したりする過程において、その恐ろしい情報を「迂回できる」点で子どもにとって非常に便利である。

ふつうの状態とは違い、解離の結果起こる意識変容状態では、その恐ろしい情報が意識的な記憶の中に分類、保管されることはない（Ludwig, 1983）。そして、子どもがその情報を思い出そうとしても、その情報は「あるべき」場所に保存されていないため、同じ意識変容状態が起こらないかぎり、記憶の中にそれを「見つける」ことは不可能である。幼い子どもたちは、不安や罪悪感、怒りといった難しい感情に対処するとき――とくにそのような感情が強く、大人によって直接・間接的に禁じられている場合――解離を用いるのがふつうである（Bowman, Blix, & Coons, 1985）。

たとえば、夕食後まで待つように言われていたのにキャンディを食べてしまったスージーは、母親に問いただされ、不安感に襲われる。母親には彼女の顔にチョコレートがついているのが見えているのに、「食べてない！」と言うかもしれない。このような行動を大人は嘘とみなすことが多いが、幼い子どもの場合、完全な解離が起こったために、キャンディをほしいと思い、手に取り、味わったことを覚えていない場合もある。解離によって子どもは母親を前にして感じる罪悪感から解放されるのである。なくなったキャンディを食べたのは自分ではなく、他の誰かなのだと心から信じることができるのだ。恐ろしい経験、

「悪い」考えや感情、肉体的苦痛、マイナスの結果をもたらすであろう行動を追い払うため、解離がどのように役立つか、理解することは簡単である。解離により、子どもは知ったり、感じたり、経験したりしなくてすむのである。

通常、この種の正常な解離行動は年齢とともに減少していく。解離体験は一〇歳前後の潜伏期にもっとも多く、一〇歳すぎから成人にかけて徐々に減少していく（Putnam, 1993）。解離は一般的な子ども時代の能力であり、防衛方策であるため、解離性障害も子ども時代に始まるだろうと考えるのは理にかなったことである。年齢とともに解離が発達上どのように変化していくのかはまだ明らかになっていないが、子どもであっても正常とみなされるものから間違いなく正常の範囲を超えているものまで、解離の程度はさまざまであることがわかっている（Braun, 1986; Malinosky-Rummell & Hoier, 1991; Putnam, 1991a, 1993）。

解離の連続体

子どもの場合も大人の場合も解離の形態はさまざまで、その程度もまたさまざまである。解離体験は正常あるいは軽度の解離から重度の解離性障害までの連続体上に存在している（Braun, 1986, 1988; Putnam, 1991a, 1991b; Ross et al., 1992）。解離の連続体と解離性障害との重なりについては図1-1に示す。

解離尺度上のもっとも軽度な解離は、正常な非防衛的解離行動である。これには子どもの空想遊び、白昼夢、通勤途中の「高速道路催眠現象」が含まれる。本や映画に夢中になるあまり、時がたつのを忘れる人もいる。意識変容状態が神秘的な体験や瞑想中に随意的に作り出されることもあるが、これらもまた正常なものと考えられる。また、通常の解離では頭の中に「ふたつの流れ」が同時に起こる。歯を磨いたり、靴の紐を結んだりといった日常生活での決まりきった手順は、「自動操縦」で行うことができる。このような行動は、私たちが「自動的」と呼ぶ意識の分離状態へ追いやられるため、専念しなくてもできるのである。

解離連続体のこの点より先の解離は、遊びや効率のためではなく、防衛として用いられることのほうが多い。次に来るのは否認と抑圧である。これらふたつの防衛手段は概念上、いくつかの点で解離とは異なっているが、解離プロセスを論じる際、これらは一般的に用いられる用語である。ブラウン（Braun, 1988, p. 6）は抑圧を「解離症状のエピソード」と呼んでおり、ホーンスタイン（Hornstein, 1994）は否認には経験のある側面の「分離」が伴うと記している。一般的に言えば、否認も抑圧も不快な思考、感情、あるいは経験を意識から切り離す方法であり、より広義の解離モデルに当てはまる過程である（Braun, 1988; Ludwig, 1983）。

否認は、身体的あるいは情緒的ショックを受けている人たちによく見られる、ほとんど正常な一時的防衛である。愛する者を亡くしたあとには「彼が死んだなんてありえない」と言い、HIV検査で陽性が出れば「間違いがあったにちがいない」と言う。ほとんどの人たちは、やがて防衛のための否認をやめ、その経験と向き合えるようになる。しかし、そうでない場合、意識を遮断するため、またはある行動や感情に対する責任をとるのを先延ばしにするための手段として、否認を続けることになる。たとえば、依存症の人は「飲酒はいつでもやめられる」とか「一日に一箱くらい喫煙しても害にならない」などと自分に言い訳することがあるだろう。否認は精神的・身体的苦痛を一時的にやわらげてくれるが、それが極端になったり不安に対処するための主な方法となったりすれば、問題が生じる。

抑圧は好ましくない思考や感情、認識を「押しつぶす」方法である。抑圧は「苦痛を伴う項目をまるで『死蔵する』ように、利用可能な記憶のデータバンクから抜き取ってしまうという、動機のある忘却である……〔しかし〕その貯蔵庫には独自のルールがあり……そのルールにより、症状という形でいくつかの項目がふたたび現れてくることがある」（Pruyser, 1981, pp. 144-145）。抑圧が成功すれば、たとえ恐ろしい出来事やつらい出来事のある側面が無意識に行動に再現されていたとしても、その出来事について意識せず

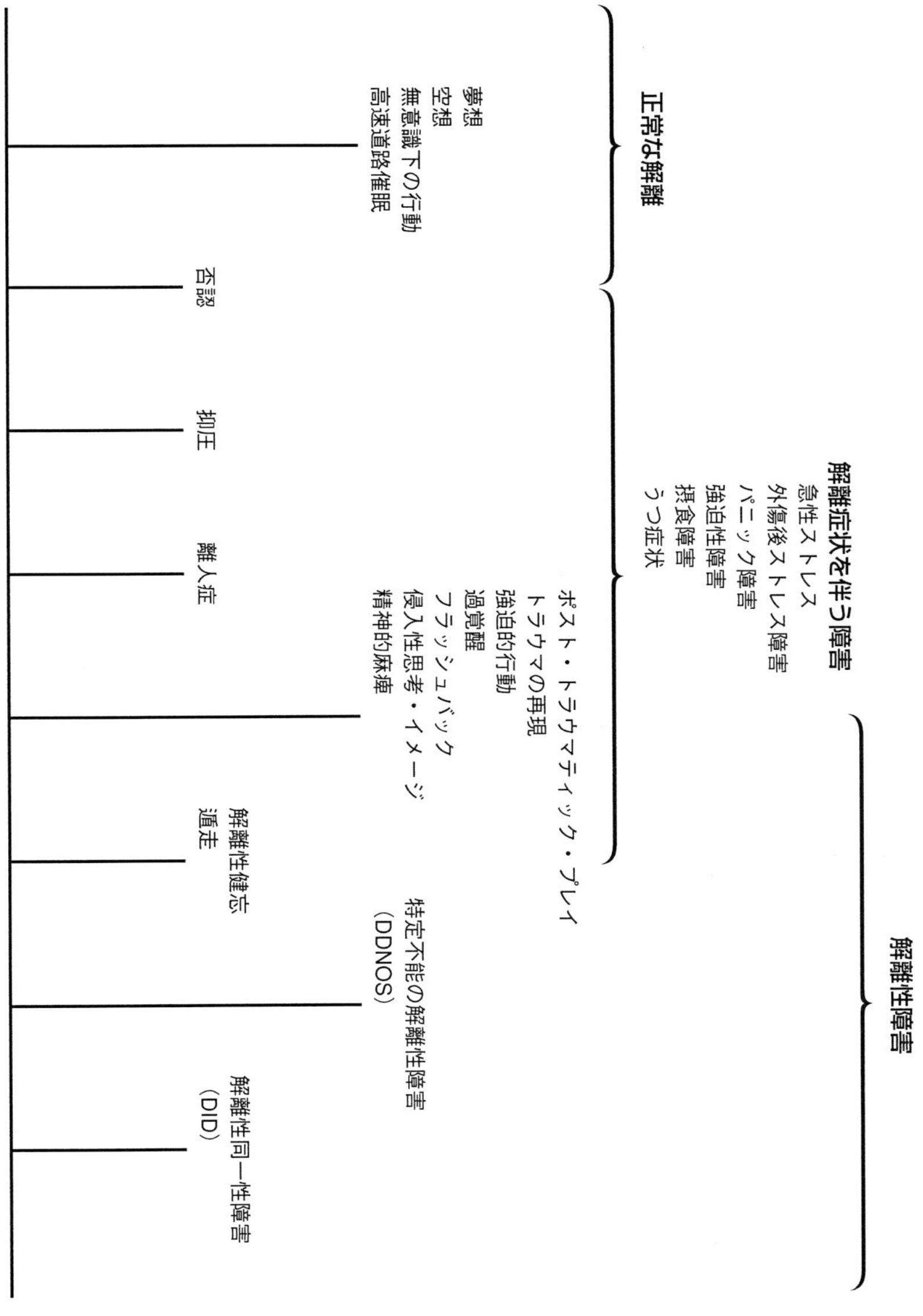
正常な解離
夢想
空想
無意識下の行動
高速道路催眠
否認
抑圧
離人症
解離症状を伴う障害
急性ストレス
外傷後ストレス障害
パニック障害
強迫性障害
摂食障害
うつ症状
ポスト・トラウマティック・プレイ
トラウマの再現
強迫的行動
過覚醒
フラッシュバック
侵入性思考・イメージ
精神的麻痺
解離性健忘
遁走
特定不能の解離性障害
（DDNOS）
解離性同一性障害
（DID）
解離性障害

図 1.1　解離連続体

にすむのである（Terr, 1944）。

解離の連続体を進めば進むほど、解離反応により、生命体全体がますます人生経験の改ざんに関わっていくように思われる。この段階を超え、解離症状が長く続いている、あるいは重度である場合、解離性障害だと考えられるだろう。次に進んだものが非現実感と離人感である。非現実感とは、物体が縮む、膨らむ、形状が変化して見えるといった外界知覚の変化である。離人感とは自己知覚または経験の変化で、自分がロボットのように感じたり、「夢の中で生きている」かのように感じたりする。思春期における離人感は、きわめて一般的な一過性のものの場合もある（Putnam, 1991b）。これはおそらく、ティーンエイジャーは自分でもついていけないほどのスピードで、身体的、心理的、社会的に変化しているからだろう。離人感は、薬物乱用、睡眠遮断、統合失調症、うつ病、臨死体験、てんかん、恐怖症、偏頭痛の場合にも起こることがある（Putnam, 1985）。また、システムに対して身体的・精神的ショックを受けたり、極度の不安を感じたりした場合にも非現実感や離人感を経験することがある。この場合も、解離が防衛手段として機能する。

次に程度の進んだものが、解離性健忘と遁走状態である。連続体のこの点まで来ると、記憶のプロセスが解離体験に大きく関わっており、自己同一性の感覚もさらに障害されている可能性がある。解離性健忘により、自己に関する重要な事柄を思い出せなくなる。これは器質的な原因で起こる記憶喪失とは異なるものであり（Putnam, 1991b）、通常、このような健忘はトラウマやストレスと関連している（American Psychiatric Association, 1994）。遁走はより重篤なものとみなされており、家庭や仕事から突然、逃げ出したり、過去の一部または全部を思い出せなくなったり、自己同一性について混乱したりすることがある（American Psychiatric Association, 1994）。解離性遁走もまた、トラウマとなる出来事や、激しく抗しがたいストレスがきっかけで始まるのがふつうである。健忘と同様、遁走によってもトラウマの認識を切り離すことができる。

解離連続体の端に位置するのが、特定不能の解離性障害（DDNOS）と解離性同一性障害（DID）である。これらの障害はどちらも通常、強いトラウマに対する反応の中で発症する。DDNOSは、DIDやその他の単一の解離性障害の診断基準と合致しない、重篤な解離に対して用いられる分類である。DIDの基準は、以下のとおりである。二つまたはそれ以上の、はっきりと他と区別される同一性または人格状態があり、それらがその人の行動を反復して統制する。重要な個人の情報の想起が不能であり、ふつうの物忘れで説明できないほど強い。そして、この障害は身体疾患や薬物使用によっては説明できない（American Psychiatric Association, 1994）。DIDでは記憶と同一性の両方に影響が見られ、これまで述べてきた障害とは違い、このレベルの解離はより体系的である。以前は多重人格障害（MPD）と呼ばれていたDIDは、一般的に早期幼児期に始まる。

■病的解離の発現の仕組み

「病的」という用語は、防衛手段として始まった解離がのちに子どもにとって他の面で問題を生じるようになったときに用いられる。不快な思考や感情、経験からの逃避が子どもの生活の中で優先されるようになれば、解離症状に物忘れ、「嘘」、盗み、行動化、破壊行動など、いくつかの共通する行動形態が見られるようになる。問題行動が目立つため、これらの症状の解離的側面が見逃されてしまうこともある。解離性防衛が解離性障害にまで達していなくても、解離の使用が子どもの問題の一因となっている可能性がある。解離性反応は「適応的変化の妨げになる」ときに問題となる（Donovan & McIntyre, 1990, p. 64）。虐待歴のない子どもや若者が、生活の中での抗しがたいストレスや期待、喪失、恐怖に対処するため、解離性防衛にはまり込んでしまうことも多い。大人には非常に小さな問題と思われるようなことでも、子どもにはトラウマと感じられることがある。図1-2は数年前に強い喪失を経験した子どもが描いたもので、自

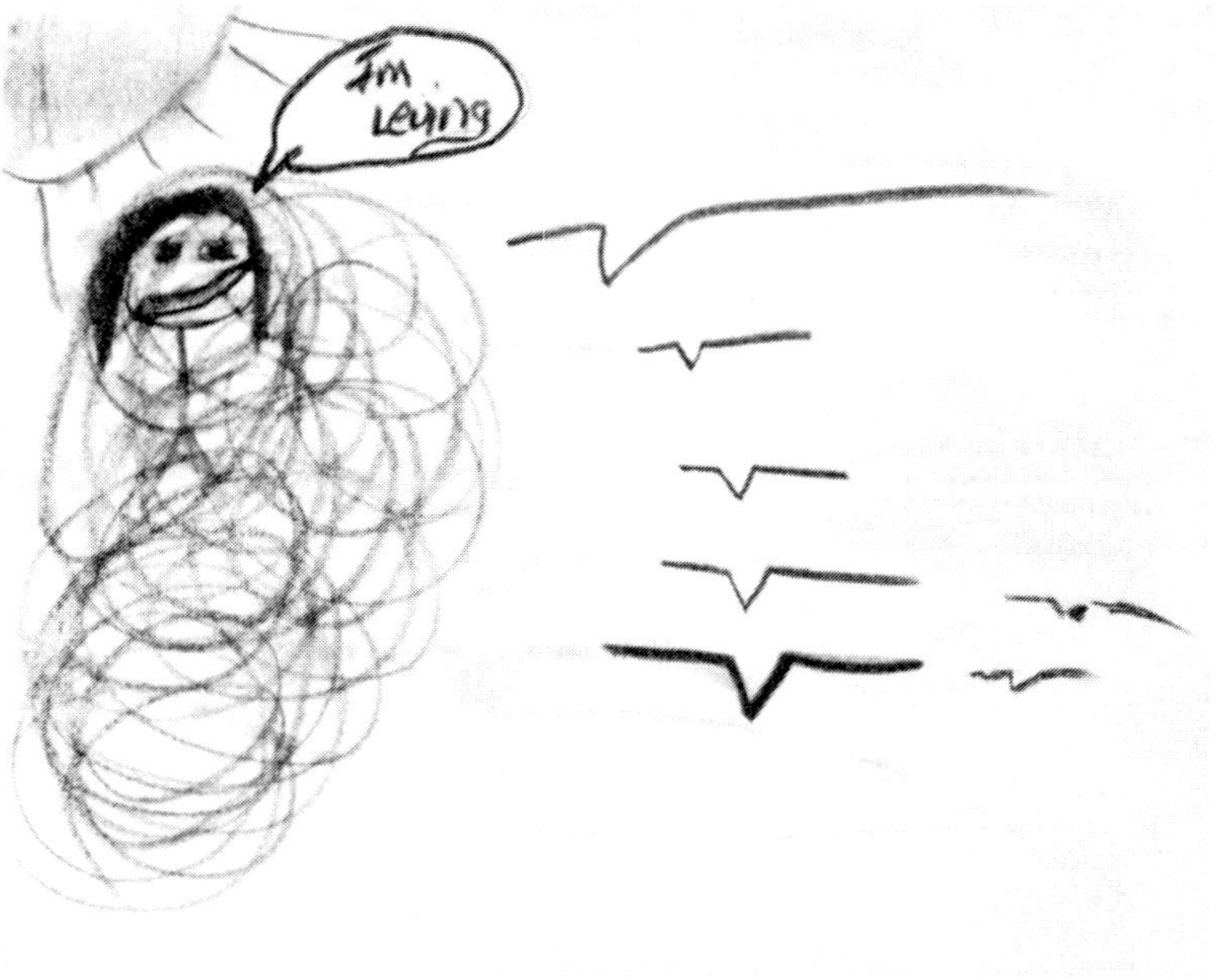

図 1．2　「じゃあね」。11 歳の男児による解離の概念。

分の問題行動と難しい感情をどのように解離したかが描かれている。

　防衛としての解離の利用が習慣化あるいは慢性化すればするほど、他の方法で非防衛的に機能する能力が落ちていく。精神的混乱やトラウマとなる環境条件に対処するために絶えず解離を用いていれば、副作用が起こる。心理的生き残りのためにエネルギーが費やされるため、生活において他のことをする能力が落ちる場合もある。自己防衛のために学校で注意を払ったり、他の子どもたちとの社会的に受け入れられる付き合い方を学んだり、あるいは生き残りのための欲求よりも小さな欲求に一般的に応えたりする余裕がなくなってしまうのだろう。

　解離の影響は知覚、思考、感情、行動、記憶にまで及ぶ。防衛手段として解離を用いることが増え、ついにはそれが性格や行動スタイルの一部となってしまうこともある。このような子どもたちには見当識障害、トランス様行動、記憶・自己意識の障害が現れることもある（Putnam, 1993）。解離を必要とする理由が重大で頻繁に起こっている場合、またはトラウマや喪失の影響が強い場合、解離症状が解離性障害になる可能性がある。

残念なことだが、深刻なトラウマやその後遺症を乗り切ろうとしている子どもたちにとって、病的な解離は必要な道具なのかもしれない。長期にわたる虐待やトラウマの影響により、日常当たり前のこととして解離を用いるようになるのだろう。解離はさまざまな状況下に適応可能で、有用である。虐待者が子どもから、または子どもがトラウマ環境から引き離されないかぎり、あるいはトラウマや喪失が子どもの中で十分に解決されないかぎり、子どもは解離が与えてくれる保護を必要とするだろう。

病的な解離と解離性障害の発症過程はまだ十分明らかになっていないが、主要な役割を果たす要因はいくつか確認されている（Putnam, 1991a）。トラウマと虐待には「解離誘発性」があると考えられており（Putnam, 1991b; Spiegel, 1991）、これはとくに性的虐待に当てはまる（Malinosky-Rummel & Hoier, 1991）。その他、解離性障害の発症に影響を与える要因としては、幼児期の行動状態や愛着過程、トラウマに関連する生物学的変化、状態依存性学習、その他の家族要因がある。

乳児の行動状態

乳児に関する近年の研究では、人間が誕生時にもっているのは、統合された「自己」の感覚ではなく、さまざまな別個の意識の行動状態であると指摘されている（Albini & Pease, 1989; Wolff, 1987, 1989, Putnam, 1991a で引用）。「自分は誰か」という認識が連続したものに発達するのは六～八歳のあいだである（Albini & Pease, 1989; Putnam, 1991a）。

乳児の行動は、睡眠と食事時間を主体とする、比較的、予測可能な特定の状態の連続から成っていることが研究により示されている。……行動状態の切り替えは周囲からの刺激によって引き起こされることが多い。……行動状態の調整は重要な発達課題であり、その責任は最初は主に養育者にあるが、次第に成長中の子どもへと移っていく。このような自己コントロールが発展すれば、注意持続時間、周囲の妨害や混乱に対する耐性、中断後に課題に戻る能力、そして行動状態を社会的状況に適切に合わせる能力も増していく。(Putnam, 1991a, pp. 524-525)

親の適切な養育により、乳児は別個の行動状態間を円滑に移行できるようになり、単一の同一性をもった連続的な存在として自己を経験しはじめる。これもまた、動物の世界における本能的生き残りまでさかのぼる心理生物学的過程の一部である、乳幼児期の愛着サイクルと関連があるのかもしれない(Bowlby, 1969)。この愛着サイクルは乳児の生活の中で日常的に繰り返し起こる。まず、たとえば食べ物、睡眠、肉体の快適さ、親密さなどに対する欲求から始まり、欲求が長引けば、緊張や不安とともに身体的な不快感が増す。それでもなお欲求が満たされなければ、怒りを感じるようになる。親や養育者が哺乳瓶や清潔なオムツ、抱っこなどで赤ん坊の欲求に応えれば、欲求は満たされ、赤ん坊はリラックスし、信頼が生まれる。そしてまた、次の欲求が生じ、同じサイクルが繰り返される(Rila, 1992)。

この愛着形成過程は乳児の行動状態にうまく当てはまる。親は子どもの欲求に応えるとき、覚醒、緊張、怒り、満足といったさまざまな行動状態の円滑な切り替えを助けるだけでなく、赤ん坊と養育者のあいだの愛着と信頼の絆を築いているのである。子どもが成長するにつれ、外界に対する信頼が自己信頼とセルフケアの基礎となっていく。愛着形成過程の乱れは長期にわたって影響を及ぼす。親が不在である、対応してくれない、または虐待的である場合、赤ん坊は「生理学的混乱を引き起こす極端な覚醒レベルの低下や過覚醒」を経験する(van der Kolk, 1988, p. 279)。その結果、その子どもはのちの人生で自分自身の強い感情に対処できなくなり、他のストレス要因からの影響も受けやすくなることがある。

環境が安全でなければ、子どもは安心させてくれる、首尾一貫した親の対応を十分に受けられず、世界は一般的に安全で楽しい場所なのだと信頼できなくなることがある。このような子どもたちにとって、他の子どもたちのような方法で自分自身の行動状態をコントロールし、変更することを学ぶのは困難だろう。家庭に親のネグレクト、身体的暴力、性的虐待、長期間の別離がある場合、あるいは子どもや親が重病の場合でも、このようなことが起こりうる。このような子どもたちにとって、抗しがたい経験をしたとき、さまざまな行動状態を分離したままにしておくほうが都合がよいのだろう（Alibini & Pease, 1989）。実際、子どもたちは「とくに解離状態に入ることにより、トラウマから逃避する」という、使い慣れた通常の解離スキルを用いることができるのである（Putnam, 1989, p. 53）。

子どもが重篤な解離を起こしている場合、初期の行動状態をまとめ、自己調整できる統一的な人格を作るための機会や適切な親の養育がなかったために、自己（あるいは「他者」）の実感がないのかもしれない。非常に幼い乳幼児にＤＩＤが発生する場合、「バラバラになる」過程からではなく、正常に統合されなかった初期の覚醒状態の持続から始まることがある（Albini & Pease, 1989）。（その後）子どもがどの程度まで自己の部分を解離しつづけるかは、人生で圧倒的なトラウマが起こるまでにどの程度「自己」を統一できているかによる可能性があり（Albini & Pease, 1989）、ＤＩＤにおける人格から人格への「切り替え」は行動状態の変化を示しているのかもしれない（Putnam, 1991b）。

トラウマ、解離と生物学

ロス（Ross, 1992）は「子ども時代の激しいトラウマが生物学的レベルを含むあらゆるレベルの長期的な調節障害の原因となる」と述べている（p. 99）。彼は、子ども時代の性的虐待が薬物乱用やうつ病といった生物学的要素を有する他の障害を発症させる主な危険因子であるとする証拠を示している。しかし、虐待的でない状況や出来事であっても、子どもにとっては大きなトラウマとなることもある。

> 「心的外傷」は、突然の予期せぬ強烈な感情的打撃や、外からの連続した打撃に襲われたときに生じる。トラウマとなる出来事は外界で起こることだが、たちまち心の中に組み込まれるのである。その出来事のあいだ、自分がまったく無力だと感じないかぎり、完全にトラウマに陥ることはない。
>
> （Terr, 1990, p. 8）

レノア・テア（Lenore Terr）の述べる無力さはトラウマにおける重要な要素である。子どもは小さく、その世界において比較的無力なため、とくにトラウマを受けやすい。家族の喪失、長期にわたる病気、深刻な事故、予測できない親の行動、長期にわたる混乱した生活スタイルといった出来事は、完全に子どものコントロールの範囲外にあるため、トラウマを引き起こすことがある。

ドノバンとマッキンタイア（Donovan & McIntyre, 1990）は、ヴァン・デア・コルクとグリーンバーグ（van der Kolk & Greenberg, 1987）による回避不能なショックに関する動物の研究を引用している。もっとも害を及ぼすのは電気ショックそのものではなく、まったく無力で、どうしても逃げられないという経験であり、これが「深いトラウマ性ストレス反応」を引き起こすのである（p. 62）。回避不能なトラウマは脳内に測定可能な化学変化を引き起こす。回避不能なトラウマを経験した動物は、のちに回避しようとすればできる、あるいは嫌悪刺激が非常に弱い状況でも行動を起こすことができず、以前と同じ生理的変化を示した。ドノバンとマッキンタイアはこの動物のデータを人間に当てはめ、次のように解釈している。

> 乳幼児や児童が自らの生き残りを養育者の世話と好意に完全に頼っているという事実のため、家族そのものが回避不能な時間的・物理的空間を構成することがある。……子どもにとって現実世界には本

> 当の逃げ場がないため……家庭でのトラウマの被害者である子どもが身体的に大きな侵襲を受けたとか、拘禁されたといった具体的な例を特定できないからといって、回避不能なショックにさらされていなかったという結論を出す治療者は、子どもの経験的世界を理解できていないのである。
> ……虐待的な家族は電流の流れる檻のようなものだ。その苦痛は圧倒的で、逃げ場はどこにもない。しかし、過去に親の虐待がなかった場合も……同様である。子どもが家族に依存していることや家族内での子どもの立場が——意図的で積極的な害のない場合でさえ——逃げ場のない状況を作り出しているのである。このように意図的でなくても回避不能な経験によりトラウマを負った子どもたちが、もっとも残酷な虐待者によって傷つけられた子どもたちと同じくらい影響を受けることがある。
> （Donovan & McIntyre, 1990, pp. 63, 64）

このような理由で、虐待されていない子どもでも「虐待されていると感じる」ことがよくある（Oaklander, 1988）。どんなに愛情あふれた家族でも、子どもの経験の根底には子どもと大人のあいだの真の従属関係と力の不均衡がある。

トラウマの頻度は、トラウマがどのように心の中に格納されるか、子どもがどのように対処するかに影響を及ぼす。テア（Terr, 1994）はトラウマの被害者をタイプⅠとタイプⅡに分類している。タイプⅠの被害者はトラウマとなる出来事を単発的に経験した子どもで、タイプⅡの被害者は複数回、あるいはある期間にわたって繰り返し経験した子どもである。（スクールバスで誘拐されたチャウチラの子どもたちのように）大きなトラウマ的出来事を一度だけ経験した者は通常、その出来事について鮮明に記憶している。ところが近親姦や身体的・心理的虐待の被害者に見られるように、繰り返し行われた慢性的なトラウマの経験者は、その出来事をそれほどはっきり思い出せないことがある。彼らはより解離的で逃避的な防衛を用いるからである。なぜだろうか。テア（Terr, 1990, 1994）は、単発の出来事は予想外で、子どもは防衛手段を講じる間もなく不意打ちされるからだと理論付けている。これに対し、虐待が繰り返されている場合、子どもはそれを予測するようになり、事前に防衛することを覚えるのである。このような防衛のひとつが解離であり、その能力によって子どもは虐待の最中でもそのあとでも、その出来事を「忘れ」たり否認したり、感情や苦痛を自分のものと認めないのである。

当然のことではあるが、複数の研究が虐待を受けた子どもがそうでない子どもよりも多くの解離症状を示すことを明らかにしている（Deblinger, McLeer, Atkins, Ralphe, & Foa, 1989; Malinosky-Rummell & Hoier, 1991）。子どもたちはすでに遊びの中で別人になったり別の場所に行ったりすることに熟達しており、否定的な経験に対する防衛のために解離を器用に用いられるようになっているので、大きなトラウマに対処するとき、このおなじみの方法に頼るのである。慢性的にトラウマを受けている子どもは解離によって頭の中に「逃げる」ことができると知り、繰り返しその方法に頼るようになる（Malinosky-Rummel & Hoier, 1991）。こうして解離を繰り返し使用することで、対処メカニズムとして解離が一般化されていく（Putnam, 1993）。

しかし、解離は単に便利な精神的防衛であるだけでなく、トラウマ状況の被害者にとくに便利なものでもある。解離は、知覚や思考、感情表現、神経生理学的に影響を及ぼす意識交代を伴う（Ludwig, 1983; Terr, 1994; van der Kolk, 1994）。このような交代をすばやく成し遂げる能力は、ある種の原始的反射行動と関連し、生き残りに重要なのだろう。動物の場合、「死んだふり」や「必死の試行錯誤活動」が捕食者やその他の危険から逃れるために役立つことがある（Ludwig, 1983）。人間の場合、解離がいろいろな面で自分を守ってくれる。ある種の行動を「自動的」に行うことにより労力が節約できる。収まらない葛藤が解決できる。逃れられない現実からも逃れられる。悲惨な経験から自己を切り離すことができる。そして、身体的苦痛を取り去ることもできる（Ludwig, 1983; Putnam, 1989, 1991b, 1993）。このような解離反応は、トラウマの最中やあとに起こる生物学的変化に根ざしたものである。

トラウマのあいだ身体は自律神経の覚醒により刺激を受け、闘争、遁走、または凍りつきのための緊急準備態勢に入る。この間、脳は意識的な記憶に影響を及ぼすストレスホルモンを放出する（van der Kolk, 1988）。自律神経の覚醒はまた、脳内のオピオイド反応を亢進させ、そのために痛みが軽減される。動物と人間の両方について、回避できないショックのあとに痛覚の欠如と変容状態が見られることがわかっている（van der Kolk, 1988）。このような生理学的反応は被害者がトラウマを切り抜けるのに役立つ。「すくみ・麻痺反応は生物に圧倒的なストレス状態を『意識的に経験』させない、あるいは記憶させない働きをするのだろう」（van der Kolk, 1994, p. 257）。

トラウマの「明確な」あるいは意識的な記憶が分離されても、その出来事の「潜在」記憶が消えることはない（van der Kolk, 1988）。トラウマ発生時の子どもの年齢によって、記憶は身体感覚、動作、感情、イメージ、または音の中にしまい込まれる。経験を暗号化し、言語で記憶する能力は二八か月から三六か月になるまで発達しない（Terr, 1994）。子どもが言語で記憶できる年齢に達する前にトラウマが発生すると、トラウマは行動記憶として保持される。子どものトラウマの記憶や表現が言語的なものであれ非言語的なものであれ、夢、ポスト・トラウマティック・プレイ、トラウマの再現（何をされたかを他者に対して行動で再現すること）、トラウマ特有の恐怖感は、トラウマの後遺症である（Hollingsworth, 1986; Terr, 1990, 1994）。先に述べた解離状態や解離行動が、トラウマそのものの証拠を実際に含んでいることは明らかである。身体が「忘れることを覚えて」いて、その過程の中で秘密が明かされるのである。

トラウマと学習状態

トラウマの行動記憶とその他の典型的な外傷後症状は子どもがトラウマ状況で体験的に学習したことを示すものである（Deblinger et al., 1989; Terr, 1990, 1991）。トラウマの追体験、回避、精神的麻痺、うつ症状、集中困難、過度な警戒、パニック（自律神経の覚醒）はみな意識変容状態——子どもの思考、感情、行動状態の変化——を伴う解離症状である。経験の区画化、解離性健忘、分離もまた、子どもに「そんなことは自分に起こらなかった」と言わせる外傷後反応である（Spiegel, 1991, p. 265）。このように、ＰＴＳＤの子どもはさまざまな形で不十分な想起と過度な想起の両方を経験するのである（Spiegel, 1991; van der Kolk, 1988）。

状態依存性学習はこの解離的な区画化と想起の過程に一役買っている。状態依存性学習は、一定の外的・内的条件のもとで情報を取り入れ、格納し、想起する能力に関連している。学習時とよく似た外的環境や内的（感情的）環境では情報を想起しやすい（Bower, 1981; Putnam, 1991b）。ある条件のもとで取り入れられた情報（出来事、感情、感覚）は解離によって内部で区分され、その出来事のあいだに掻き立てられた感情のもとで「目録に載せられる」ことがある。そして、その出来事全体（と感情）は、最初の状況とよく似た状況が起こり、「ファイルにアクセスする」まで意識の外に置いておかれるのである。

ＤＩＤだけでなくＰＴＳＤにおいても、このようにして誘発が起こるのだろう。現在の誘因が（心の奥にある古い感情状態をふたたび掻き立てるなどして）どこか元のトラウマ的な「学習」状況に近くなると、子どもは心の中にある「ファイル」にアクセスすることができる。そして最初の反応（出来事の光景、思考、感情、苦痛）がふたたび現れる（Putnam, 1993）。ＤＩＤのさまざまな人格も同じように生じ、機能するのかもしれない。実際、ＤＩＤは重症のＰＴＳＤとみなされることがある。完全な区画化が起こるためには、予測不可能で矛盾した要素をもつトラウマが繰り返し、頻繁に起こらなければならない（Braun & Sachs, 1985）。このような条件のもとでは必ず強い不安と無力感が生まれる。慢性的な虐待は幾度もの解離を伴い、それを強化し、「解離が共通の感情状態でつながれると、独自のアイデンティティと行動レパートリーをもった人格へと発展する」（Braun & Sachs, 1985, p. 47）。別々の人格が「関連した一連の」葛藤や感情をもったり処理したりすることも多い（Wilbur, 1985, p. 27）。

ＤＩＤでは交代人格が別々の学習状態を収容する容器となり、非常に独特な情報を暗号化して取り込み、古い情報を回収、想起しているのかもしれない（Putnam, 1991b）。ＤＩＤの子どもが環境的条件に誘発されると、その状況（誘因）に合った情報を含む特定の人格へと切り替わり、その環境的誘因に対応するやり方で行動し、感じるのだろう。解離された（意識変容状態で取り込まれ、格納された）トラウマ体験を思い出すためには、同じ感情状態にアクセスしなければならない（Spiegel, 1991; Terr, 1994）。誘発により以前の感情状態へのアクセスが自動的に起こると思われる。

機能不全の家族

解離のよい点は、子どもを苦痛、恐ろしい考えや現実、抗しがたい感情から魔法のように解き放ってくれることである。要するに、生活そのものがあまりにも苦痛に満ちていたり、恐ろしかったりするとき、解離が助けにやって来てくれるのである。生き残りのための逃げ道が必要となる生活とはいったいどのようなものだろうか。無力で、常に不安で、恐ろしいことが繰り返し繰り返し起こるだろうと密かにわかっている生活。「苦痛から逃れたいという欲求は……生物学的なものに根ざした、人間の基本的な特徴のひとつである」（Hicks, 1985）。現実世界に安全な場所を見つけられなければ、子どもは可能なかぎり内面世界に安全な隠れ場所を作りだすのである。

閉ざされた家族システムの中での成長に関する家族力動の詳細な記述については、ブライアント、ケスラー、シラー（Bryant, Kessler, & Shirar, 1992）を参照してほしい。発達途上の子どもはあらゆる段階で逃げ場のない世界の力に影響される。親から受け取る映し返しは、それが歪んだものであれ正確なものであれ、自分が何者であるかを教えてくれる最初の情報となる（Briggs, 1970; Miller, 1981）。子どもに与えられる子ども自身に関するメッセージは「丸ごと取り込まれ」、成人するまで心の中に残る否定的（または肯定的）な自分への語りかけとなる。このような初期の経験はすべて子どもの自己感覚に影響を与える。子どもは自分の世界で学んだことに応じて、自分のことをよいか悪いか、賢いか馬鹿か、有能か無能かなどとみなすようになる。機能不全の家族ではシステムが閉ざされていることが多く、子どもが歪んだ自己イメージを修正し、その世界で起こっている、混乱させるような経験やつらい経験の意味を理解するための外側の手がかりはほとんどない。そのため、子どもは自分が直感的に知っていること――心の奥への逃避――に頼らざるをえなくなる。

ひどい機能不全に陥った家族の多くに二重拘束のコミュニケーションが見られる。親が子どもに性交渉の相手と子ども、つまり「悪い」と感じられることをする「よい子」というような、ほとんど文字どおりふたりの人間であることを要求している場合もある。その他の二重メッセージには、「私の言うとおりにしなさい」と言いながら「自分をコントロールしなさい」と言ったり、実際には傷つけられる場所であるにもかかわらず「家だけが安全な場所だ」と言ったりすることなどがある。子どもはまた、苦痛、怒り、深い不信のような対立する感情を引き起こす大人に対する愛情、欲求、依存の感情といった内面の葛藤に対処する方法を見つけなければならない。解離と区画化は、親の矛盾する要求や信念に応えるための努力であり、また、その結果として生じる、相反する「複数の自己」を内部の混乱を最小限に抑えながら矛盾を抑えて収容するための努力でもあるのだろう（Spiegel, 1986; Whitman & Munkel, 1991）。

解離性障害となる程度まで解離できる能力は、先天的あるいは家族性のものかもしれない（Braun, 1986; Braun & Sachs, 1985）。クラフト（Kluft, 1984, Braun, 1985 で報告）は、四〇%のＤＩＤの子どもの片方または両方の親に解離性障害があることを発見している。遺伝的要素がなくても、解離スキルが家族内で何世代も受け継がれている可能性がある。これは子どもと重篤な解離を起こしている親のあいだの過剰な同一化の過程（Kluft, 1985a）や、親の意識的・無意識的な子どもに生じた別人格への条件付け・強化によって起こるのだろう（Malenbaum & Russell, 1987）。

一部の専門家たちは、ＤＩＤ発症の主な素因は「何らかの形のトラウマ的虐待に、一貫性なく、予期せずにさらされること」だと考えている（Braun & Sachs, 1985, p. 46）。愛情と虐待、愛と罰が代わる代わる与えられたり、気まぐれで予測不能、そしてしばしばサディスティックな虐待が行われたりすることにより、防衛としての解離が必要となる（Braun, 1986）。ＤＩＤをさかのぼれば子ども時代のひどい虐待に行き着くことが、報告されている症例の九〇％で臨床的に裏付けられている（Braun & Sachs, 1985; Putnam, Guroff, Silberman, Barban, & Post, 1986）。通常、虐待と関連のない症例では、親やきょうだいの死、トラウマとなる事故や病気、その他の大きな喪失などの他のトラウマが非常に幼い時期に起こっている（Weiss, Sutton, & Utecht, 1985 の症例報告参照）。

　児童虐待というトピックはいまだに議論の的である。社会一般は児童虐待がどの程度起こっているかという認識を切り離そうとしてきた。最近まで子どもによる性的虐待の告白は子どものエディプス的葛藤のしるしとしてしか解釈されてこなかった。たとえば、叔父に性的ないたずらを受けていたことが判明した八歳の少女に関するある報告例では、治療にあたった専門家たちはその少女の「近親姦の欲望」を掻き立てる環境的誘因や、少女が性交時「性液分泌で表現した満足」について述べている（Bornstein, 1946; pp. 235, 237）。今日でもまだ、虐待を訴える子どもたちは懐疑的な態度で対応され、対処反応について間違った解釈を受けている。実際のところ、法廷や調査の場でさえ、子どもたちの訴えや対処行動を理解できるほど、子どもたちがどのように考え、自分を表現するか、そして子どもたちのコミュニケーションスタイルが大人とどう違っているかについて十分知っている者はほとんどいないのである（Donovan & McIntyre, 1990, pp. 14-16）。

　虐待の告白に関しての子ども自身の両価感情から起こる混乱や、他人から向けられる不信、そして虐待を内密にしておくようにという直接・間接の命令が、児童虐待適応症候群[★1]の原因となる（Summit, 1983）。解離性防衛はトラウマに対処し、トラウマから精神的に遠ざかるために役立つが、そのために虐待が起

★1　サミット（Summit）によって用いられた用語。虐待を受けた子どもがその状況に適応して生きていくために形成された症状群。

こったことを信じつづけるのが困難になる。児童虐待の自覚意識の解離や抑圧は成人期まで続く可能性のあることが研究で示されている（Williams, 1992）。大人からの理解や支えがなければ、子どもは最初の経験や、その結果生じた困難な感情を解離しつづけるしかないのである。

■子ども時代の解離性障害

ＤＳＭ - Ⅳ［*Diagnostic and Statistical Manual of Mental Disorders, Fourth Edition*］の用語では、子ども時代の解離性障害には原則的に解離性同一性障害（ＤＩＤ）と特定不能の解離性障害（ＤＤＮＯＳ）が含まれる。しかし、多くの子どもたちが、軽度なものから重度のものまで、これらの障害に当てはまらない解離性症状を示している（図１ - １）。とくに急性ストレス障害と外傷後ストレス障害（ＰＴＳＤ）は解離性症状を伴っており、ストレスに関連するこのような診断は解離性障害として分類されるべきだと考える専門家たちもいる（Braun, 1988; Spiegel, 1991）。防衛的麻痺や分離、集中力不足、解離性健忘、フラッシュバック、現実感喪失、離人症はすべて、急性ストレス障害やＰＴＳＤにおいて発生する可能性がある。これらの症状のほか、覚醒亢進、侵入性想起やイメージ、繰り返し行動、回避行動など、トラウマに関連する他の症状はみな、うつ病、摂食障害、パニック障害、強迫性障害などの診断区分にも見られる精神変容状態を示すものである。このような障害の多くは子ども時代に発生することがあり、トラウマに対する防衛に関連している可能性がある（Ross, 1992; Sanders & Giolas, 1991; van der Kolk, 1994）。

ＤＤＮＯＳにおいて解離が顕著な特徴であることは明らかである。ＤＤＮＯＳは現実感喪失や離人感、解離性健忘、トランス状態を伴うことがある。これは「初期の」ＤＩＤとも呼ばれる「進行中の」ＤＩＤ（Fagan & McMahon, 1984）をもった子どもたちの描写に用いられ、この状態では人格状態はまだ十分に発展、整理されていない。ＤＤＮＯＳの子どもの解離方法はＤＩＤの子どものものよりも全体的で無秩序なため、機能不全がよりひどく見えることがある。奇妙な行動をとるため、これらの症状が中枢神経系障害、知的障害、統合失調症、自閉症のような重度発達障害と間違われることもある（Donovan & McIntyre, 1990; Hornstein, 1994）。

> 二三歳の母親がジョージにとってただ一人の弟ビリーを予定日より二週間早く出産し、そのわずか九日後に脳卒中で亡くなったとき、ジョージは三歳半だった。……最初の評価のときジョージは六歳だったが、幼稚園の三歳児クラスにいて、人とのやりとりができず、何事にも関わろうとせず、他人の言葉を繰り返してばかりいた。……ジョージは離人感について訴えなかった（実際、彼は何も訴えなかった）が、たしかに離人症を起こしていた。（Donovan & McIntyre, 1990, pp. 60-61）

重度ＤＤＮＯＳの子どもたちの自己（または他者）意識はかなり未発達かもしれないが、ＤＩＤの子どもたちは慢性的な虐待に耐え、自己意識を保護するため、感情や経験を区画化することを覚えている。一部の子どもたちはＤＤＮＯＳを経てからＤＩＤを発症する。一〇代の発達上の葛藤を解決し（Hornstein, 1994）、自我を形成する（Erikson, 1950）勢いにより、一〇代ではより組織化されたシステムがはっきり表れるのかもしれない。しかし、非常に幼い子どもたちがはっきりとした特徴のあるＤＩＤを発症することもある。

子どもの場合、ＤＩＤが発展中あるいは進行中のため、症状が成人ほどはっきりしないことがある（Fagan & McMahon, 1984; Kluft, 1985a, 1985b）。ＤＩＤの子どもたちが示す症状は行為障害、注意欠陥・多動性障害（ＡＤＨＤ）、学習障害、けいれん性疾患、うつ病、不安障害と誤診されることがある（Putnam, 1993）。継続性が少なく、混乱してテーマが変動する生活の中である人格から別の人格へ切り替わるため、症状が出たり消えたりすることがある。

ＤＩＤの子どもたちがとくに見過ごされる理由は他にもある。少なくとも家庭外では行動上の問題がないため、教師や医師の目に留まらないのかもしれない。子どもたちは虐待が報告されてはじめて児童保護司の目に留まり、里親制度の中であちこちの家庭をたらい回しにされているのかもしれない。ＤＩＤの子どもたちの問題行動は簡単に認められるだろうが、養育者にとって解離症状に気づくことはとくに難しいかもしれない（Bowman et al., 1985）。

ＤＩＤを発症するほど適応性のある子どもたちが明らかにＤＩＤだとわかることはめったになく、無意識のうちに作り上げられた内部の人格システムは他の子どもたちと同じように見える。ＤＩＤの子どもたちは小学校高学年になるまで、自分が「変わっている」ことや、定期的に自分の内側で声がしたり、「時間」を失ったり、見当識障害を経験したりするのがふつうではないことに気づかない場合がある。彼らが何らかの点で自分が他の人たちと違っていると気づく年齢に達する頃には、危険な環境で生き延びるため、自分の内面世界を秘密にしなければならないとわかってくる（Brick & Chu, 1991; Dell & Eisenhower, 1990）。

関連する子ども時代のトラウマと同様、解離性障害についても、長いあいだ適切な関心がもたれてこなかった。ＤＩＤの起こる率は一般人口の約一・二％（統合失調症と同じ）で、虐待を受けた子ども全体の二五％にも上る（Ross, 1991; Whitman & Munkel, 1991）。しかし、ＤＩＤという診断が子どもに下されることはいまだに稀である（Lewis, 1991）。子どもにＤＩＤという診断を下すのは成人の場合よりも難しいことが理由のひとつである（Kluft, 1985a, 1985b）。また、子ども時代のトラウマや解離性障害について、専門家たちが他の問題ほど系統的に評価していない可能性もある（La Porta, 1992; Peterson, 1990; Ross & Clark, 1992）。

子どもの他の障害の一要因としての解離

解離は子どもの他の障害に多く見られる複合症状である（Sanders & Giolas, 1991）。解離性障害の症状は他の障害と重なっていたりよく似ていたりするため、多くの子どもたちが間違った診断を下されている（Hornstein & Tyson, 1991）。もちろん、他の疾患と解離性障害を併発することもある。

　反抗性障害や行為障害のある子どもたちが解離的防衛を用いている可能性もある（Putnam, 1991a; Sanders & Giolas, 1991）。頻繁に解離する子どもたちは自分の（通常は好ましくない）行動の一部について記憶しておらず、他の人たちに目撃された行動について、やっていないと激しく否定することがある（第2章参照）。大人と言い争う、悪意や復讐心をもつ、自分の間違いについて人を責めるといったことは、反抗性障害の徴候である。しかし、解離性のある子どもも、やった覚えのないことで罰を受けていると感じるため、同じ徴候が多く見られる。

　人をだましたり盗みを働いたりすることは行為障害の徴候と考えられている。しかし、習慣的に解離を行う子どもが覚えのない行動を否定するときも、「嘘をついている」ように見える。他者に対する性的行為の強制、人や動物に対する残忍性、家出といったその他の行為障害の症状は、時として、トラウマの行動記憶および外傷後ストレスの症状、つまり、トラウマ後の虐待の再現や虐待を思い出させる状況・刺激を避けようとする試みとみなされることがある（Burgess, Hartman, & McCormack, 1987）。性的な行動化を起こしている子どもや極端に攻撃的な子どもの場合、解離的側面がすぐには明らかにならないかもしれない。しかし、性的虐待を受けた子どもたちに関する研究で、解離行動は「性行動の問題、うつ症状、攻撃性、非行、残忍性と大いに相関性がある」ことがわかっている（Putnam, 1993, p. 43）。

　自分自身も性的虐待を受けたことのあるティーンエイジャーの加害者たちは、トラウマ体験とトラウマ後の再演により、一連の感情を他から分離する方法を習得している。つまり、力や支配の感情を、通常は自分が被害を与えている相手に感情移入する手助けとなる恥、恐怖、脆弱性の感情から解離することを覚えてしまっているのである（Burgess et al., 1987）。テア（Terr, 1991）はまた、攻撃的あるいは犯罪的な行動をとる子どもたちの怒りはトラウマ後の怒りの再現であり、長期にわたる繰り返しにより行動パターンが形成されると見ることができるとも述べている。

ADHDも、解離性障害と混同して診断される可能性のある障害のひとつであり、時には両方の障害を併発することもある。DIDの子どもたちは学校できちんと注意を払えないことが多く、ある部分から別の部分へ切り替わるときにクラスで伝えられた情報を獲得できないため、ADHDとみなされることがある。同じ理由で、解離を起こしている子どもたちが学習障害だと診断されることもある。解離のため、このような子どもたちは知識や好き嫌い、スキルレベルにパターンの変動が見られる（第2章参照）。

これはおそらく解離性障害における記憶検索の状態依存的性質によって生じるのであろう。子どもは非解離状態で学習した情報を解離状態では引き出して利用できないことがある。このような行為の非一貫性は誤解されることが多い……。（Putnam, 1993, p. 42）

ADHDの徴候はまた、トラウマや虐待の徴候と重なることがある。注意障害のあるなしにかかわらず、多動の症状自体が身体的虐待と関連していることがわかっている（Heffron, Martin, Welsh, Perry, & Moore, 1987）。多動児に関しては、身体的虐待が一般人口の六倍から七倍も多く存在している（p. 385）。

解離は本質的に不安に対する防衛であるため、パニック障害やPTSD、その他の不安障害のある子どもたちは解離性行動をとろうとする可能性が高い。強迫性障害は多くの解離を伴うため、解離の連続体上の独立したサブグループとみなされることがある（Ross & Anderson, 1988, Sanders & Giolas, 1991で引用）。摂食障害は思春期に始まることが多いが、潜在的な解離性障害と関連している可能性がある。トレム（Torem, 1990）は摂食障害の症例で解離や未解決のトラウマが重要な要因であることを示す多数の研究について報告している。

解離性障害のある子どもたちは、ほとんどの場合、うつ症状を示す（Putnam, 1991a）。解離同様、うつ症状もトラウマのあとによく見られる症状で、時には「トラウマによって一次的に引き起こされる」こともある（Ross, 1992, p. 100）。自傷行為や自殺企図といった自己破壊的行動はトラウマ後の圧倒的な感情状態を調整しようとする努力であるとする証拠がある（van der Kolk, Perry, & Herman, 1991）。このような行動は、うつ状態だけでなく、一〇代で始まることのあるさまざまな人格障害にも見られる。抑うつ症状のある子どもたちは、とくにトラウマや虐待を受けたことがあれば、解離についてさらに詳しい評価を受ける必要があるだろう。

物質乱用が解離性防衛と関連していることもある。不安、緊張、トラウマ後の追体験と関連する侵入性思考や感情を解離または分離するための方法として、薬物が用いられる場合がある。また、薬物使用はトラウマ体験のあいだ許され、学習された行動のトラウマ後の再現なのかもしれない。たとえば、薬物やアルコールの使用は性的虐待や売春、ポルノ映像に使用されることに伴って起こることがある。緊張を軽減あるいは高めるために使用されているという点において、ある子どもが使用する特定の薬物はトラウマ後に意味のあるものなのかもしれない（Burgess et al., 1987）。

最後に、解離症状は時に精神病の証拠だと誤解されることがある。ＤＩＤの子どもたちは他の部分に声を出して話しかけたり、頭の中で他の人格の声を聞いたりすることがあるかもしれない。とくに眠る直前や目覚める直前に夜間幻視が見られることもある。しかし、解離性のある子どもたちに見られるこのような症状は統合失調症を示すものではなく、通常、精神病性幻覚に用いられる薬は効果がない（Hornstein, 1994; Putnam, 1993）。

解離はいつでも自分自身や自分の経験の存在をなくすことのできる手段である。これは創造性と機知に富んだ子どもが利用できる、ありふれてはいるが優雅な防衛手段である。虐待を受けていない子どもたちが人生の大きなストレスに対処するために用いることもある。そして理解しがたいトラウマや喪失に直面している子どもたちは、内部の安全な場所へ逃げるために解離を用いる。

子どもの解離症状や解離性障害の分野での研究は最優先される必要がある。さもなければ、トラウマや自分自身の解離症状に対処するため、子どもたちが自分自身の中で払わなければならない痛ましい代償によって、大人になっても人生が混乱しつづけることになるだろう。解離は、子どもが抗しがたい時間を切り抜けてトラウマの激しい直接の影響から自己を切り離すためには役立つが、いずれは障害となるため、子どもはトラウマや悲嘆を処理できなくなり、出来事を大局的に見ることができなくなってしまう（Spiegel, 1991, p. 261）。

トラウマそのものが終わっていたとしても、子ども時代のトラウマのつけと必要な解離による対処は、成長する子どもにとってますます大きな犠牲を強いることになる。重度であれ軽度であれ、解離症状のある子どもにとっては、そのような症状を確認し、治療することがプラスになる。チャンスを与えられれば、子どもたちはまだ子どものうちに回復することができる。

第2章

子どもの解離性同一性障害（DID）

解離性障害が子どもに適用される場合、その区別はかなり曖昧である。「解離性障害」と「解離性同一性障害」という用語は論文では同じ意味で用いられ、より軽度な解離性障害は明確に定義されないことが多い。このような混乱のいくらかは、精神保健の分野で解離性障害が認知されて比較的間もないために起こっているのかもしれない。また、病的な解離を子どもに特定することは大人以上に難しく、より深刻な障害へと発展するまで症状が見逃されてしまうこともある。

子どもの解離性障害には、以前は多重人格と呼ばれていた解離性同一性障害（DID）や特定不能の解離性障害（DDNOS）が含まれる。離人症と解離性健忘はDDNOSとDIDの症状の一部である。解離症状はまた、パニック障害やPTSD、急性ストレス障害などの他の障害にも見られることがある。症状はDIDと同じだが、内部の複数の人格はDIDほど完全に形成されておらず、健忘の障壁による分離もそれほど進んでいない。DDNOSはまた、解離が全体的に起こっていて明白だが、系統立っていない場合にも用いられる。DDNOSは「進行中の」DIDをもつ子どもたちに用いることのできる診断名である。このような子どもたちはDIDの子どもたちよりも情緒不安定で機能水準が低いように見えるかもしれない。大きな解離により障害は目立つが、解離性障害そのものは子どもの自閉症や統合失調症と区別されにくい（Hornstein, 1994）。重度DDNOSの子どもたちは、家庭でも学校でもなかなか適応できないため、病院や入所施設、郡の精神保健通所治療計画などで処遇される可能性が高い。

私が個人開業している診療所で出会う解離性のある子どもたちのほうが適応性が高い。第1章で述べたとおり、私が診察しているDIDの子どもたちは当初、他の障害をもっているように見える。また、進行中のDIDを見つけたこともあり、これはDDNOSと呼んでもよいだろう。DIDは外来で治療を受けに来る子どもたちの中に見られる最重度の解離性障害であるため、この章ではその症状について論じている。

DIDは、子どもや親と初めて会った時点ではすぐに認識できないことが多い。最初の診察でDIDを疑ったとしても、とくに親が最初の病歴聴取でさまざまな症状について述べた場合でも、最終的な診断を下すには数回の診察が必要となるだろう。初回はおおよそ以下のようなものとなる。

九歳のジェレミーは用心深い様子で、遊戯室にじわじわと入り、ただちにおもちゃや棚、絵——遊戯室内の全要素——を目でチェックした。のちに気がついたのだが、どんなに小さな物であれ、何かが新しい場所に移動していたり、部屋の中に新しいおもちゃが現れたりすれば、彼にはいつでもそれがわかるのだった。小作りな体に明るい茶色の髪、ちらほらとそばかすのあるジェレミーは弱々しく、傷つきやすく見えた。彼の養父母は、彼が夜眠れず、ほとんど毎晩、起き出して両親の寝室へやって来て眠ると報告した。悪夢を見ることも多かった。ジェレミーの学校での成績はあまりよくなく、友人もほとんどいなかった。彼はまた、権威のある人と事故という、一風変わったものを恐れていた。

ジェレミーは最初の治療面接で極度に不安がり、しばらくのあいだ遊戯室を動き回った。彼は家と人の絵を描いた。どちらも三つの四角形で描かれ、別の色の絵の具で縁取りしてまとめられていた。彼はほとんど話さなかった。

＊＊＊

メリーの里親たちは、アドバイスを聞こうとまず自分たちだけで私のところにやって来た。八歳のメリーは家で決められたことを守ることができなかったが、両親に従わなければぶたれるのではないかと恐れてもいた。このような場合、彼女はパニック発作に陥り、全身を震わせるのだった。彼女は週末に実の母親を訪れていた。他の身内から身体的虐待を受けた経験があった。養母に対して性化行動（sexualized behavior）［年齢的に不適切な性的関心、性的行動、性的意味合いのある行動のこと］が見られたため、養父母はメリーが性的虐待も受けていたのではないかと考えていた。以前メリーを評価した児童精神科医は、過剰不安障害と反抗性障害という診断を下し、性的虐待については確証がないとしていた。

メリーは、いたずらっぽい丸顔、きらきら輝く瞳、まっすぐ切りそろえた前髪をした、快活な子どもだった。最初にやって来たとき、彼女は私にプレゼントをもってきた。彼女は遊戯室に入るとすぐに主導権を握り、おもちゃのひとつひとつ、部屋の隅々を点検した。しかし、ただ見るだけでなくおもちゃで遊んでもよいと何度も言ってやらなければならなかった。常に騒々しく話し、笑いつづけてはいたが、不安げに次々とおもちゃを試す様子を隠すことはできなかった。彼女は絵を描きたがり、すべてのおもちゃで遊びたがり、何をして遊ぶかについて自分が決められるかぎり、何でもやりたがった。

メリーはドールハウスで遊ぶことにした。ドールハウスの家具をうっかり倒すたび、すぐに「私のせいじゃないわ！　私は絶対に悪くない！」と叫んだ。私が何度も安心させ、ようやく物をぶつけても心配しなくなった。

＊　＊　＊

一〇歳のエイプリルは、まず祖父母がやって来たあと、私の診察を受けに来た。祖父母が彼女の面倒を五年間見ていた。祖父母はエイプリルが生家で性的虐待を受けていたことを知っており、彼女は四歳のときに生家から離された。エイプリルはすでに治療を受けていたが、問題行動と恐怖心は悪化しているようだった。

祖父母は、エイプリルが家でよく嘘をつき、嘘も悪い行いも激しく否定すると述べた。また、「理由もなく」泣き崩れることもあった。学校ではうまくやっていて友人もいたが、家庭では祖父母にべったりで、「赤ちゃんのよう」になることがあった。バスルームに対して過度の恐怖心を抱いていた。祖父母はエイプリルの欲求に合わせ、移り気な気分に付き合うことに疲れ果てていた。

最初に私のところにやって来たとき、エイプリルは無口で遠慮がちだったが、にこにこ微笑んでいた。治療には少しも来たくなかったが、祖父母を喜ばせたかったのだと言った。彼女はＵＮＯゲームをすることに同意した。私はエイプリルが特定のカードを使わず、取っておくことに気がついた。彼女は「意地悪はしたくない」と言った。しかし、私がわざと全力で勝とうとすると、私を勝たせないようにした。私たちは引き分けで終わった。

この解離性のある三人の子どもたちには、一見して、分離不安、過剰不安障害、外傷後ストレス、回避性障害、反抗挑戦性障害など、さまざまな子どもの頃の問題の徴候が見られる。ＤＩＤという診断はすぐには明白にならなかったが、その後の治療面接で明らかになった。この三人のうち二人は以前に治療や精神医学的評価を受けていたが、解離症状は見逃されていた。子どもにＤＩＤを見つけるのは必ずしも簡単なことではない。

しかし、この三人の子どもたちには、トラウマを受けた経験や解離性障害があるかどうか、さらにチェックすべき理由を示す症状があった。

1　三人ともバスルームや罰を受けることを怖がるなど、年齢や状況にふさわしくない、異常な、または大げさな恐怖心を示している。

2　二人は身体的または性的虐待を受けたことがある。三人全員が生みの親と一緒に住んでおらず、何らかの喪失を経験している。

3　対処の仕方は異なるものの、三人全員がひどい不安感を示している。ジェレミーはほとんど話をせず、過度に警戒心が強い。メリーはせわしなく動き回って主導権を握り、責められることを極端に心配する。エイプリルはトランプゲームにわざと負けようとするほど、治療者のことを気にかけている。

診断のためのチェックリスト

リーガー、カステン、モレリ（Reagor, Kasten, & Morelli, 1992）が発表した「子ども・青年の解離チェックリスト（Child/ Adolescent Dissociative Checklist）」（表2‐1）は子どものDIDの可能性の除外および確定の両方に非常に有効である。子どもの（虐待に関係のない）親や現在の養育者、学校の教師やいつものベビーシッターなど、ほとんど毎日子どもと会っている人とともにこのチェックリストを調べることが大切である。指標の多くに関して子ども自身は意識していなくても信頼できる養育者が気づいている場合があるからである。診断を下すにあたり、チェックリストの項目を含んだ詳しい履歴が非常に役に立つ。

このチェックリストの指標は全体的に見る必要がある。「Ｙｅｓ」という回答がひとつあったからといって重度の解離やＤＩＤが存在するということにはならない。しかし、「Ｙｅｓ」の回答が一〇以上ある場合、ＤＩＤについてさらなる観察と評価が必要となる。リーガーらの研究（Reagor, Kasten, & Morelli, 1992）では、通常、チェックリストに一〇の「Ｙｅｓ」回答がある場合、解離症状を伴うＰＴＳＤなどの他の障害からＤＩＤを区別できるとしている。

このチェックリストを親とともに使用する場合、何に注意し、記録すべきかについて親に指導する必要があるだろう。私は、時にこのリストを二度、親とチェックすることがある。最初は私がざっと読み上げ、親には家で時間をとって観察し記録するように伝える。次のミーティング中にチェックリストをもう一度使い、その際に親が報告をする。親は特定の指標に即座に印をつけることもあるが、他の行動については一、二週間観察してみて初めて気がつき、「この子がこんなに頻繁にこんな行動を取るなんて、気がつい

表2.1 子ども・青年の解離チェックリスト（Reagor, Kasten, & Morelli, 1992）

来談者氏名＿＿＿＿＿＿＿＿＿＿＿＿＿＿＿＿＿＿

記載日の年齢＿＿＿＿＿＿＿ 性別＿＿＿＿＿ 誕生日＿＿＿＿＿＿＿＿＿＿＿＿

評価者氏名＿＿＿＿＿＿＿＿＿＿＿＿＿＿＿＿＿＿ 本日の日付＿＿＿＿＿＿＿＿

あなたが来談者についてもっともよく知っていた時点（過去2年以内）でもっともよく当てはまる回答を丸で囲んでください。主たる養育者や教師、カウンセラー、ソーシャルサービスワーカーなどからの情報も使ってください。わからない場合や来談者が暗示的徴候しか示していなかった場合には「？」、徴候がはっきりしている、あるいは強く示唆的である場合には「Y」、臨床的有意性を示す徴候が見られなかった場合には「N」を囲んでください。

Y N ? 1. **性的虐待**：レイプ、レイプ未遂、望まない性的接触や愛撫。

Y N ? 2. **身体的虐待**：殴る、蹴る、噛む、叩く、やけどさせる、傷つける、物や凶器による虐待。

Y N ? 3. **情緒的虐待**：だます、嫌がらせをする、遺棄する、責める、避けるなど。

Y N ? 4. **重い病気やけが**：虐待によるものかどうかは関係なし。

Y N ? 5. **深刻な喪失**：虐待によるものかどうかは関係なし。

Y N ? 6. **能力や好き嫌いの極端なばらつき**：行動や成績の大きなばらつき、食べ物・衣類・人間関係についての不意の変化。

Y N ? 7. **他者によって観察された行動の否認**：信用できる大人が目撃した行動に関して問われたとき嘘をついている様子である、罰を受けると不当だと強く思うことが多い。

Y N ? 8. **過度の白昼夢や睡眠時遊行症**：トランス様行動、現実離れ、極端な集中・注意困難、睡眠障害。

Y N ? 9. **不可解な物忘れ**：時間の喪失、不意なテストでの失敗、教師や仲間の名前に関して混乱する、以前の経験を利用したり認めたりすることができない、よく知っている物について忘れてしまう。

Y N ? 10. **強い怒りの爆発**：明らかな誘因のないことが多い、異常な身体的力を伴うこともある、すぐ終わるあるいは長く続く、しばしばその後に健忘が起こる。

Y	N	?	11.	**周期的な強いうつ症状：**自殺のそぶりや自殺企図を伴うこともある、明白な落ち込みや中心となる明白な症状も見られないことが多い、精神運動制止や激越がある。
Y	N	?	12.	**退行的症状：**しばしばその後に健忘が起こる、トラウマに関連した刺激にさらされると言語や運動能力が大きく後退する（12歳でおびえたときに指しゃぶりをするなど）。
Y	N	?	13.	**空想の友だち**（6歳を超えてから）**：**患者は空想でないと主張することがある。
Y	N	?	14.	**幻聴のような経験：**好意的あるいは非好意的、「空想の友だち」やトラウマ体験に関連する内容、議論したり意見を述べたりする、ふつう頭の中で聞こえる。
Y	N	?	15.	**身体愁訴や原因のはっきりしないけが：**自傷行為・偶然・虐待関連の可能性がある、訴える苦痛の程度はさまざまである、医学的根拠のはっきりしないことが多い。
Y	N	?	16.	**経験からうまく学べない：**通常のしつけ・指導・治療的処置にほとんどあるいはまったく持続的効果がない、患者は修正体験を否定することがある。
Y	N	?	17.	**多重人格やその他の解離性障害の家族歴：**そのような病名で診断されていない場合もある。
合　計				Yの数が10以上の場合、多重人格障害について詳細な評価を行う必要がある。

ていませんでした」と言って驚くこともある。

クラフトやパトナム、フェイガン、マクマホンによるものなど、診断のための問題行動チェックリストは他にもある（Tyson, 1992）。子どもの解離を測定する「子どもの知覚変化尺度（Children's Perceptual Alternation Scale: CPAS）」は、子どもの正常な解離と異常な解離を区別するのに役立つ（Evers-Szostak & Sanders, 1992）。

一般的な徴候と症状

「子ども・青年の解離チェックリスト」に基づき、ＤＩＤに見られる徴候のいくつかをここにあげる。

１　過去における虐待やトラウマ体験

ＤＩＤの子どもには例外なく、トラウマ体験がある。ほとんどの子どもが喪失や、身体的、性的、情緒的虐待を受けたことがある。ＤＩＤ症例の九七％において、子どもの頃の虐待およびトラウマ歴が要因であることがわかっている（Putnam et al., 1986）。論文等で発表されたＤＩＤ症例のほとんどに、五歳までに始まったトラウマ歴が見られる（O'Regan, 1985）。養育者に対する最初の聞き取りで明らかなトラウマ歴が出てこなかった場合も、大人に対して慎重な質問を行ったり、治療面接中の子どもの遊びを観察したりすることで、比較的速やかに手がかりが現れてくるだろう。

また、子どもたちは自分の経験を紙の上に投影するため、絵に身体的および性的虐待が表れることもある。描かれた物体や人物のどこに焦点が当てられているかや情緒的内容と同様、絵を描くことに対する子どもの取り組み方からも手がかりが得られる。たとえば子どもの絵から、性的関心や身体部分に対する執着、自己防衛に対する極端な懸念が読み取れることがある。また、子どもの他者との関係に対する洞察が

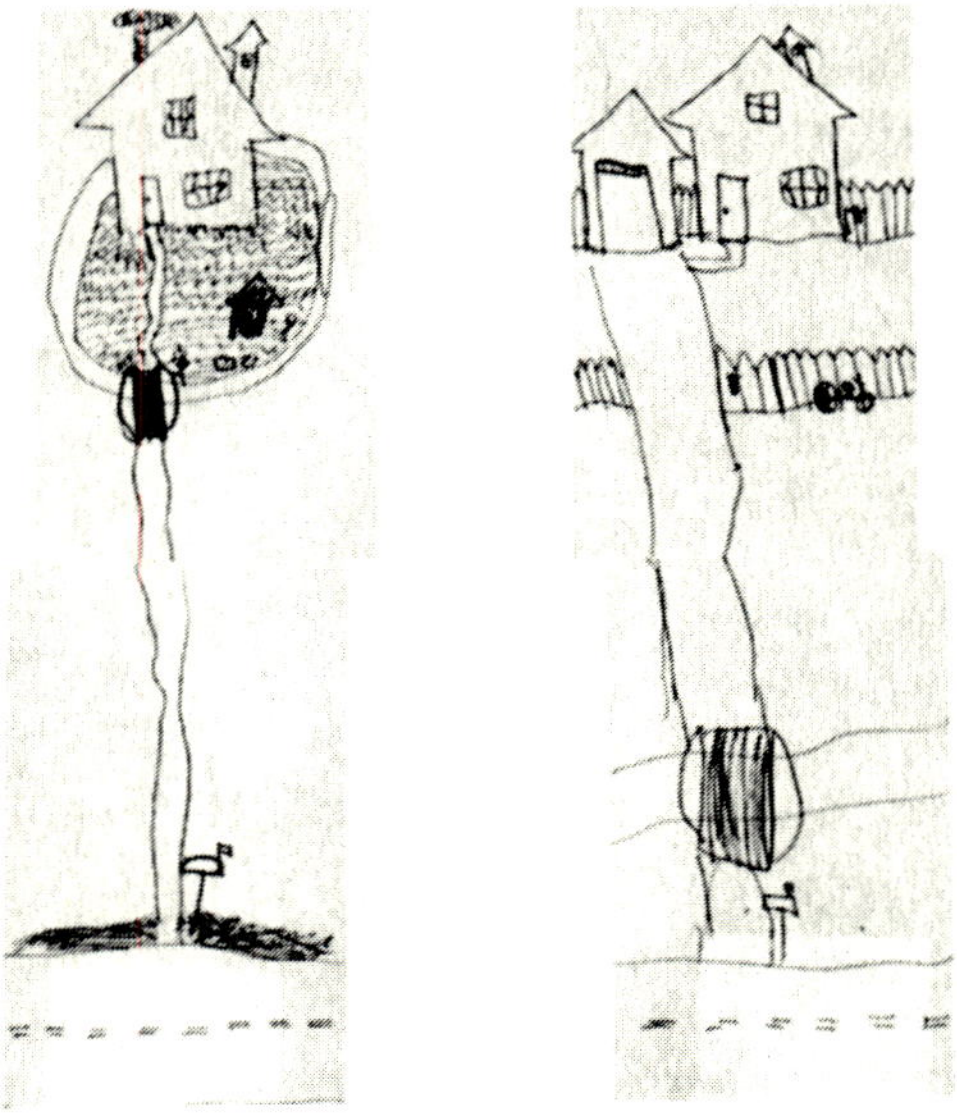

図 2. 1　8歳の女児による2枚の絵。性的虐待を示す男性と女性の性的シンボルが描かれている。左の絵の堀、右の絵の鋭くとがったフェンス、両方の絵の家の入り口に設けられている他の障壁に注意。

見られることもある（Burgess & Hartman, 1993; Burns, 1982; Wohl & Kaufman, 1985）。図2-1および図2-2は、性的および身体的虐待歴が判明している子どもたちが描いたものである。

2　能力や成績に関する極端なばらつき

解離を起こしている子どもは、ある日、学校でとてもうまく振る舞ったのに、次の日にはまったくひどい状態になることがある。テストで成績がよくても、あとで同じことをどうやってやるのか思い出せないこともある。あるいは、学校での行いが日単位ではそう変わらなくても、月単位で変わることもある。

ジェレミーの母親はジェレミーが一年生のとき算数でAを取ったと述べた。二年生になると、やって

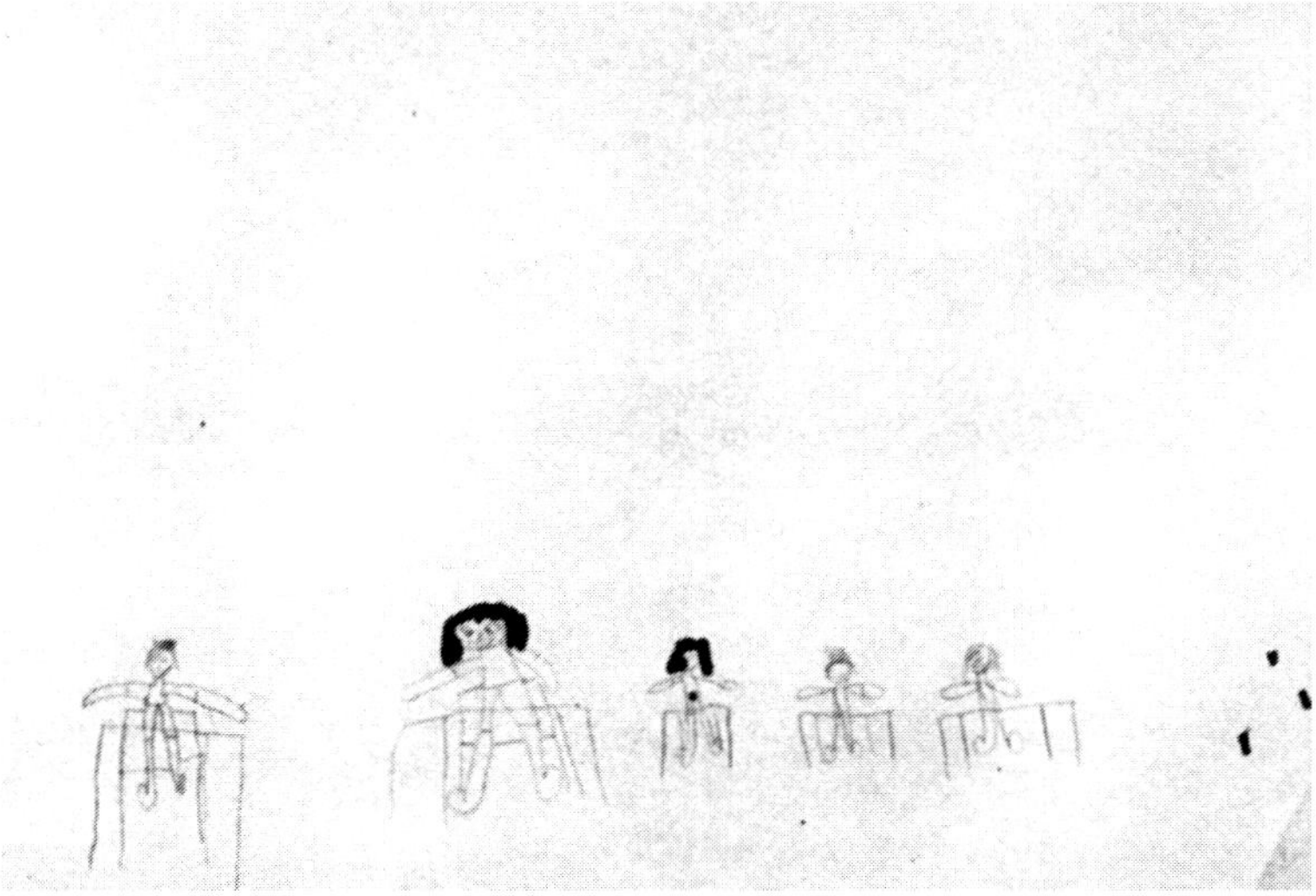

図 2.2　8歳の男児が描いた動的家族画。全員がバラバラに自分のテーブルに着き、「テレビを観ている」。この男児は、治療者に自分がいないことを指摘され、ようやく左側の離れたところに自分の姿を描き足した。絵を描いているあいだ、この子どもが示した極端な不安感とこの絵の焦点領域が危険を示唆している。

いることのほとんどが一年生の算数の復習であるにもかかわらず、彼にはその概念が飲み込めないようだった。九歳のときジェレミーは、その日の曜日や時刻の読み方を思い出せないことがよくあった。

＊＊＊

モニカの四年生のときの教師は困惑していた。モニカはほとんど毎日宿題を提出せず、授業中も勉強に集中できなかった。「とにかく上の空なのです」と教師は述べた。しかし、モニカはすべてのテストに簡単に合格した。「モニカのIQはとても高いにちがいありません。でも、注意して聞こうとしないのです」と教師は述べた。

学力や成績は、教室でどの部分や人格が「出ている」か、そしてその人格の年齢と発達能力により、変化することがある。このような場合、学校職員は学習障害や注意欠陥・多動性障害（ＡＤＨＤ）を疑うことがある。

解離を起こしている子どもたちの中には本当に学習上の問題がある者もいるが、内面の不安感情に対する解離反応のため、注意して聞いたり、うまく学習したりできない子どもたちもいる。このような場合、授業中に集中したり学習内容を理解したりする能力が突然変化するのは、誘発に関連している可能性がある。「誘発」とは、過去にトラウマにさらされたことのある人が以前のトラウマと似たものに接したときに起こる、外傷後ストレスの症状である。誘発が起こると、最初のトラウマが発生したときと同じ感情をもち、時には同じ行動をすることもある。

たとえば、子どもがひどい身体的虐待を受けた経験をもつ場合、教師が自分を指名したり、目を合わせたり、質問に答えるよう求めたりしただけで、誘発されてしまうことがある。上の空になる、周囲の他者の気を（そしてその過程で自分の気も）散らす、別の人格に移り変わるなど、いくつかある解離のトリックのうちのひとつを用いることで、教師の言動によって誘発された不安感の激しい攻撃に対処することもあるだろう。もちろん、誘発はいつでもどこでも起こりうる。子どもが家庭で新しいトラウマにさらされていたり、以前のトラウマが家庭でひどく誘発されていたりすれば、その結果として起こる変化が持続し、教室でも気づかれることがある。

子どもが選ぶ食べ物や衣類の種類にも大きなばらつきが見られることがある。たとえば、普段はチョコレートプディングが好きで長いあいだずっと食べていた子が、急に大嫌いだと言って食べることを拒否し、両親がびっくりすることがある。子どもの友だち関係でよく見られる「入れてあげる」「入れてあげない」ではなく、友だちの選び方まで人格によって変わることがある。

メリーの里親は彼女の服装の選び方に奇妙なばらつきがあることに気がついた。実母を訪ねる直前、メリーは普段好きな、かわいらしい新しい服ではなく、古く擦り切れた服を探して着ようとした。家に戻ると、メリーの服装と行動の変化はいっそう著しくなった。よく手伝いをし、行儀よく振る舞い、部屋の掃除をしたがった（里母は「率先してやっているわね！」と言った）が、突然、怒りっぽく、よそよそしくなり、ダンスレッスンで使っているぴったりした黒いスパッツを履きたいと言い出した。

＊＊＊

ジェレミーはたいてい無口で、気のおけない友だちはたったひとりしかいなかった。ある日、彼はふだんとは大きく違った社交スタイルを見せた。そのとき担任教師が一週間不在だったため、クラスには代理の教師が来た。ジェレミーはそれまでほとんど話したこともない「乱暴な」子と休み時間を一緒に過ごすようになった。ジェレミーの父親も、新しい友人といるときの彼の振る舞いがいつもと違うことに気がついた。ジェレミーは肩で風を切って歩き、そのスタイルに合った「マッチョな」話し方をした。担任教師が戻ったあとも約一か月間、学校ではこの人格が現れ、その後、友だちに対する態度は元に戻った。ジェレミーのこの「乱暴者」の部分は自己を守る役割をもっていた。ジェレミーはおそらく担任教師がいないあいだ、耐えがたい脅威や不安を感じていたのだろう。この乱暴者の人格が彼を安心させてくれていたのである。

3　かんしゃくや破壊的行動

しばしば直接確認できる理由や挑発なしに起こる怒りの爆発は、解離性のある子どもたちにかなり一般的に見られるものである。このような怒りは長く続くこともあれば短いこともあり、あとになって覚えていないこともある。親はこれを「気まぐれ」と表現することが多い。

ある日の夜、モニカの母親が取り乱して電話してきた。「モニカはとてもいい子で、みんなとても楽しく過ごしていました。私の姉が遊びに来ていました。そこで、急に始まったのです。モニカの気分が変わって、ものすごく怒り出しました。彼女は駄々をこねましたが、私には彼女が何に腹を立てているのかさえわかりませんでした。突然、手がつけられない状態になりました。私の姉ですらこの変化に気がつきました」

解離性のある子どもが腹を立てると、年齢や体の大きさにそぐわないほどの力を見せることがある。怒りの症状が出たあと、自分の言動を覚えていることもあれば覚えていないこともある。臨床に当たる者は、用いた行動を子どもが覚えているかどうか、その出来事を思い出しながら自分が経験した怒りの感情について実際に話すことができるかどうか、確認するべきである。子どもは起こったことや自分が言ったことについての知識、怒りの感情、あるいはその出来事全体を解離してしまっている可能性がある。たとえば、弟を殴ったことを覚えていないかもしれないし、殴ったことは覚えているが怒りの感情は覚えていないかもしれない。まるで傍観者の立場にいるかのように、何の感情もまったく示さないでその出来事について語るかもしれない。

4　他者によって観察された行動、とくにネガティブな行動の否認

上述のモニカの例のような「怒りの攻撃」のあと、解離性のある他の子どもたち同様、ＤＩＤの子どもたちも、たとえ誰か他の人がその場にいて見ていたとしても、たった今やったことを否認することがある。子どもに対峙する大人はこのような否認を嘘とみなすことが多い。子どもの解離が進めば進むほど、とくにその行動がストレスの多いときに起こった場合、自分が否定的だと考える行動を認めにくくなる。嘘をついたことで大人から罰を受ければ、子どもはひどく傷ついて敵対的な行動をとり、「不公平だ！」と叫

ぶかもしれない。

ＤＩＤの子どもにとって、これはとくに不公平に感じられるかもしれない——嘘をついていない可能性が大いにあるからだ。怒りをもった人格は、そんなことは決してしない「よい子」の人格の許可を得ず、そのような人格に知られることもなく、子どもを守るためや復讐をするために出てくることが多い。しかし、その怒りの人格は怒りの行動のあとすぐに消えてしまい、多くの場合、「よい子」の人格がわけもわからず罰を受けるはめになる。

親や教師、その他の養育者たちにとって、子どもが解離しているのではなく、人を操ったり嘘をついたりしているのだという考えを改めるのは難しいことかもしれない。親は自分なりの対処法やしつけの策をすべてやり尽くしたあと、ようやく子どもを治療に連れてくることが多い。その時点で子どもは手に負えなくなっており、親は疲れきってしまっている。このような状況では、まず疑わしい点を子どもの有利に解釈してやることは親にとって非常に難しい。

もちろん、解離性のある子どもが人を操るような方法で否認を用いることもある。しかし、否認は対処スキルである、つまり非常にトラウマ的な状況のあいだに子どもが身につけた方策であると親に対して再枠付けする必要がある。解離している子どもを批判するのではなく、観察者となるよう、親に幾度となく許可と励ましを与えるべきである。

エイプリルの祖母が次の治療面接の前に私に電話をかけてきて、叔母とふたりの幼い従弟を訪ねたとき、エイプリルがずっと下品な言葉を使っていたと言った。エイプリルとの面接で、私はこのことについて尋ねた。彼女は頭を垂れ、顎を突き出した。「ビーおばさんは私が『くそくらえ（ファック・ユー）』って言ったって言うの。でも私は言ってないわ！　おばさんに言ってないと言ったけど、信じてもらえなかったの。私が嘘をついていると思っているのよ。でもわからない。なぜビーおばさんは私のことで嘘をつくの?」

次の例ではDIDの子どもの否認人格は「悪い」行動を否認するだけでなく、(いくつかの人格がすでにDIDを認め、確認しているにもかかわらず)他の部分たちの存在や生活におけるその他の「問題」まで否定するようになっている。

ある日、母親がモニカを治療面接に連れてきて、その日早くにモニカがドアを壊して大変だったと言った。母親は「私が家に帰ったとき、モニカの姉が教えてくれました。〔姉は〕自分が家に帰ったとき家にいたのはモニカと友だちだけだったから、ドアを壊したのは彼女たちにちがいないと言いました」。モニカはひどく怒っていた。「ママとおねえちゃんが嘘をついているのよ! いつも私のせいにするの!」。私は彼女に、他の部分がその出来事について何か知っているかどうか、心の中を確認するように求めた。モニカはまた怒りを爆発させた。「私には部分なんてないわ! 私は忘れたりしないし、そのことについて話したくもない。私のことを責めているのね! 私は本当に幸せだし、こんなところに来る必要なんてないのよ!」。そしてそう言うと、彼女は遊戯室から飛び出した。次の日、家から私に電話してきたとき、モニカはもう怒っていなかった。「ねえ聞いて。ドアを開けようとしても動かなかったことを友だちが覚えていたの。友だちと私が中に入ろうとしてドアを壊したんだって。私も思い出したの」

解離性のある子どもにとって、非難や罰の脅威はそれ自体が大きな不安を生み出すので、対処するために怒りの行動を切り離さなければならなくなる。そこで子どもはその症状の発現全体に対処するため、複数の人格や部分を必要とすることがある。怒りを感じる部分(この部分が非難される行動や感情をあえて示す）や感じのよい部分（この部分は怒りの行動について何も知らず、よい行いによって承認を得ようとすることが多い）、解離をカバーする部分（「私も思い出したの」）である。第二、第三の役割はひとつの部分によって行われることもあれば、複数の部分が担当することもある。

5　日中の度を越えたぼんやりした行動、睡眠障害

第1章で述べたとおり、注意を払ったり集中したりすることが極端に困難な場合、解離が原因の可能性がある。しかし教師には、ＤＩＤの子どもがわざと注意を払っていない、学校の勉強のことなど「どうでもよい」と考えている、あるいは注意欠陥障害であると見えるかもしれない。トランス様行動や極端な放心状態は、精神を「ニュートラル」状態にして「アイドリング」させた結果かもしれない。また、ＤＩＤの子どもたちにおける注意力の問題は、とくに子どもが環境中の何かにストレスを感じていたり、誘発されたりしている場合、ある部分から別の部分への切り替わりが原因なのかもしれない。

マシューの里親は、七歳のマシューが家でいつも上の空で、学校でも集中できないと述べた。何をするにも何度も促されないことには最後までやり終えることができなかった。反省させるために自分の部屋へ行かせると、長いあいだそこから動かず、「口を開いて、ぼうっとしたまま、部屋の真ん中で床に座っているのです」と里母は言った。時には里母がいることにも気づかず、名前を呼んでもすぐに反応しないこともあった。

ＤＩＤの子どもたちの中には悪夢を見たり、夜間何度も目を覚ましたり（本章初めのジェレミーの症例を参照）、睡眠時遊行症といった睡眠障害を示す者もいる。これは、おびえた人格や、日中よりも夜に起きていて活動することに慣れた他の人格の出現を示している可能性がある。

6　物忘れ、とくに不可解な物忘れ

誰でも時には忘れっぽくなることがあり、ほとんどの人は時に解離を起こすことすらある。連続体上の正常な解離には高速道路催眠状態や白昼夢、日常的活動を機械的に行うことなどがある。たとえば、物思いにふけっていて高速道路の出口を通り過ぎてしまったことのある人は多い。また、ほとんどの人がガスレンジの火を消すとき、考えないで無意識に消し、あとで消したかどうか覚えていない。

「不可解な」物忘れとは、つじつまの合わない物忘れのことである。たとえば、子どもがテストで満点をとった直後、同じ問題の解き方を思い出せないといったことである。一〇歳の子どもがカレンダーの読み方を忘れてしまったり、毎日同じ道を通っているにもかかわらず学校からの帰り道を忘れてしまったりする。また別の子どもは土日に祖母を訪ねるのだが、火曜日には祖母の家に行ったことやそこで何をしたかを忘れてしまう。

ある日の治療面接中、私はモニカがくれたプレゼントについて話した。彼女は「何ですって！　私がそんなものをあげたの？」と言った。彼女は私にくれた三、四個のプレゼントについてどれも――彼女が私のために作ってくれたピンさえも――思い出すことができなかった。彼女は部屋を見渡して手がかりを得ようとしたが、思い出せなかった。

＊　＊　＊

ジェレミーの母親は、彼がこれから先に起こることを説明してもらいたがるとよくこぼしている。母親は今日、明日、明後日の家族の予定についてできるだけ詳しく説明をしてやるのだが、ジェレミーは母親が言ったことを忘れてしまい、「そんなことは言ってくれなかった」と言って、繰り返し尋ねるのである。

時間の喪失もまた、異常な物忘れを示すものである。何時間も、何日も、あるいは何週間も何か月も経っているのに子どもがまるで過去にいるかのように振る舞ったり、その間の記憶がまったくないように見えたりすることがある。

アダムの母親は、彼がよく時間の感覚をなくすことに気がついた。「何か月も前に起こったことを、まるで昨日のことのように話すのです。まるで今日がその日に後戻りしたかのようで、その間にあったことを全部忘れてしまっているのです」

治療者は数回の治療面接にわたり、以前に作成した美術作品を特定するよう子どもに求めることで、解離性の物忘れの評価ができるかもしれない。解離性のある子どもは、どの人格が絵を描いたか、そしてどの人格がその絵を特定しようとしているかによって、特定の絵について覚えていない可能性がある。

ジェレミーは動的家族画を描いた。彼はこの絵を描くことについてひどい不安とためらいを見せた。二か月後、私たちは彼の作品を見ていた。ジェレミーは「この絵のことは全然覚えてない」と言った。

＊＊＊

マシューがやって来て、今日は「マット」と呼んでほしいと言った。彼はその前の週、私に以前の虐待について語ったことを覚えていなかった。私たちは二か月前に彼が描いた何枚かの絵を見た。マットは眉をひそめ、「これはぼくが描いたけど、あれとあれは覚えてない」と言った。

非常に短時間に物忘れが起こり、治療者が治療面接中に気づくこともある。人格間にかなり強い解離障壁をもっている子どもたちは、ある部分から別の部分に切り替わると、たった今、自分や治療者が言ったばかりのことを覚えていないことがある。メリーは、私との初期の治療面接で、別の部分への切り替わりとそれに伴う物忘れを示した。

「何を描けばいいかしら?」とメリーは尋ねた。

「あなたが描きたいものでいいのよ。ワンピースを汚さないように、このエプロンをつけてね」

メリーは壁に掛かっている絵を見た。「あら、私が前に描いた絵だわ」と彼女は叫んだ。私たちは絵の具入れを開けながら、壁に掛かっている絵について以前メリーが私に語った物語について話し合った。メリーは突然こう言って会話を中断した。「もう一度言ってくれる?」

「何を?」私は困惑して尋ねた。

メリーは壁の絵をじっと見つめていた。「あれ? 絵の中の女の子は私と同じ服を着ているわ! 私、あの服を知ってる!」。彼女は新しい絵のほうを見て、黙り込んだ。「私、どうしてエプロンをつけているのかしら?——ああ、そうだった」

数分後、メリーはまた壁の絵を指し、「あの絵に描かれているのは何?」とふたたび尋ねた。

＊＊＊

ある週の治療面接中、ジェレミーと私は特別にアイスクリーム店へ行った。次の治療面接で彼はこの外出のことを覚えていなかった。また、四日前にアイスクリーム店から戻ったときに事務長がドーナツをあげると約束してくれていたのに、ジェレミーはドーナツをもらって驚いた。

私たちは治療面接を続けながら、いろいろな部分を表す指人形を選んだ。「ねずみは赤ちゃんの部分だ」と彼は言った。ジェレミーは前回思い出した昔の虐待について私に話した。彼はそのことについて少しおびえていた。ジェレミーは突然、ねずみの指人形を手に取り、「これはぼくだ！〔事務長に〕ドーナツをもらったから、ぼくは今日はワクワクしている！」と言った。ジェレミーは別の部分に切り替わっていたのだった。この部分は（最初の部分と同様）前回の治療面接のことを何も覚えておらず、今日ドーナツがもらえるとも思っていなかった。しかも彼は、意外なドーナツのプレゼントについて、たった今私たちが話したことも何も覚えていなかった。彼は前回の治療面接で「ここにいたのはいつものジェレミーだ。ぼくじゃない」と説明した。彼はしばらく前の「赤ちゃんの部分」であるねずみの指人形のことも、つい先ほどおびえていたことも覚えていなかった。「そのことは知らない」と彼は言った。

ジェレミーにとって、ある部分が示すおびえた感情はそれ自体が恐ろしいものだった。おびえた、恐ろしい感情について何も知らない別の部分に切り替わることにより、気をそらし、自分を守ることができたのだった。一見したところでは、ジェレミーはその治療面接中、そして四日前の治療面接中に起こったことを「忘れた」ように見えたが、実際のところ、そのとき現れていた部分はアイスクリーム店へ行ったことやドーナツの約束のことを経験しておらず、経験した部分たちと接触してもいなかったのである。

7　強いうつ症状の発現

うつ症状では、時に明らかな動揺も見せずに自殺未遂を起こしたり、自殺願望の考えやそぶりを見せたりすることがある。泣きもせず、嫌な思いをしていると訴えることもなく、精神運動性遅延――ゆっくり動くこと――を示したり、逆に極度の興奮・激越状態になることでうつ症状を示す子どもたちもいる。壁に自分の頭や手をぶつけたり、自分の体を切ったりすることもある。その後、やったことを覚えていることもあれば覚えていないこともあり、行動は覚えているが、悲しみや怒りの感情、身体的な痛みに気づかないこともある。

モニカの母親はある日、娘の部屋で次のメモを見つけた。

「親愛なる家族へ、私はあなたたちにふさわしくありません。

私が一九歳になったら会いましょう。

愛を込めて、モニカ」

＊　＊　＊

エイプリルは友人と学校をさぼり、家出しようとした。あとで彼女は自分自身に腹を立てていた。次の日、エイプリルは私に会いに来て、こう言った。「本当に家出しようと思ったわけじゃないの。放課後、デイケアに行きたくなかっただけなの。あそこは大嫌い」。彼女はスカンクの指人形を手にとり、今日の自分は腹を立てている部分であることを示した。この部分は彼女が家出だけでなく自殺についても考えていることを私に告げた。「おじいさんとおばあさんが外出するまで待つの。それからキッチンからナイフをもち出して、自分を刺すのよ」

うつ症状と不安が同時に現れることも多い。ＤＩＤの子どもにおいて、うつ症状の強度とその発現の唐突さは別個の人格間の個別性を反映している。うつ症状の部分または怒りの部分が出ているとき、子どもは家出や自傷行為、けがをするかもしれない危険な行動など、うつ症状の考えに従った行動をとることがある。

8　身体愁訴や原因のはっきりしないけが

身体愁訴は自傷行為、偶然、または現在の虐待によるものの可能性がある。治療中の子どもに対してはみなそうであるが、児童虐待を考慮からはずすには、身体的苦痛やけがの報告をよく調べることが重要である。現在、虐待が起こっていない場合は、説明のつかないけがに対して他の理由が当てはめられるかもしれない。

うつ症状や自殺願望の思考によって解離性のある子どもが手の込んだ手段で自傷行為に及ぶことがあり、あとで自分を傷つけたことを否定したり、どのようにけがをしたのか覚えていなかったりすることも多い。うつ症状や怒りの結果、自転車で岩棚から飛び降りたり、遊びで複雑な動きを試みたりするなど、過度に危険な行動によって「偶然」けがをすることもある。

アダムの両親は彼が時々、外でひとりで遊んでいるあいだにけがをし、家の中に入ってくると「体をぶつけたような様子」をしていることに気がついた。しかし、多くの場合、アダムはどうしてけがをしたのか、はっきり伝えることができないようだった。治療中、アダムは危険な離れ技ができる自分の「すごく正気でない部分」について語った。彼の遊戯からもまたこの部分が自殺願望をもっていることがわかった。

解離性のある子どもたちは、明らかにけがをしているにもかかわらず、ほとんど苦痛を示さないことがある。解離性のある子どもは、特定の感情や知識、行動を封じ込めるのと同じように身体的苦痛を封じ込め、その瞬間、それらを経験しなくてもすむようにどこかへしまっておくことができるのかもしれない。しかし、その後、他の解離された記憶の断片と同じように、誘発されたり、治療で記憶を回復しはじめたりすると、「身体の記憶」も戻ってくることがある。

ある日、ジェレミーの父は、ジェレミーが他の子に自転車をぶつけられたときのことを報告してくれた。ジェレミーは地面に倒れ、両腕、両脚、両手、顔にけがをして出血した。「驚いたことに、泣くそぶりもしませんでした」と父親は言った。

時には身体愁訴が過去の虐待と関連していることもある。確認の結果、子どもが何かにぶつかったことも、落ちたり、つねられたりしたことも、けんかしたことも、実際にはなかったと判明するかもしれない。腹痛や腰痛、青あざが身体記憶を示している可能性がある。感情だけでなく身体的感覚まで隔ててしまった子どもにおいては、虐待に関する古い感情や記憶が環境による刺激によって誘発されることがあるのと同様、体の痛みやトラウマによる古い傷が誘発されることもある。基本的に、子どもはトラウマ的な経験のあいだに体に起こったことを自分の体で覚えているのである。

ジェレミーはその日の活動と関係なさそうな頭痛や腹痛を頻繁に訴えた。詳しく調べてみると、時に古いトラウマを（無意識に）思い出させるような出来事が起こっていたことが判明した。ジェレミーが自分に起こったトラウマについて思い出すにつれ、彼の体も彼と一緒に、あるいは彼よりも先に、文字通り「思い出し」はじめたのである。ジェレミーは治療面接中に思い出すようになった身体的トラウマを示す身体症状を抱えて治療に来るようになった。

9　声が聞こえる

「大きな」感情や自分の部分全部を解離してしまった子どもたちの多くは、そのような感情や部分、あるいは人格から湧き上がってくる思考を自分の頭の中で聞こえる「声」だと考えることがある。愛想のよい声や悪い声（例・「彼は怖い」）、意地悪な声や親切な声などが聞こえてくる。子どもは複数の声が言い争いやけんかをしている、あるいはひとつの声が指示を出す（「どうしてやらないんだ？　お前はバカだ」「命令しないで！」「注意しろ！」など）と述べることがある。

想像上の遊び仲間をもつことで声が聞こえるようになるなど、声は想像上の経験と関連していることもある。また、声はトラウマ体験と関連していることもあり、時には他の子どもたちや虐待者など、トラウマ体験に関わった人たちの声が聞こえることもある。しかしもっとも多いのは、他の人格――その子ども自身の部分――の声である。

ジェレミーとの初期の治療面接中、私たちは彼をおびえさせたり不安にさせたりする事柄について話した。ジェレミーにはとても厳しい先生がいた。彼女は教壇で指し棒を使い、時々注意を引くためにそれで机を「ピシッ」と打つことがあり、ジェレミーをおびえさせていた。治療中、私は彼にまず先生を、それから自分自身を描くように言った。彼は席に座り、先生を眺めている自分のうしろ姿を描いた。私は彼にこう尋ねた。「それで、H先生が指し棒を振りながらそこに立っているとき、頭の中で自分にどう話しかけるの？」

これは子どもたちが何を考えているのかを知るために私がよく使う質問である。「『先生がぼくを当てませんように！』って言うんだ」とか「家に帰れたらいいのにと思うよ！」という答えがよく返ってくる。しかしジェレミーはこう答えた。「『やあ』って言うんだ」

私は続けて聞いた。「あなたは自分に向かって『やあ』って言うの？」。ジェレミーは頷いた。

「それからどう言うの？」

ジェレミーはこう答えた。「『やあ』って返事をするんだ」。ジェレミーは頭の中で聞こえる声のことを話していたのだった。のちに彼は声に合わせて顔を描き、他にもそれらの声が話すことを書いた。ある声は弟を探して面倒を見ろと言っていた。

教師の振る舞いが、ジェレミーに自分、それからおそらく弟にとって脅威となるような動きを実際に行った、誰か別の人間を思い出させたのだろう。教師が知らないうちに何らかの不安感情を誘発し、そのためにジェレミーの内部で部分の切り替えが起こっていたのである。

＊＊＊

アダムは珍しく学校でトラブルを起こした。休み時間に友だちのピーターを殴ったのだった。彼は、自分とピーターは言い争いをし、その後「ピーターがぼくのことをバカと言ったんです！」と教師に泣きながら説明した。アダムは放課後、家に戻ってから、教師にもたされたメモについて母親と話し合った。アダムは、その出来事を思い出そうとしていたとき、「バカ！」と言う声はピーターからではなく、自分の頭の中から聞こえてきたことに気がついた。アダムは、自分の悪口を言い、自分に腹を立てているらしい、この怒りの部分にこれまで気づいていなかったのだった。

時にはさまざまな人格の「声」が異なるため、子どもの人格が切り替わったとき、素人にでも識別できることがある。

マシューの里父は、マシューが自分の部屋で遊びながらひとりごとを言っているのを聞いたと報告した。彼はまた、マシューが違った声で自分に返事をしているところも聞いていた。

＊＊＊

ある日メリーはとても静かな様子で治療にやって来て、私を抱きしめた。彼女はいつもよりゆっくり話し、自分がどう感じているかを表すため、以前に「バラバラ」と名前をつけた指人形を手にとった。

私たちはある活動を選び、メリーはイーゼルに向かって絵を描きはじめた。メリーが筆を絵の具に浸したとき、声が変わり、態度も変わった。彼女は急に大声で騒々しく話しはじめ、愉快そうな甲高い声を出した。「おまえの気を変にしてやる！」

声が聞こえることのほか、幻視が起こることもあり、これも古いトラウマと関連している可能性がある。子どもはトラウマの最中に起こった出来事を現在、目にしていると思っているのかもしれない。あるいは、めったに出てこない人格が、前回出てきたときに見たものがまた見えると思い込み、「何か」があると想像することもある。

ジェレミーは恐ろしかったことについて私に語っていた。「ある晩、目を覚まして階段を下りていったら、犬が吐いたものを玄関で見たと思ったんだ。でも敷物を調べたら、乾いていた！　そこでうちの犬が吐いたのはずっと前のことだったと思い出したんだ」

その夜、起きてきた人格は、実際に犬が病気だったとき以来、出てきていなかったのである。おそらく、前回、吐しゃ物の匂いや光景に誘発されて出現していたのがこの部分だったため、以前のトラウマのときのことが思い出されたのだろう。それから何か月も経っていたのだが、この人格は前回、夜に出現して以来の時間の経過に最初は気づいておらず、玄関で同じ汚れを目にするものと思い、そしてそれを見たと思い込んでしまったのである。

10　家庭でのしつけの問題、経験から学ぶことができない

体の中でいくつもの人格が順番に存在したり、「現れている」部分に影響を与えたりしているため、D

IDの子どもは面倒なことを引き起こす行動やその後に起こる結果についてうまく学習できないことがある。ひとつやふたつの人格が悪い行いをした場合の結果を経験していても、他の人格はそれを知らないため、その悪い行いを繰り返し行ってしまうのである。

モニカの母親は行儀について何度も何度も取り決めをしたのに、まったくうまくいかないと述べた。モニカは取り決めに同意するのだが、二、三日たたないうちにしないと約束したことをまたしてしまうのだった。そのようなとき、モニカはふつう、同意したことを否定して公平ではないと言ったり、同意を破ったことや疑われている悪い行いをしたことを否定したりするのだった。他の面でも彼女の振る舞いは大きく変わりやすかった。ある週、モニカは機嫌がよく、家の手伝いをし、決められたことに従った。彼女はそのことについてとても気分がよいと報告している。次の週、彼女は万引きで捕まった。彼女は取り乱し、「どうしてこんなことをしたかわからないわ！」と叫んだ。

治療でも同様の問題が起こることがある。治療者は、子どもが進歩していると思ったあと、小さな患者がいったん学んだことを「失って」しまったように見えるため、また振り出しに戻ったと感じることがある。解離性が強いために内部の複数の部分間に強力な健忘障壁を張り巡らせている子どもたちは、家でのしつけであろうとオフィスでの治療であろうと、また簡単な日常の技能であろうと、ひとつの人格の経験から学んだことを内部のシステムに回すことができないのである。

ジェレミーの母親は「時々話しかけている相手が本物のジェレミーではないように感じるのです」と言った。ジェレミーは母親の念入りな指示を頻繁に忘れ、まるで初めて聞いたかのようにぼうっとしていることがあった。彼はまた、自分の振る舞いが両親の反応とどのように関連しているかが理解できない様子で、「パパは理由もなくぼくに腹を立てるんだ」と言った。両親はしてもよいことやジェレミーがすべき家事について取り決めを設定しようとするのだが、どんな罰やご褒美を用いても、ジェレミーは決められたことを守れないようだった。

このようにひとつの経験を別の経験へと一般化できず、それが一貫性なく起これば、子どもの養育者がつらく、もどかしく感じるのは当然である。親たちは口を揃えてこう言う。「子どもがしてはいけないとわかっていることをしたので、もう一度叱りました。悪いことをした罰として、自分の部屋へ行かせました。子どもは動揺し、もう二度としないと言いました。でも、その次の日にまた同じことをしたのです！それをしてはいけないと言われたこともないし、以前にやったこともないと堂々と言ったのです！」。中には状況に対処するため、否定するというより、「それはあなたのせいだ！」とか「何でもぼくのせいにする！　どうして（妹は）罰を受けないの？」などと言って非難する子どもたちもいる。このような自己防衛的発言により、問題となっている悪い行いを子どもが本当に覚えていないのかもしれないという事実が見えなくなってしまう。

11　退行的行動（実際の年齢よりも幼い行動をする）

通常、ＤＩＤの子どもたちは現在の年齢よりも幼い分裂した人格をいくつかもっている。このような人格が明らかになることは多くないが、子どもがストレスを受けたとき、とくにそのストレスの原因が何らかの形で古いトラウマに似ているときや、トラウマのあいだに経験した感情とよく似た感情が子どもの中で引き起こされたときに出現することがある。

この章ですでに述べたとおり、一般的にＤＩＤの子どもたちにはＰＴＳＤの症状が見られる。環境の中で何か以前のトラウマに似たものに誘発されると、最初のトラウマが起こったときと同じように感じ、振る舞うことがある。たとえば、ある子どもがよちよち歩きの頃に身体的虐待を受けていて、机の下で小さくなる、ベッドの下に隠れる、親指を吸う、泣くといった行動によって対処するのに慣れていたとすれば、のちに同じような無力感や不安感を引き起こす状態を経験すると、退行して同じ行動をとる可能性がある。後年の誘因は以前の虐待ほど大きくも脅迫的でもないかもしれないが、それでも同じ対処反応を引き起こす可能性がある。

このような年下の人格の行動は、子どもの実際の年齢よりも幼く見え、発達上の能力も低いことがある。時に治療者は子どもの行動、言語能力、あるいは絵を描く能力の後退を観察することにより、年下の人格への切り替わりを見ることができる。図2‐3は子どものある部分から別の部分へ移り変わるとき、異なった発達水準が絵にどのように表れるかを示す例である。

とくに子どもが非常に幼い場合、退行的行動の発見は成人よりも難しい。低い発達水準に戻ることがあっても、親はそれを「幼稚な行動をしている」「気まぐれ」「ぐずぐず言っている」「今日は気分が悪い」ととらえることが多いからである。しかし、いったん何に注意すべきかがわかれば、親や教師はとても優秀な観察者となる。

＊＊＊

ジェレミーの教師は、ある日、学校でジェレミーが「異様に神経が高ぶっている」ように見えたことがあったと報告した。そのとき彼は「椅子から落ちて背中を床にぶつけました。そして両足を突き上げたまま、数分間仰向けで黙っていました」。教師が彼をそのままにしておくと、彼はようやく立ち上がり、席に戻ったのだった。

モニカの母親は、モニカが時々とても怖がったり、精神的に参ったりすると述べた。「時々自分の部

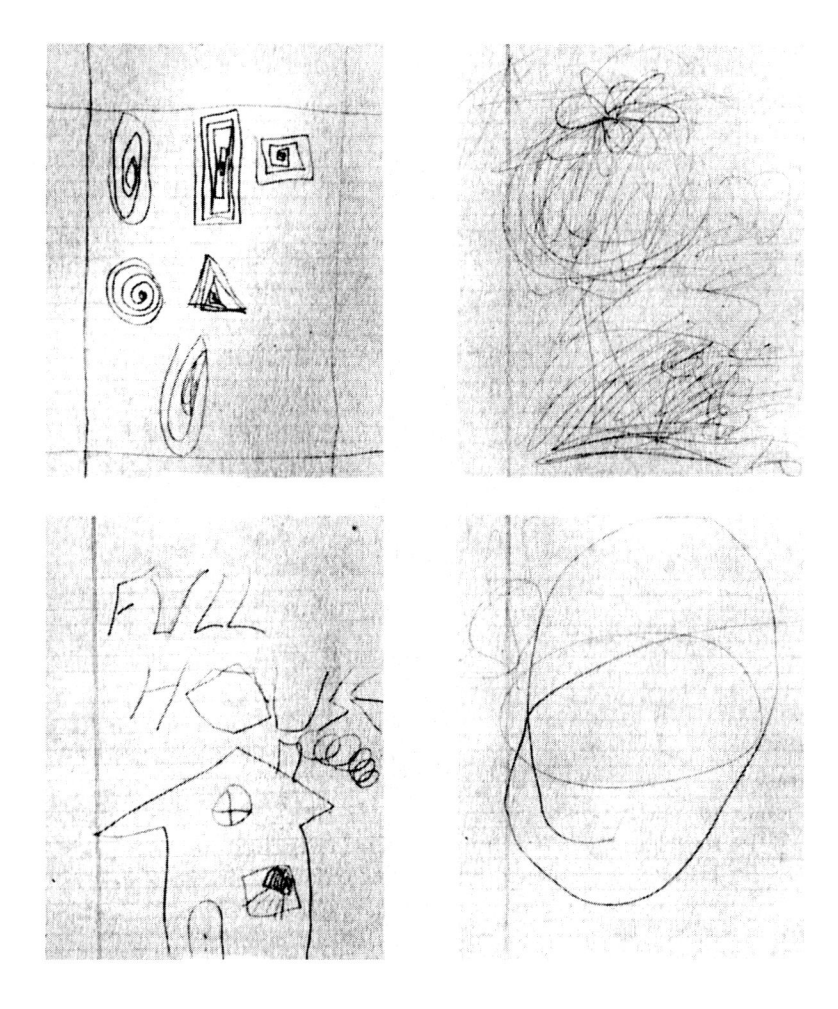

図2.3　8歳のメリーによる鉛筆画。部分の切り替わりによって、さまざまな発達レベルが見られる。

屋の床に縮こまり、指を吸ったり、体を揺らしたりしていることがあります。壁に食べ物を投げつけたり、クレヨンで落書きしたりすることもあります。もちろん、こんなことをされると、私は本当に頭に来ます」

＊＊＊

マシューは最近、日中に大小便をもらすようになった。彼の里父はまた、マシューが「赤ちゃん言葉」を使い、自分の年齢にふさわしい振る舞いをしようとしないと訴えた。

12　解離性障害の家族歴

私がこれまでに関わった多くのＤＩＤの子どもたちの少なくとも一方の親、時には両親ともに見てとれるほどの解離性障害の症状やストレス下で解離できる特別な能力があった。親やその他の家族がＭＰＤ（多重人格障害）やＤＩＤという診断を受けたことがなかったとしても、子どもの養育者のひとりからその可能性をほのめかす情報を得られるかもしれない。解離能力はその一族の特徴である可能性があるのかもしれない。家族の中に巧みな解離能力をもっているものがひとりいれば、生物学的にまたはモデリング[★2]により、あるいは家族の中で何世代にもわたって繰り返されてきた虐待の連鎖によって生じる必要性から、その能力が子どもに受け継がれる可能性が高くなる。ＤＩＤの成人患者がいて、その患者に子どもがいる場合、解離性障害について子どもを評価することが賢明であろう。

(Braun, 1985)。そのような場合、虐待やトラウマの連鎖とともに、解離も対処手段として家族に伝わっているのかもしれない。

解離性障害を子どもが発症するのは、考えているほど難しいことではない。私が扱ったある子どものＤＩＤの症例では、子どもは六歳になる前に仲間たちから数回、それぞれ別の性的ないたずらを受け、不安で緊張した雰囲気の家族の中で生活していたため、解離能力をモデリングまたは遺伝、あるいはその両方によって受け継いだ可能性があった。また別の症例の「ＤＤＮＯＳ」をもつ子どもは、四、五歳で少し年上の仲間たちからの何らかの性的搾取を経験し、七歳で親戚の若者からひと夏いたずらをされていた。これらの子どもたちはどちらも、長年にわたる慢性的な性的虐待、身体的虐待、サディスト的（カルト的）虐待の経験はなかった。

子どもの儀礼虐待

儀礼虐待とは何か。これは次のように定義されている。

儀礼虐待（儀式的虐待とも呼ばれる）とは、特定のグループによって儀式的または組織的形態で行われるあらゆる種類の虐待のことである。グループは、カルトもしくはその組織にとって特別な意味をもつ目的のある儀式を執り行う組織的（通常は宗教的）集団と言うことができる。

（Bryant et al., 1992, p. 245）

儀礼虐待は確かに発生している。あなたがトラウマの徴候を示す子どもたちに関わっているのであれば（第1章参照）、そのうちの何人かは儀礼虐待に遭っている可能性がある。ＤＩＤと診断されたりＤＩＤが疑われたりする子どもについては、儀礼虐待の可能性を調べることが重要である。探せば必ず儀礼虐待が見つかるというわけではないが、それは解離が見られる子どもにＤＩＤが必ず発見されるわけでないのと

★2 学習理論において、他者が行う行動を観察し、模倣することによって新しい技術を獲得し学習すること（『ステッドマン医学大辞典〈改訂第5版〉』より）。

同じことである。

子どもの過去に関して、どんなことから儀礼虐待がわかるのだろうか。多くの報告例に共通点を示す臨床データがある（Young, Sachs, Braun, & Watkins, 1991）。子どもはクリスマスやイースター、ハロウィーンなどのキリスト教の祭日の頃になるとひどい心配や恐れを示すことがあり、このような祭日は悪魔の儀式を執り行うときでもある。誕生日のお祝いに嫌悪感を示したり、自分自身の誕生日が近づいてくると恐怖を示したりすることもある。子どもが描く絵に、五芒星形や十字架といったカルトの関わりを示すシンボルが含まれていることもある。カルト活動を経験した子どもは、とくに恐ろしい、奇怪な、あるいは邪悪な顔や人物を漫画風に描くのが好きなようだ。儀礼虐待を受けた子どもは、鏡や狭く囲われた場所などに異常な恐怖感を示すことがある。また、食事や入浴、睡眠など、特定の日常活動について異常な行動を示すこともある。

儀礼虐待を突き止めるのは非常に難しい。犠牲者となっている子どもがこのようなトラウマについて自分から口にすることはめったにない。なぜだろうか。加害者グループはふつう、子どもが五歳になる前に参加させ、教え込みはじめる。彼らが用いる手法により、被害者が行われたことを覚えていたり話したりすれば罰を受けたり殺されたりするという恐怖感が植えつけられ、とくに幼い子どもたちには必ず解離が起こるからである。

> 子どもに対する薬物使用、催眠、解離を引き起こすトラウマ、威嚇が組み合わさって、臨床家にとって恐るべき解離障壁が作り出される。……六歳未満の子どもの人格構造は未熟なため、虐待によって健忘障壁が構築されるのを止められないのである。……六歳までに始まった儀礼虐待の過去について子どもが覚えていたり、自分から誰かに話したりすることはきわめて稀である。（Gould, 1992, p. 208）

キャサリン・グールド（Catherine Gould）は子どもにおける儀礼虐待の指標に関するすぐれたチェックリストを発表しており（Gould, 1992）（表2 - 2、章末参照）、これを応用して子どもの過去についての情報を集めるための質問を作成することができる。子どもの養育者に儀礼虐待の可能性について尋ねることが必要だろう。学校で虐待が行われているという疑いがない場合、子どもの教師と話すことも役に立つかもしれない。グールドは、単に情報を得るだけのことで臨床家が直面する難題についてこう書いている。

> 儀礼虐待を受けたことがあるとわかった子どもの親がその虐待に関わっているのかどうか、臨床家が確実に知るすべはない。しかし、子どものために自ら助けを求めてきた親が現在も過去も子どもへの虐待に関わっていないと考えるのは理にかなっている。臨床の場で遭遇する子どもへの儀礼虐待の症例の大部分は家庭外で、通常はデイケアの中で行われている。時には、過去に自分自身が儀礼虐待を受けたために多重人格障害と診断された親が、いまだに自分が無意識に参加しているカルトによって虐待を受けている子どものため、臨床サービスを求めてくることもある。このようなタイプの場合、親は、家族全体に対する専門家の広範な援助なしに抜け出すのはほぼ不可能な状況から子どもを救いたいという、子どもを気遣う健全な面をもっている。（Gould, 1992, p. 210）

子どもにおける儀礼虐待の診断と治療に関するすばらしい情報源がすでにいくつかある。『*Ritual Child Abuse: Discovery, Diagnosis and Treatment*』（Hudson, 1991）、「Diagnosis and Treatment of Ritually Abused Children」（Gould, 1992）、「Play Therapy with Ritually Abused Children, Part I and Part II」（Gould & Graham-Costain, 1994a, b）である。

その他、関心のある治療者向けの教材には、『*Ritual Abuse: What It Is, Why It Happens, How to Help*』（Smith, 1993）、『*Cults That Kill*』（Kahaner, 1988）、『*Ritual Abuse: Definitions, Glossary, the Use of Mind Control*』（Los

Angeles County Commission for Women, 1991)、『*Michelle Remembers*』(Smith & Pazder, 1980)、『*Suffer the Child*』(Spenser, 1989)、『*Recovery from Cults*』(Langone, 1993) がある。『*Don't Make Me Go Back, Mommy*』(Sanford, 1990) は幼稚園での儀礼虐待についての本で、一部の子どもたちに対し、慎重に用いることができる。この本とロサンゼルス郡女性委員会 (L.A. County Commission for Women) による本は子どもの現在の養育者に役立つものである。

親や養育者に対するDIDの確認

解離性のある子どもたちは、どのようにして私の診察室へやって来ることになるのだろうか。DIDの前兆としてよく見られる、あるいは文献で報告されている虐待のタイプを考えれば、虐待を行っている親が子どもを治療者のところへ連れてくるということはあまりなさそうだが、実際にはそういうこともある。また、自らの解離性障害の治療を求めてやって来た親が、回復につれ、子どもにも援助の必要があることに気づく場合もある。

しかし、DIDの子どもたちは別の形で診察室へやって来ることのほうが多い。すでに虐待家庭から離され、他の身内や里親と暮らしている子どもたちがいる。このような子どもたちや家族が福祉局からカウンセリングを受けることを求められる場合がある。また、新しい家での調整期間のあとで子どもがひどい行動化を起こすようになったため、里親や身内が子どものカウンセリングを開始する症例はもっと多い。離婚した親が、身内やもう一方の親から子どもが虐待を受けていたことを知り、DIDの子どもを連れてくることもある。ここに来るまでに身体的あるいは性的虐待についてすでに治療を受けたことがあるにもかかわらず、まだ解離症状が治まっていないという場合もある。また、離婚した親が、もう一方の親が子どもに行き過ぎた罰を与えていたことに気づいてはいるが、どの程度の虐待を受けていたかわからないという場合もある。

私が見てきた身体的・性的虐待を受けたＤＩＤの子どもたちの場合、加害者の性別は男女半々だった。子どもが小さい頃、父親がアルコール依存症であったり、別の町で働いたりしていたため、母親の虐待的な行動に気づかず、結婚期間中、子どもに安全な避難場所を与えてやることができなかったという例も複数あった。しかし、離婚後、この父親たちは新しい人間関係を築き、おそらくは新しい職にも就き、酒をやめ、「新しい目」をもつようになった。新たな視点から数か月間観察したあと、彼らは問題に気づくようになった。「私の子どもはいったいどうしたのだろう？」。

親はどんなことに気がつくのだろうか。養育者はＤＩＤの子どもの家庭での様子について、かなり似通った話をする。重度な解離を起こした子どもは親にとって大変な存在である。

「子どもは落ち込んでいる様子です。最近、自分を傷つけることさえあります。時々、何か間違いを犯すと、『私はこれやあれを受けるだけの価値はないし、生きている値打ちもない』と言います。あの子の自尊心がどうしてこんなに低いのかわかりません」

「子どもが腹を立てると私は恐ろしくなります。別人のようになるのです。キッチンの引き出しからナイフを取り出して弟を脅したことさえありました。とにかく手に負えなくなるのです」

「時々、四歳の子どものようにめそめそしたり、くっついて離れなかったり、赤ちゃん言葉を使ったりします。これにはとてもイライラします」

「何でも自分のやり方でないと気に入りません。それに、特定のやり方でないとだめなのです。私が別のやり方を説明しようとしたり、手伝おうとしたりすると、激怒します」

「しょっちゅう頭痛や腹痛を起こしますが、医者に診てもらっても悪いところは見つかりません。単に私を振り回しているだけだと思います」

「数人の友だちがいますが、ほとんどが年下です。それに時々、その子たちと同じように振る舞うことがあって、おかしいのです。自分が支配権を握れるから、年下の子たちが好きなのだと思います」

「友だちが少なく、弟とばかり遊んでいます」

「とても神経質です。なかなか眠れず、ベッドに入りたがりません。毎晩、ベッドに行かせるのが大変です。それに悪夢も見ます。シーツの上で眠るのも嫌がりますが、なぜかはわかりません。何年もそうです」

「まだトイレの問題があり、お風呂に入るのも嫌がります。浴室に関することは何でもなかなかしようとしません。それに私に見つからないように、タンスの奥に汚れた下着を隠していることもあります」

「よくオネショをしますし、いまだに便をもらすことさえあります」

「痛みを感じないことが多いのです。お尻を叩いても『痛くない』と言って泣きません。時々あざや切り傷がありますが、どうやってできたのか子どもは知りません」

「物忘れがひどいのです。宿題をもって帰ってくるのを忘れてしまいます。家で宿題をしても、提出するのを忘れます」

「学校でけんかをし、先生がいつも自分ばかり責めると言います」

「学校で問題を起こすことはないのですが、家ではまったく違います」

「しょっちゅう決められたことを破り、指示しなかったのだから私の責任だと言います。私の話を決して聞きません。そうでなければ、私が見たにもかかわらず、自分が悪いことをしたことを完全に否定します。何もかも自分のせいにならないよう、家族全員を操ろうとしています。叩いたりすべきでないことはわかっていますが、どうすればいいのかわかりません！」

「考えつくことはすべて試しましたが、どれもうまくいきません。行動の取り決め、ご褒美のシール、自分の部屋でしばらく反省させる、それまで許していたことを禁止するといったことを試しました。私たちはいつもくたくたで、腹を立てています。何かが好転しなければ、頭がおかしくなりそうです」


ご覧のとおり、どれも単独では解離性障害を示すほど重大な症状ではない。実際、このような訴えは別の種類の問題をもつ子どもたちに関する場合がほとんどである。しかし、これらの症状を総合すれば、D

ＩＤの輪郭が浮かび上がってくる。

解離とＤＩＤをどのように親に提示するか。まず「子ども・青年の解離チェックリスト（Child/ Adolescent Dissociative Checklist）」を使うとよいだろう。チェックリストの項目が子どもの状態や親の観察に当てはまれば、ふたつのことが達成できる。親は自分たちの観察や懸念を評価されたと感じ、長いあいだ否定的にとらえてきた子どもの行動について新しい方法で考えるようになる。こうして、親は子どもをどのように助けるかについての新しい考えに心を開くことができるようになる。

私は親に対し、解離を誰にでもある程度見られるものとして説明している。解離には軽度なものから重度のものがあることについて話し、ほとんどの人たちによく見られる解離の形態を説明する（第１章参照）。ＤＩＤがどのように子どもの発達や能力に影響を及ぼすか、その場合、家庭での様子はどうなるかについて具体的な例を示す。こうすることで子どもが特定の行動を示すのには理由があるのだと理解できるため、親は安心し、子どもの変化を期待するようになる。

養育者が子どもから受けたマイナスの経験を、トラウマに耐えるための古い戦略にのっとった子どもの自己防衛として再枠付けするのである。極端な解離を起こした子どもを育てるのは一般に難しい。親には多くの援助、解離やその対処法に関する知識、そして自分たちの不満のはけ口が必要である。

ＤＩＤとは自分の子どもが「変人」であるということかと心配する親もいる。子どもがまるで大人以上の力をもった、恐ろしい小さな「怪物」であるかのように考える親たちさえいる。だがそうではない。解離は、ＤＩＤという形をとった防衛として、とくに頭のよい子どもがトラウマを乗り切り、圧倒的な不安の感情に対処するために用いる特別に洗練された対処手段であると、親が学ぶことが大切である。それだけのことである。

ＤＩＤの子どもはトラウマから立ち直り、新しい対処スキルを獲得することができる。しかし、そのためには、子どもを現実的、肯定的にとらえる方法についての知識をもった養育者――辛抱強く、子どもがどんな状態であっても今すぐに受け入れてくれる人——が必要である。解離性のある子どもには、明確な境界やシステム、一貫性をもち、愛情に溢れ、安全で安心できる家庭を提供することに前向きな養育者がとくに必要である。解離によって起こる子どもの特別な制限に注意を払いながら、このようなシステムや限度を設定する方法について、ほとんどの親は意見と援助を必要としているだろう（第6章参照）。

来談者である子どもに対するＤＩＤの確認

親から得た過去についての情報がどんなに決定的なものであったとしても、裏付けとなる診察室での症状（目の当たりに見る切り替わり、治療面接中の異常な物忘れ、トランス状態など）を観察し、子ども自身に確認することにより、治療者自身がＤＩＤの存在を確認することが重要だと思われる。治療の初めから終わりまで、来談者である子どもの考えや感情は、関連があるだけではなく、重要でもある。

子どもの信頼を獲得、維持することは、治療を行う上での基礎である。子どもがもっていると思われる複数の人格をひとつひとつ子ども自身に否定させたり確認させたりしながら、自分の内部システムを受け入れさせることも治療の一環である。子どもは最初、否定的で自己防衛的な考えや感情をもっているが、治療者はそこから出発しなければならない。子どもが治療の初めから「はい、私は部分をもっています！どうして知っているの？」と認めることなどめったにない。「いいえ、私は物忘れをしたりしません」と言うところから始まるのがふつうである。

子どもがまだ幼く、八歳にも満たなければ、自分の心の中の世界が他の子どもたちと違うことを知らない場合がある。そんな考えが浮かぶことすらないかもしれない。自分が知っている家族、自分が知っている世界——内の世界も外の世界も——がその子の知っているすべてなのである。次にあげるのは、子どもの別の人格の存在を確認した例である。エイプリルについては先の事例の続きである。

エイプリルの叔母は彼女が従弟に対して悪い言葉を使うのを聞いたが、エイプリルはそれを否定した。「そんなこと言ってないわ！　それなのにどうしてビーおばさんは私のことで嘘をつくのかしら？」とエイプリルは訝しんだ。私は彼女に、あなたには自分の知らない別の部分があり、その部分が腹を立て、彼女が決してしないようなことをするのかもしれないという可能性について、やさしく説明した。私は、彼女が慣れない叔母の家で怖くなったとき、彼女の怒りの部分が彼女を守ろうとしていたのかもしれないとそれとなく言った。

エイプリルは叔母といると怖くなることがあると認めた。私たちはその理由について話し合った。エイプリルは考え込んだ様子でこう言った。「今週末レストランに行った覚えがないのに、おばさんは行ったと言ったの」。私はいくつかの人形を取り出し、どのようにして人は内部に異なった部分をもつかを説明した。エイプリルはその時点で自分が知っている部分をいくつか選んだ。腹を立てている部分、怖がっている部分、それから混乱している部分だ。このようにして、彼女は自分に他の部分があるという可能性を初めて認めようと試みた。

次の治療面接で、エイプリルのまた別の部分が明らかになった。彼女はおしゃれごっこをしたがり、カツラ、帽子、ベールを身につけた。彼女は私にもおしゃれをするように促し、衣装の入ったトランクの中をかき回しながら、冗談を飛ばした。エイプリルのこの部分は社交的でユーモアがあった。

三回目の治療面接中、エイプリルは前回に私たちがしたことについて何も思い出せなかった。おしゃれをして遊んだ記憶もなかった。エイプリルは床を見つめた。「私がそういういつもしないこと、覚えていないことをしたのだったら、あなたに嫌われるでしょうね。部分なんてほしくない――生まれてこなければよかった」。涙が彼女の頬を伝った。私は彼女のことが好きだし、他のエイプリルのことも好きだと言った。

それからエイプリルは勇気を出し、自分に起こった性的虐待について書いた物語を見せたいと言い出した。「あなたが私の過去のことを知ったら、私のことを嫌いになると思ったんだけど……」。これもまたよい一歩だった。私は彼女のことが好きだ、彼女に起こったことは彼女の責任ではないと言って、もう一度安心させた。

私に対してだけでなく、自分自身に対しても別の人格をもっていることを確認するため、エイプリルが踏んだ過程をここで紹介した。エイプリルのように自分が他の人たちとは違うとわかる年齢に達している子どもは、適合し、愛され、受け入れられるためにそれを隠し、自分を「ふつう」に見せようとすることがある。

明らかな人格の切り替わりのほかにも、ＤＩＤの子どもたちは無意識に人格分離の証拠を見せることがある。このような子どもたちは実際とは異なった年齢や発達水準を示すことが多い。特定の人格が「現れている」とき、子どもは実際よりも年上だとか年下だとか、背が高いとか低いとか、太っているとかやせているとか感じるのである。

メリーは八歳で、家庭での里母に対する発言から、彼女の自己認識が変化していることがわかった。ある日、テレビで西部劇を見ているとき、彼女は得意げにこう言った。「ひとりで全部お話がわかったわ！　まだ幼稚園なのにすごいでしょ！」（彼女はそのとき小学三年生だった。）

また別の日の夕方、メリーは両親と一緒にテレビを見ていた。彼女は、母親のガウンを着てくつろいでもよいが、ソファにじっと座ってその大きなガウンのまま歩かないように言われていた。コマーシャルになると、メリーは足をさっと床に下ろし、立ち上がった。長いガウンのことを忘れて歩こうとし、すぐ裾を踏んで転び、顔を打ってしまった。「しまった！」と「年上の」メリーは言った。「自分の背が低いことをいつも忘れちゃうのよ！」

＊　＊　＊

九歳のアダムは治療の初めに私にこう言った。「時々、ぼくは自分のことを幼稚園児だと思うんだ」（そのとき彼は小学四年生だった）。彼はひざをかがめ、手のひらを下に向けて突き出し、さらにこう言った「ぼくの目線は低いところにある」。彼は自分が小さくなり、背が低くなったかのように、家で時々調理台の向こうが見えないことがあると言った。彼の母ものちに、アダムが時々、自分の手の届くところにあるにもかかわらず、調理台の上の物をとってくれと頼むことがあると述べ、アダムの言ったことを裏付けた。

成人患者と同様、解離を起こしている子どもも人格が切り替わるとき、筆跡や利き手の変化を見せることがある。また、ＤＩＤの子どもたちの中にはそのとき出ている部分に合わせて違う名前を使う者がいる。また過去にさまざまな名前で呼んでほしがっていたという場合もある。

一四歳のクリスティは、絵を描く部分が現れたときは必ず、無意識にペンを左手にもち替える。私は彼女にこれまでに左手を使った覚えがあるかと聞いた。彼女は五、六歳まで左手を使って字を書いていたと言った。

＊　＊　＊

メリーが学校で書いたものにはさまざまな筆跡が見られた。図２‐４で示されている例では、物語展開だけでなく、メリーの筆跡も変化している。

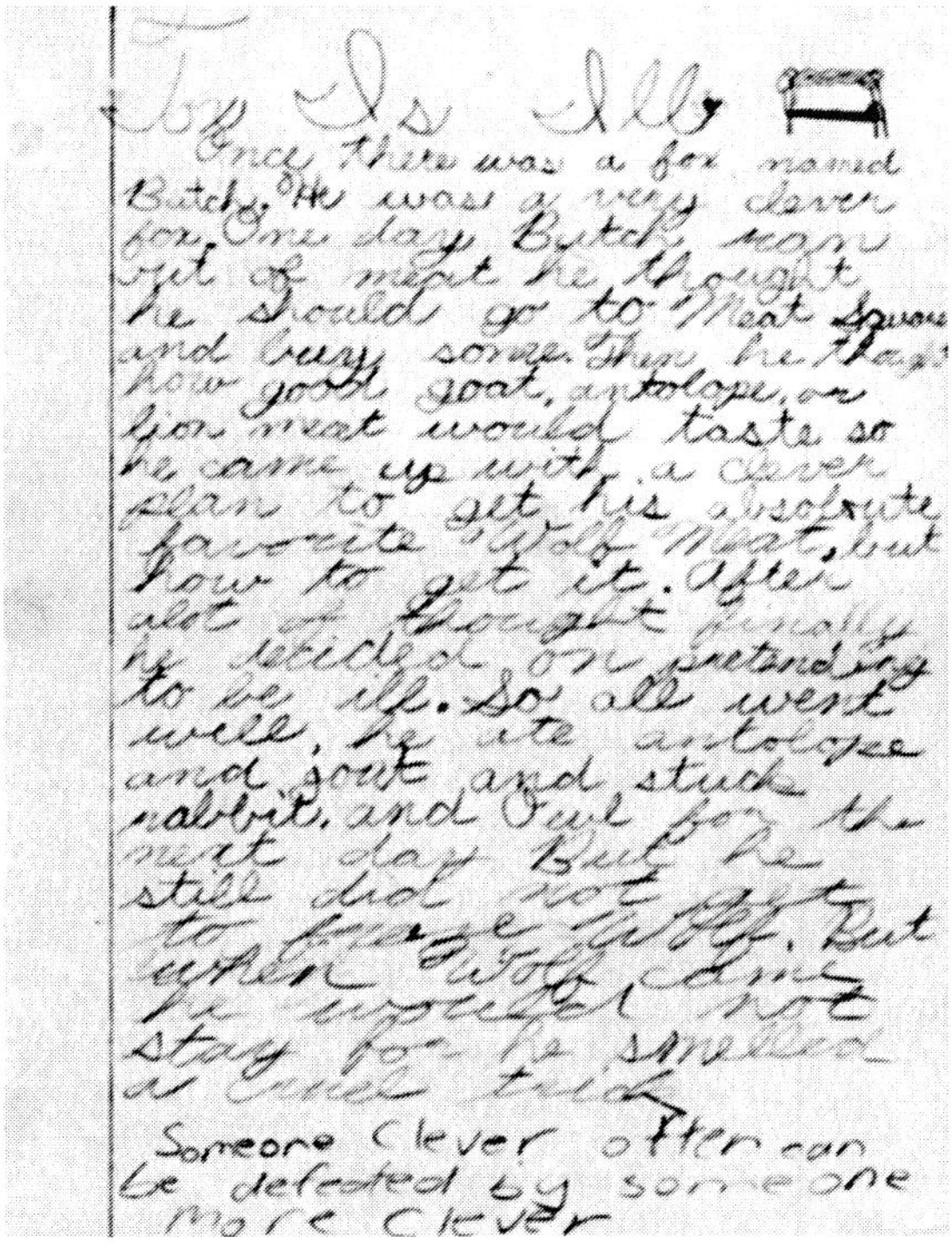
Fox Is Ill

Once there was a fox named Butch. He was a very clever fox. One day Butch ran out of meat he thought he should go to Meat Store and buy some. Then he thought how good goat, antelope, or lion meat would taste so he came up with a clever plan to get his absolute favorite Wolf meat, but how to get it. After alot of thought finally he decided on pretending to be ill. So all went well, he ate antolope and goat and stuck rabbit, and Owl for the next day. But he still did not get to have Wolf. But when Wolf came he would not stay for he smelled a cruel trick

Someone Clever often can be defeated by someone more Clever

図 2. 4　メリーが学校で書いた作文。筆跡の違いが見られる。

＊　＊　＊

ジェレミーが学校でつけていた日記には筆跡様式と筆圧の違いが見られる。内部での人格間の対話も明らかである（図2-5）。

＊　＊　＊

アダムの両親は彼が幼稚園の頃、自分のことを「ジェロッド」と呼んでほしがると幼稚園の先生が言っていたことを思い出した。同じ名前の人気者の小さな男の子が同じクラスにいた。アダムが五歳のとき、両親は新しいベビーシッターを雇ったが、彼女の息子の名前もアダムだった。ふたりを区別するため、アダムの

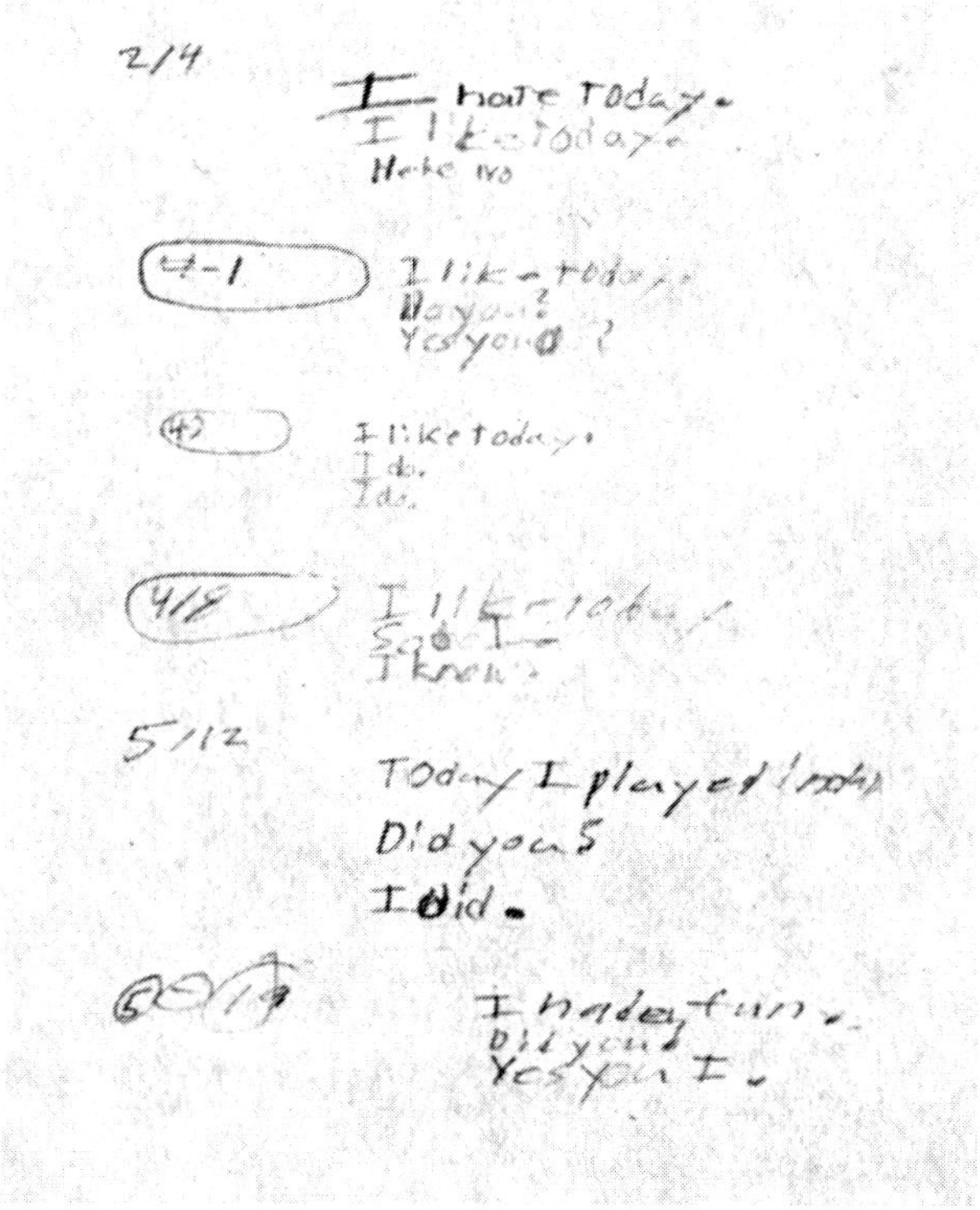

図2.5　9歳のジェレミーが毎日学校でつけていた日記。それぞれの記入のあいだで交わされている会話と筆跡の違いに注意。記入日の多くが不正確である。

両親と新しいベビーシッターは彼のことを（ミドルネームを加えて）「アダム・ジェームズ」と呼んだ。六歳になる頃には、アダムはかんしゃくを起こし、蹴ったり噛んだりするようになり、それを「もうひとりのアダム」のせいだと言うようになった。

＊　＊　＊

治療が始まって二か月目、メリーはおしゃれごっこをしたがった。彼女は監督のように、「私はダイアンになるから、あなたはルーになってね」と言った。そして、どうしようもないといったふうにため息をつき、「私は今日はずっとダイアンなの」と付け加えた。それから横目でちらりと見て、私の反応を確かめようとした。「わかったわ。あなたのことをダイアンと呼ぶわ」と私は言った。メリーはダイアンとして、悩んでいる母親の物語を演じた。その母親にはリンダとメリンダという名前の女の子の双子のほかに男の子もいて、男の子はいつも問題を起こす「のけ者」だった。

遊戯の中でメリーは自分の部分の多くを私に示した。「現れて」いたのはひとつの部分だけだったが、他の部分たちも物語の登場人物として描かれていた。その遊びのあと、私たちは部分について話し合った。私は動物の指人形を使って、私たちみながもっている異なった種類の感情や能力の部分の例を示した。それからメリーは、自分自身の部分を表す指人形をいくつか選び、「幸せ」「愚か」「怖がっている」といった形容詞をつけた。

解離や部分の説明に関する考えや技法については、ＤＩＤの治療についての第6章を参照してほしい。ＤＩＤと解離を比較的年長の子どもたちに説明するのに便利な教材が、エリアナ・ギル（Eliana Gil）の『*United We Stand: A Book for People with Multiple Personalities*』という小さな本である。この本は成人を対象としているが、最初の一〇ページほどは子どもにも有効である。

子どもに診断を下すときには時間をかけて徴候を観察してほしい。子ども自身が与えてくれる情報から始めよう。子どもから確認を得る唯一の方法は質問することである。たとえば、子どもの頭の中で声が聞こえるかどうか、質問してみなければわからない。どんなに自由な環境にあっても、子どもが「ところで、ぼくの頭の中で声が聞こえることを知っている？　いつも言い争っているから、とても混乱するんだ」などと言うことはめったにない。このような脆弱さについての情報を子どもが自分から話すことは少ない。

幼い子どもたちを扱う場合、治療者が子どもとその行動を理解できなければならない場面は多い。また、少なくとも、子どもが意味を確認できるようになる前にその意味に気がつかなければならない。治療者は遠慮することなく子どもが自分を認め、受け入れる準備ができる前に、ありのままの自分でいてよいのだという許可を与えなければならない。子どもたちは、何が受け入れられ、何が受け入れられないかについて、他の人たちの反応に左右されるものである。人間は生活の中で、大人たちから受け取る自分自身の姿の映し返し（mirroring）により、自分が誰であるかを最初に学ぶのである（Miller, 1981）。このため、治療者にとって注意深く進めていくことが重要である。

子どもを扱う治療者は、診断のさまざまな可能性について知り、子どもの過去だけでなく、自身による観察内容とも照らし合わせ、さらに子どもと確認を行わなければならない。ただし、間違った診断をしないよう、子どもを再評価し、治療面接ごとに手がかりを見直し、他の可能性に対しても常に開かれていなければならない。解離性障害をもつ子どものほとんどは、治療者の治療を受けるようになるまでに、自分の姿、自分の感情や行動の理由について、すでにゆがんだ、あるいは否定的な映し返しを受けている。このような子どもたちが治療を受けるときには、尊厳をもって扱い、彼らの考えや表現を配慮して評価・観察することが大切である。

表 2.2　児童における儀礼虐待の徴候および症状 (Gould, 1992)

1. 性的行動や信念に関連する問題
   A. セックスについて過度に話す。年齢にふさわしくない性的知識を示す。家族が使わないセックスや体の部分に関する言葉を使う。
   B. 触れられたり、性器周辺を洗われたりすることを怖がる。入浴や就寝などのため、衣服を脱ぐことを嫌がる、など。
   C. マスターベーションをせずにいられない、あるいは人前でする。膣や直腸に指や物を入れようとする。
   D. 不適切にパンツを下げたりワンピースをめくり上げたりする。
   E. 他の人に性的に触れたり、セックスを要求したり、不適切な性的意味合いのあるやり方で人と接する。性的に挑発的あるいは誘惑的である。
   F. 体を洗ってもらっているとき、膣や肛門が痛い、あるいはヒリヒリすると訴える。排尿・排便の際に痛みを訴える。
   G. 下着に精液や血液の染みが見られる。
   H. 性的行為について「ほのめかす」。誰かが自分に「ちょっかいを出している」と訴える。
   I. 虐待の場面での他の子ども同士の、または自分と他の子どもとの性的行為について口にする。
   J. 誰かに服を脱がされたと言う。
   K. 誰かに裸を見せられたと言う。
   L. 誰かにお尻や膣、ペニス、直腸、口などを触られた、または中に挿入されたと言う。
   M. 誰かのお尻、膣、ペニス、直腸、口などを触らされた、または中に挿入させられたと言う。
   N. 鋭利なものを自分の秘部に差し込まれたと言う。
   O. 大人同士、大人と子ども、大人または子どもと動物とのセックスを見たと言う。
   P. 児童における性的虐待を診断するための特別な訓練を受けた小児科医による検査で、触れられたときに直腸を緊張させるのではなく、緩ませる。肛門の括約筋の弛緩、肛門や直腸の裂傷や傷。
   Q. 検査で性器の周りに血や外傷が見られる。女児については膣開口部の拡大、膣の裂傷や傷。男児についてはペニスの痛み。

R. 検査で性病が発見される。
S. 女児が結婚について口にする、結婚しているとか子どもを産むとか言う。または、絶対に子どもを産めないと言う。

2. トイレや風呂に関する問題
A. 浴室を避ける。浴室を怖がり、入らなければならないときは動揺する。
B. トイレを使うことを避ける、あるいは怖がる。トイレを我慢してお漏らしをしてしまう。慢性的な便秘。
C. トイレの練習をする年齢の子どもがトイレの練習を怖がり、抵抗する。
D.「汚い」と言って紙で拭くのを嫌がる。紙で拭かないため、または肛門の括約筋が緩んでいるため、下着が汚れる。
E. バスタブを避ける。入浴を怖がる。性器のあたりを洗われるのを嫌がる。
F. 清潔やお風呂のことばかり考えている。過度に下着を替える。
G. 尿や便のことばかり考えている。駆り立てられるように、または食事のときにそういった話をする。話しながら興奮する。家庭で使われていない排せつ物を表す言葉、とくに「赤ちゃん」言葉を使う。おならについて駆り立てられたように話題にする、あるいはおならの真似をする。
H. 排せつ時に次のような行動化が見られる。不適切な場所で排せつする、尿や便に触れる、排せつ物で場所やきょうだいを汚す、排せつ物を味わったり摂取したりする。
I. 自分や家族が裸で排せつしている姿を描く。
J. 尿や便を摂取すること、自分の体につけること、自分の口に入れること、尿や便をかけられたこと、このようなことが誰か別の人に対して行われたことについて話す。

3. 超自然、儀式、オカルトシンボル、宗教に関する問題
A. 幽霊、怪物、魔女、悪魔、ドラキュラ、吸血鬼、悪霊などを怖がる。
B. このような魔性のものが自分のクローゼットに住んでいる、家に入ってくる、窓越しに自分を見る、自分と一緒に来る、自分が秘密を守っているかどうか確かめるために自分に苦痛を与えたり虐待したり見張ったりする、自分の体の中に住んでいる、自分の思考や行動を支配していると信じている。
C. 魔法の棒、杖、剣、霊、魔法の薬、呪い、超自然的な力、はりつけのことばかり考え、それらについて多くの、あるいはふつうではない質問をする。

魔法の薬を作ろうとする、魔法を試みる、呪いをかける、霊を呼ぶ、悪魔にお祈りをする。

D. 奇妙な儀式的な歌を、時に親が理解できない言葉で歌う。性的な、あるいは奇怪な、または「誰にも言うな」的テーマの歌を歌う。

E. 円やその他のシンボルに関わる、風変わりな儀式的踊りを踊る。このような踊りのため、赤または黒の衣装を着る、衣服を脱ぐ、あるいはマスクをつける。

F. 円や五芒星形、数字の6、角のサイン、逆十字など、オカルトシンボルのことばかり考えている。すべての文字を逆さにしたり、右から左に書いたりすることもある。

G. このようなオカルトシンボルを怖がり、そばにあると動揺する。

H. 教会に行くことを怖がる、教会で動揺する、宗教的なものや人を怖がる、神を拝むことを拒む。

I. 自分や誰か他の人が悪魔に祈った、呪いをかけた、魔法の薬を作った、儀式的な歌を歌ったり踊りを踊ったりした、霊を呼んだ、魔法を行ったと言う。自分や誰か他の人が幽霊、悪魔、ドラキュラ、魔女などの服装をした、儀式用の杖や剣を使った、体に色を塗られた（通常は黒）と言う。

4. 狭い場所や縛られることに関する問題

A. クローゼットのことやクローゼット内に閉じ込められることを怖がる。

B. エレベーターなど、その他の狭い場所を怖がり、中に入らなければならないときには動揺する。

C. ペットや他の子どもをクローゼットに閉じ込める、あるいは捕まえたり監禁したりしようとする。

D. 自分や誰か他の人がクローゼットに閉じ込められたと言う。

E. 縛り上げられることに対する恐怖感を示す、誰か他の人が縛られたと言う。

F. （通常は片脚を）縛られて逆さ吊りされることに対する恐怖感を示す、自分や他の誰かが逆さ吊りにされたと言う。

G. ロープとの摩擦によるやけどが見られる。

H. 他の子どもやペット、親などを縛り上げようとする。

5. 死に関する問題

A. 死ぬことを恐れる。自分が死にかけている、あるいは6歳の誕生日に死ぬのではないかと恐れている。

B. 自分は死ぬ「練習をしている」または死んでいると言う。

C. 親やきょうだい、その他の家族、友人が死ぬのではないかと恐れている。

D. 死について頻繁に話し、病気や事故、さらに人が死ぬその他の手段について多くの質問をする。質問が過度に不安に満ちていたり、強迫感にとらわれていたり、風変わりだったりすることもある。

6. 診察室に関する問題

A. 医師を訪ねることを怖がる、避ける。診察室の中や診察室に向かう途中にひどく動揺する。「悪いお医者さん」のことを口にする、または医者の診療目的に関して不信を表す。

B. 注射を過度に怖がる。自分は注射で死ぬのかと聞くこともある。

C. 血液検査を過度に怖がる。自分は血液検査で死ぬのかとか、誰かがその血を飲むのかと聞く。

D. 診察室で服を脱ぐのを怖がる。他の人たちの前を裸で歩き回らなければならないのかと尋ねる。

E. 診察台で性的に誘惑するような振る舞いをする。性的接触を期待している、または「招く」ように見える。

F. 自分や他の誰かが「悪い注射」をされた、服を脱がなければならなかった、他の人と性的接触をしなければならなかった、血を飲んだ、あるいは「悪いお医者さん」に傷つけられたと言う。

7. 特定の色に関する問題

A. 赤や黒（時にオレンジ、茶、紫）を怖がる、あるいはひどく嫌う。これらの色の服を着たり食べ物を食べたりすることを拒否する、これらの色がある場所では動揺する。

B. 奇妙な理由で黒が好きだと言う。

C. 教会での経験と矛盾する赤や黒の儀式的な使い方について口にする。

8. 食べることに関する問題

A. 食べ物や飲み物が赤いあるいは茶色いからと言って（赤い飲み物や茶色い肉など）、それらを口にしようとしない。食事の時間になると動揺する。

B. 自分の食べ物に毒が入れられているという心配を口にする。親が自分に毒を盛ろうとしていると恐れているため、家で調理した食べ物を食べようとしない。さまざまなタイプの毒について話す。

C. 大食いをする、ガツガツ食べる、吐く、または食べようとしない。

D. 自分や他の誰かが血や尿、便、人間や動物の体の部分を摂取することを強制されたと言う。

9. 情緒的な問題（言語、睡眠、学習問題を含む）

A. 気分が急速に変化する、簡単に動揺する、かんしゃく、行動化。

B. 権威に抵抗する。

C. 動揺している、多動状態である、乱暴である。

D. 体を揺らす、爪を嚙む、歯ぎしりをするなど、著しい不安を表す。

E. 自分は悪い子だ、醜い、バカだ、罰を受けるべきだと感じている。

F. 頻繁にけがをする、事故を起こしやすい。

G. おびえている、引きこもっている、くっついて離れない、退行している、赤ん坊のように振る舞う。

H. 言葉が遅れているあるいは退行している、言語発生のレベルが落ちる、言語障害を発現する。

I. 情動が平坦である、情緒的に適切な返答をしない。

J. 頻繁にまたは鮮明な悪夢を見る。ベッドに入ることを怖がる、眠れない、睡眠障害がある。

K. 集中力が続かない、学習上の問題。

10. 家族関係に関する問題

A. 親が死ぬ、殺される、あるいは自分を捨てるのではないかと恐れている。

B. 自分が誘拐され、誰か他の人と住まわされるのではないかと恐れている。

C. 親と離れることを怖がる、ひとりでいることができない、くっついて離れない。

D. 親がもう自分を愛していないのではないか、腹を立てていて自分に罰を与えるのではないか、自分を殺したいと思っているのではないかと恐れている。

E. 密接な身体的接触を避け、親と距離を置いているように見える。

F. 親の言うことを「ふるいにかけ」、親から得た情報を忘れてしまう。

G. 親に何をすべきか言われたり「ノー」と言われたりすると、過度に腹を立てたり動揺したりして、「大嫌いだ」「殺してやる」などと言う。身体的危害で親を威嚇する、身体的に攻撃する。

H. （カルトにおける）「私のもうひとりのママ」「私のもうひとりのパパ」「私のもうひとつの家族」について話す。

I. きょうだいやペットが殺される、誘拐される、あるいはいたずらをされるのではないかと恐れている。

J. 親やきょうだい、ペットに対して身体的攻撃を加える、性的に接触する真似をする、監禁する、排せつ物をかける、あるいは威嚇する。

K. 誰かに親が死ぬ、殺される、自分を捨てる、自分を傷つけようとすると言われたと言う。誰かに自分が誘拐されるだろうと言われたと言う。

11. 遊びや仲間関係に関する問題

A. おもちゃを壊す。

B. 人形を殺す真似をする、眼をえぐり出す、頭や手足をもぐ、人形を食べたり人形の血を飲んだりする真似をする、人形を埋葬するなどして、死、手足切断、食人、埋葬のテーマを示す。

C. 遊びに薬物使用、脅迫、辱め、拷問、緊縛、魔法、結婚式、その他の儀式のテーマが含まれる。

D. 年齢相応の空想的な遊びができない、できてもほんの短時間しか続かない。

E. 他の子どもたちを性的および／または身体的に傷つける。

F. 絵やその他の作品に表されているテーマが風変わりである、オカルト的である、排せつや死、手足切断に関連している。

G. 他の子どもたちに対して極端に支配的で、追いかけっこばかりする。

H. 「空想の友だち」がいるが、その友だちについて話そうとしない、あるいはその友だちのことを「魂の友だち」だと言う。

12. その他の不安、言及事項、暴露、奇妙な信念

A. 警察が来て刑務所に入れられる、または「悪い警官」に傷つけられるとか脅されるとか言う。

B. ワニやサメ、大型犬などの攻撃的な動物や毒をもった昆虫を過度に怖がる。このような動物や昆虫で傷つけられた、あるいは脅されたと言う。

C. 家に泥棒が入る、強盗や火事に遭うと恐れている、または誰かにこのようなことが起こると脅されたと言う。どこか別のところへ引っ越したがることもある。

D. 「悪い人たち」「強盗」「他人」を怖がる、あるいはこのような人たちと接触したと言う。「悪い人たち」が来ないか、窓を見張る。

E. 墓地、霊安室、教会の地下など、変わった場所について話す、あるいはこのような場所に自分や他の誰かが連れていかれたと言う。特定の場所に関する非合理な恐怖心をもっている様子を示す。

F. 裸の人たちの写真や映画についてそれとなく話す。時には性的行動や風変わりな衣装、動物の参加について言及することもある。写真を撮られることを怖がる、あるいは性的に挑発的なポーズをとる。自分はポルノの被害者だったと言う。

G. 薬物、錠剤、悪いキャンディ、アルコール、幻覚作用のあるキノコ、「悪い薬」、注射について年齢不相応な話をする。薬物や下剤効果のことを口にしたり、薬を与えられたと言ったりすることもある。虐待的環境から戻ってすぐは目がどんよりし、瞳が拡張または収縮していることがある。目を覚ますことができなかったり、過度に睡眠をとったりすることもある。

H. 自分の血を怖がり、ヒステリックになり、自分が死にかけていると考える。

I. 暴力的な映画を過度に怖がる。

J. 自分の胸部や胃に、悪魔の心臓、悪魔または怪物、爆弾などの異物があると信じている、またはそういうものがあるのではないかと恐れている。

K. 動物や赤ん坊、人間が監禁される、傷つけられる、殺される、手足を切断される、食べられるなどについて話す。

L. 常に病気、疲労、アレルギー、胃や脚が痛いなど身体の不調がある。

M. 傷跡、やけど、異常な打撲傷が見られる。模様になっていることもある。

第3章

治療を始める前に——解離性のある子どもたちを扱う際の治療上の問題

当然のことながら、解離を起こしている子どもたちは不安を感じている。彼らはその不安に対処するため、解離を用いているのである。重度の解離はふつう、慢性的あるいは長期的な不安やトラウマ以上の影響を示している。不安を感じている子どもにとって、新しい状況や、たとえ「援助してくれる専門家」であっても、大人との接触はストレスの多いものとして感じられることがある。その時点で子どもにできるかぎりの安全を提供するため、治療の構造や子どものネットワークにおける専門家たちとの接触、治療者自身、これらすべてが子どもを威嚇するのではなく、保護するものでなければならない。

治療設定

不安をもち、解離を起こしている子どもたちにとって、治療設定はきちんと整っていて、過度に刺激的でないほうがよい。各品物を保管するために決まった棚や箱があり、各おもちゃに「決まった場所」があるとよい。不安を感じたり、虐待を受けたりしている子どもたちが安心感を得るには、毎回変わらないシステムが必要なのである。私が関わってきた子どもたちの中には、たとえプレイモービル［ドイツの玩具。人形のサイズは約七・五センチ］の人形のように小さなものであっても、棚の上に新しいおもちゃがあったり、いつもあるおもちゃがなかったりすれば、遊戯室に入って一分もしないうちに気がつく子たちがいた。過剰な警戒心は不安や外傷後ストレスの症状なので、これは意外なことではない。治療環境の設定や基準の一貫性にはそれ自体、治療効果がある。「治療効果のある空間」の文字どおりの、そして比喩的な使い方について私がこれまで読んだ中でもっともすぐれた考察はドノバンとマッキンタイアの文献（Donovan & McIntyre, 1990, Chapter 6）に見られる。以下のような素材が治療場所にあれば役に立つ。

●子ども用の頑丈な机と快適な椅子

- 紙、クレヨン、マーカー、絵の具、筆などの描画用具
- 粘土（陶芸に使う種類のもの）、こねたり、形成したり、ころがしたりするための道具
- 箱庭の砂箱、異なった場面を表現するためのさまざまな小さな模型
- 指人形、隠れるための頑丈なスクリーン
- 家具と人形つきドールハウス
- 木製の積み木、ひも

必ず壊れにくいおもちゃを使用すること。マンガや映画の特定のキャラクターを連想させるようなものではなく、一般的なおもちゃを使うことも重要である。一般的なおもちゃを用いることにより、子どもは自分自身の経験をそのおもちゃに投影することができる。儀礼虐待を受けた子どもには、一般的に使われるこのような素材に加え、箱庭やドールハウスに次のような素材を加えるとよい。

- さまざまな年齢や大きさのプレイモービル人形
- プレイモービルの海賊、中世のお城にいそうな人間の人形や小さな部品
- 人形用の長いケープ、または体に巻きつけたりまとわせたりできる布
- 小型の燭台、ボウル、武器として使えるおもちゃ
- 必要に応じて場面を再現するためのさまざまな長さと大きさの木のブロックや棒

治療構造

私は最初の治療面接で、現在の養育者に子どもと一緒に入ってもらい、心配している事柄を話してもら

うことにしている。また、子どもにはここに来ていることや養育者があげた問題についてどう思い、感じているかを尋ねる。そして、子どもと養育者のやりとりを観察する。まずは現在の養育者や子どもの生活に関わる他の専門家たち（医師、教師、ソーシャルワーカー）からこれまでの状況について十分な情報を集め、その後、子どもと私との最初の接触から治療の最後までずっと子どもの変化を観察しつづける。この方法により、いつ、どこで指示を出し、介入し、対決すればよいか、また、いつ引き下がってさらに情報を得ればよいのかを知ることができる。

継続評価

治療者は、正常な子どもの発達や、トラウマや虐待がどのように子どもに影響を与えるか、そして子どもがどのように考えるかについて、役に立つ知識を十分にもっていなければならない。通常、このような予備知識があれば、子どもの感情や認識の誤りなどについてかなり妥当な仮説を立て、治療の基礎とすることができる。しかし、子どもも家庭もそれぞれが独特なため、間違った仮説を立てることも起こりやすい。そのため、偏見のない心をもち、治療に当たる子どもやその子が遊戯の中で言語や言語以外の手段で表現することを常に観察し、自分の治療方式を新しい情報に合わせて積極的に変更することがきわめて重要である。

秘密の保持

子どもの秘密はできるかぎり守られるべきだと私は信じている。最初の治療面接で現在の養育者と子どもを同席させれば、自分の治療の規則と秘密保持に関するポリシーについて説明する機会をもつことができる。子どもが話したことを許可なく親に伝えることはないが、子どもが取り組んでいる問題と進捗状況については親に報告することを子どもに知らせておく。子どもとの治療中、秘密にしておけない内容（虐待、自殺の考え、家出の計画）や、養育者に伝える必要があると考えられるような内容がもち上がってくることも多い。安全の確保や状況の改善に関して養育者の考えや援助を得るために秘密の開示が必要であり有用であることを示したとき、「安全な」養育者に内容を知らせることを嫌がる子どもは今までひとりもいなかった。

まず安全を確保する

不安を感じ、解離を起こしている子どもは、そうしても安全だと感じないかぎり、使い慣れた防衛手段を手放すことができない。解離を用いてトラウマや虐待に対処している子どもたちは、まず安心感を得なければ、そのトラウマから回復し、別の対処方法を使えるようにならない。ドノバンとマッキンタイアは言葉で安全だと言うだけでは子どもはめったに安心しないと指摘している。安全だと感じるためには、子どもは安全と環境的な保護を経験する必要がある（Donovan & McIntyre, 1990, p. 73）。子どもにとっての安全の問題を取り扱わずに治療を行えば逆効果となることが多く、まったく悪影響となる場合もある。治療場所以外の世界が依然としてあまりにも不確実またはトラウマ的なために、解離行動を変えることができない子どもたちがいる。また、治療の場以外で使うことは安全と言えない新しい行動を治療中に学んでしまうこともある。

虐待を受けている子どもたちに関わる場合、家庭での攻撃を引き起こす可能性のある行動を強化するのは間違いである。たとえばある子どもは、治療中に質問をし、自分がどう感じているか話すよう促された。治療者は、この新しい行動は別の場所では違うふうに受け止められる可能性があることを子どもに警告しなかった。子どもが実の家族のもとに戻ったとき、母親は、答えられないことを恐れて、質問されるたびに彼を叩いた。……治療者は、ある行動が別の場所では別の反応を引き起こす可能性のあることを子どもに理解させる必要がある。(Gil, 1991, p. 80)

身体的・性的虐待を行っていない養育者であっても、その言葉や声のトーン、行動に子どもが脅威を感じることがある。着実に理解が進んでいるように見えても、依然として家庭内が無秩序状態であるなど、内部の家族機能にほとんど変化の見られない家庭もある。このような家族は正常に機能していないため、子どもの回復に必要な環境を提供することができない可能性がある(Dell & Eisenhower, 1990)。

家族の反応が悪く、依然として多くの危機に瀕している場合、もっとも有用な療育は、子どもがその環境の現実に対処できるよう援助することである。(Gil, 1991, p. 41)

通常、健忘の障壁で隔てられた別個の人格をもつ段階、あるいは形成しはじめる段階(解離性同一性障害〈DID〉)まで解離反応を完成してしまった子どもたちは、圧倒的なトラウマや喪失に対処しなければならなかった経験をもっている。子どもの継続的な安全を確保せずに治療でそのような防衛的な生活スタイルを排除しようとすれば、ごく控えめに言っても悪影響を与える可能性があるだろう(Dell & Eisenhower, 1990; Fagan & McMahon, 1984)。しかし、たとえ子どものいる環境が一時的に危険であったり完全に安全ではないとしても、治療が役に立つこともある。子どもを解離状態にしたままで治療する技法が効果的である(第5章参照)。

治療中の子どもに安全な環境を保障するのは必ずしも簡単なことではなく、数人の関係者による介入が必要となる場合もある。治療者の観察、報告、追跡調査がこの作業にとって不可欠であろう。

児童虐待の告白

カウンセラーのところに連れてこられる他の子どもたちと同様、解離を起こしている子どもたちも、当初は児童虐待の徴候をまったく見せないこともあれば、虐待の可能性をうかがわせる徴候を多く見せることもある。ＰＴＳＤの子どもたちもＤＩＤの子どもたちもどちらも虐待の徴候を見せることがあるが、治療が十分進むまでは虐待があったことを明かさないかもしれない。これにはいくつかの理由がある。

虐待をなかなか明かさない理由のひとつは、極端に不安を感じている子どもは治療者とのあいだに信頼関係を築く時間を必要とするからである。「臨床的」または「病的」な解離があるということは、強い不安があること、あるいは人格が不安に対する対処を中心として構成されていることを示している。

第二の理由は子どもの生活環境かもしれない。安全な親と住んでいたとしても、裁判所の命令で以前、虐待的だった、あるいは現在、虐待的な親のもとへ行かなければならないことがある。または、現在の家庭が以前の虐待的な家庭よりは安全だとしても、子どもがいまだに感情的に傷つく言動を経験しており、そのため以前の虐待的な環境が思い出され、恐怖心と解離的な対処を引き起こしている可能性もある。子どもが現在も虐待の加害者と生活している場合、虐待を外部の人間に漏らせば、親、家庭、親の承認を失い、そしてそのために自分自身の幸福をも失うのではないかと恐れているのかもしれない。ほとんどの子どもは虐待を明らかにしたあと、何らかの後悔の念を抱く。虐待をなかなか明かさなかったり、明かしたあとでそれを撤回したりすることは、児童虐待適応症候群によく見られる（Summit, 1983）。

ＤＩＤの子どもに対する虐待がなかなか明らかにされない第三の理由は解離そのものと関連している。ＤＩＤの子どもが別個の部分や人格をもっている場合、一部の部分だけがトラウマの記憶をもっていて、他の部分にはない。解離性変化に守られた子どもは意識から遠ざけられ、感情や痛みを表さなくなるのである。虐待について知っている他の人格も「悪いことは何も起こらない」と信じることで対処しているため、虐待を否定することがある。実際に虐待の被害に遭った人格は安全な健忘の障壁のうしろに奥深く隠れている可能性がある。自分を守ってくれそうな大人と話している人格は、このような情報をもっていないのかもしれない。信頼と治療の効果によって傷ついた人格たちや彼らがもっている情報が現れ、虐待が明らかになるには時間がかかるだろう。

■児童虐待の通報

虐待対応の経過中の通報もまた、解離症状のある子どもにとって難しいものである。そしてここでもまた、虐待を受けた子どものほとんどがある程度の解離を起こしてしまう（Gil, 1991）。子どもは警官や保護を行うソーシャルワーカー、または虐待について子どもを検査する医師に対し、虐待をもう一度、明らかにするよう求められることが多い。恐怖と不安により、以前、虐待を明かしたときの記憶があいまいになったり、子どもの人格システムのある部分によって明らかにされた情報を言葉で表現することができなくなったりすることがある。状態依存学習★3が原因で、ある場所で格納もしくは想起された情報を他の場所では使えないこともある（Putnam, 1991b）。

時間が許せば、ＤＩＤの子どもたちには何らかの計画戦略が有効かもしれない。虐待が明らかにされた時点で治療が十分に進んでいれば、子どもはどの部分が警官やソーシャルワーカーと話ができるほど勇敢で強いか、どの部分がおびえている部分たちを慰め安心させることができるか、事前に決めることができるだろう。もともと虐待の記憶を格納し明らかにしたのがおびえた部分や幼い部分だった場合、より強い人格があとで再現できるように、子どもは心の内を（情報や絵、感情などの）「テープに録音」したり「ビデオに録画」したりできる。

子どもにおける解離性障害を認識する専門家たちが増えてきているが、子どもの打ち明け話を解明するには、子どもの症候学に関する治療者の考えがやはり必要だろう。ＤＩＤという診断が下されただけで児童虐待を疑って当然だと考える専門家たちもいる（Coons, 1985; Elliott, 1982）。しかし、解離を起こしている子どもの記憶は、時に鮮明で時にぼんやりしているため、調査のための証拠を得ようとする当局者たちがもどかしく感じることもある。解離を起こしている子どもに対する虐待の通報に関する問題を、例によって示してみよう。

六歳のマシューはＤＩＤで、数軒の家庭による短期の養育を連続して経験していた。マシューが身体的虐待について話しはじめたとき、どんなものがどのように使われたかを説明することはできたが、最初は虐待者や虐待の起こった場所について辻褄が合わなかった。自己主張の強い「マット」の部分は内気な「マシュー」の知らない情報をもっていて、逆にマシューはマットの知らない情報をもっていた。マシューは別の話し合いの場で、自分の言ったことを確認できなかった。

解離により、実際に起こったことについての子どもの話がゆがめられることもある。虐待経験の想起が解離的な防衛戦術と混じってしまうこともある。解離は、無力な子どもが虐待を想像上で支配し、虐待から距離を置くことを可能にしてくれる、保護的な心理作用である。解離により、子どもは虐待が「自分ではない」誰かに起こったことだと感じ、虐待の状況をコントロールできる力をもった人やものになれるのである。ギル（Gil, 1991）による五歳の子どもの例を紹介する。

★3　ある心理的、あるいは身体的状態で記憶したことは、同じ状態のときにもっともよく思い出せるという傾向のこと。

ジョニーは予審では、ラリーが「自分のお尻を傷つけました」とはっきり述べた。反対尋問で彼は「ラリーがあなたを傷つけたとき、あなたはどうしましたか」と質問された。ジョニーは「ラリーの目を刺して、ひざを折り、山から突き落としました」と答えた。性的虐待の決定的な証拠となる医学的所見があったにもかかわらず、ジョニーが信頼のおける証人とみなされなかったために彼の訴訟は棄却された。何か性的なことがその子に起こったということについてはほとんど疑いの余地がなかったが、それが何だったのか、そして誰が加害者だったのかを正確に突き止めるのは困難だった。(p. 107)

■他の専門家たちとのネットワーク

ＤＩＤの子どもたちがトラウマの源となった家族や友人の腕に抱かれて治療者の診察室へやって来ることはめったにない。虐待的な親と離婚して生活様式が変わったあと、虐待を行っていなかったほうの親が助けを求め、子どもを連れてくる場合もある。しかし実際のところ、ＤＩＤの子どもたちは、保護サービスによって家庭から離されたあと、郡の福祉制度のもとに置かれていることが多い。治療開始時、幼い患者の多くは里親や養父母のもとにいる。一〇代の患者は行為障害や人格障害、ＰＴＳＤ、薬物乱用の重い症状を示していることもある（Dell & Eisenhower, 1990）。このような子どもは、治療を受けなければ、情緒障害のために長期間、養護施設に入れられたり、犯罪行為のために青少年拘置施設に入れられたりすることになるかもしれない。郡の制度下に置かれていて、虐待や遺棄、または育児放棄、ひどい喪失を経験したことがあるこのような子どもたちはみな、資格のある専門家による解離性障害の評価を受けるべきである。解離を起こしている子どもたちを治療することは可能である。虐待を経験したことのある子どもは州の被害者支援基金を受ける資格があり、これによって心理療法サービスの費用をまかなうことができるかもしれない。

ＤＩＤの子どもの治療者は、その子どもの医師、教師、そして（子どもが郡の福祉サービスにいる場合は）ソーシャルワーカー、養護施設職員、保護監察官などと連絡を取り合う必要がある。このような専門家たちはＤＩＤについて、その特定の子どもにそれがどのように表れているかについて、そしてその仕組みについて、もっとも知る必要のある人たちである。彼らは子どもの症状を知り、子どもへの最善の接し方について何らかの指導を受ける必要があるだろう。

虐待的な養育者

子どもが虐待的な人物と住んでいれば、解離性防衛が必要となる。虐待的な身内の子どもに会う権利が法的に認められていたり、ひどい不安を誘発させる人物と時間を過ごさなければならなかったりする場合も同様である。外界の脅威が大きすぎると、子どもは保護の「壁」を立てて記憶をしまい込み、感情を覆い隠すために内部に安全な場所を必要とする。

このような状況にいるＤＩＤの子どもがさまざまな人格間のコミュニケーションや協力に取り掛かるのには時間がかかるだろう。内部の防衛システムにとってトラウマの記憶の脅威があまりに大きい場合もあるので、統合を試みるべきではないだろう。そのような子どもにとっては、保護的な健忘障壁を残したまま人格システムをもっているほうがよいのである（Kluft, 1986）。

トラウマ体験が今も続いているときや、子どもにとって古いトラウマが再現されるほどのひどい誘発があるとき、安全が重要課題となる。治療者が子どものために安全な環境を確保しようと努力しなければ、治療は役に立たない。郡の児童保護サービスとのネットワーク[★4]も重要である。子どもが虐待を明らかにすることで安全が確保できることもある。養育権や面会権をもつ虐待していない親が、子どもを虐待者から引き離したり、子どもを安全に監督したりするのに大きく役立つ場合がある。場合によっては、子どもの安全を確保するため、家庭裁判所の調停者を巻き込んだり、養育権や面会権の設定に関する法廷審問を計画したりすることが必要である。

このような家庭での変化をもたらすため、虐待していない親には多くの援助が必要である。時には彼らもまた脅威を感じている。さらに現在、虐待を行っている身内または過去に虐待を行っていた身内を子どもから遠ざけようと最大限の努力をしたとしても、法的に分離が認められないこともある。虐待していない親のためのカウンセリングや支援グループが役に立つかもしれない。また、「性的暴力に反対する母親の会（Mothers Against Sexual Assault: MASA）」という全国組織は、子どものために安全な環境を提供するため法的助力を求めようとしている治療者や患者に対し、地域団体を通じて、または電話でコンサルティングと援助を提供している。

子どもの治療者は虐待していることが確認されている養育者と連携すべきだろうか。そのような養育者が治療を受け、自分自身の治療者をもつべきなのは確かである。また、子どもの治療者と家族の治療者が相談し合うべきなのも確かだ。多くの場合、家族のもとに子どもを戻すことが担当するソーシャルワーカーの目標でもある。しかし、子どもの安全が優先されるべきである。

私の意見では、子どもの治療者は親の治療者になるべきでない。双方に信頼の問題が発生し、子どもの治療の進展が簡単に阻害されてしまうからである。同じ理由で、同じ部屋で虐待者と子どもを同時に扱う家族療法もうまくいかない（Terr, 1989）。両者の力の差はすでに悪用されており、子どもの治療の場に対する安全な感情を損なうことになる。親が虐待の加害者であるということは、その親の防衛も正常に機能していないということであり、彼らにも援助が必要である。彼らにも自分の治療者が必要であり、自分の治療者をもつ資格がある。しかし、虐待されている子どもの安全と信頼が危機にさらされているということのほうが重要である。養育者が加えた虐待がほんの「軽度」（私はこの用語の使用に慎重である）なものだったとか、たとえば「遠い」過去に虐待が一度あっただけだったとしても、子どもがその虐待者を二度と心から信頼しない可能性がある。そこで、身内が自分の虐待的な態度を認めようとしない場合や虐待が法的執行によってのみ抑制されている場合は、子どもの安全と信頼の必要性が治療上の重要課題となる。サックス（Sachs, 1986）は「虐待のサイクルが止まったことを確認するための何らかの手段がある場合」にのみ、家族の介入が有効だと述べている（p. 164）が、このような確認は難しい。監視を行っていても、ずっとあとになるまで虐待が続けられていたことに治療者が気づかないこともある（Gil, 1991; Sachs, 1986）。

養育者が過去に虐待の加害者だった、または現在の加害者である場合、子どもと養育者が別々の治療者をもち、その治療者たちが連絡を取り合い、必要に応じて成人用治療室で子どもと子どもの治療者を同席させ、共同の家族治療面接を行うことが、子どもと養育者にとって最適だろう。この方法で子どもは自分を擁護してくれる人に付いていてもらうことができ、親が自分自身の個人的な問題や過去、欲求に立ち向かわなければならないとき、子どもの治療者が境界を越えて親の治療者となる必要もない。そして子どもの治療室は引き続き、子どもにとって安全な場所となるのである。

虐待者と接触のある子どもの治療

子どもを虐待の環境から引き離すのに十分な証拠が当局にない、虐待を行っている／行っていた養育者の子どもに会う権利が裁判所で認められている、あるいは虐待していない養育者が虐待者による何らかの接触や接触の脅威を少なくとも一時的に防げないといった状況では、子どもは安全が欠如していると感じるだろう。たとえば、子どもが身内により性的虐待を受け、虐待を明かしたあとでその人物が服役した場合、子どもがその身内が出所したときに報復や虐待の再発があるのではないかと恐れるのはもっともなこ

★4　親権をもたない親が親権をもつ親のところにいる子どもと面会できる権利。

とだろう。以前、虐待を行っていた人物が家族に嫌がらせをし、刑期を終えたあとで面会権や同居を申し立て、法廷でこのような申し立てに対して闘う子どもや家族を精神的、経済的に苦しめた事例もいくつかあった。このような状況での子どもの恐怖や不安は現実的なものである。

子どもが現在または過去に虐待した身内に会わなければならない場合、治療者は最大限の安全を確保するため、子どもや虐待をしていないほうの養育者に協力することができる。子どもが面会中、面会相手の身内を別の安全な大人が監視できれば望ましい。これを実現させるため、虐待していない養育者は最大限の努力をするだろう。また、面会中に子どもが何らかの脅威を感じた場合、選択肢を与えてくれる「安全策」を面会の前に作成しておけば、子どもは何らかの安心感を得ることができる。虐待していない親や里親、ソーシャルワーカーなどがこの計画に関わり、ただちに面会を終わらせて迎えに来てもらえるよう、子どもが「安全な」人物に電話で連絡する、あるいは安全な場所として指定されているところ（近所の家、食料品店など）へ行って電話をして迎えに来てもらうといったことについて、全員が理解しておくとよい。

安全でない身内と面会しなければならない子どもや面会権に関する裁判所の裁定を心配しながら待っているDIDの子どもにとって、このような緊張は内部の人格システムに何らかの混乱を引き起こし、特定の部分による保護的作戦を招くことになるだろう（次項「虐待していない家族によって家庭で再現される虐待の繰り返し」参照）。このようなとき、治療者は子どもと協力し、面倒見のよい人格におびえた人格を慰める役割を与えることができる。子どもはまた、不安なときに内部の防衛を強化してくれる「安全対策」の使用を学ぶこともできる（第6章の「人格間の協力を作り出す」の項参照）。このためには目的をもって解離障壁を支配することが必要で、そのこと自体に治療効果がある。

虐待に関わっていない家族によって家庭で再現される虐待の繰り返し

解離性のある子どもは自分の不安や悲しみ、怒りを隠すことがある。彼らは盗みを働いたり、かんしゃくを起こしたり、破壊的な行動をとったりし、その後にそのような行動やそれに伴う否定的な感情を解離することがある（第4章参照）。これは解離性障害と診断されるほど重度の症状がない場合にもよく見られる。時間とともにこのような行動が発展し、家庭や学校で問題に対処するための傾向や繰り返しが生まれることがある。

虐待を受けたことのある子どもは、とくに生き残りを目的とした、一連の習慣的な予想や反応を身につけている。安心感もコントロール感もない状況に置かれれば、子どもは自分自身でそれらを手に入れなければならなくなる。学習された反応のこのような傾向はいわゆる「虐待者との絆」を作り出し（Herman, 1992; James, 1994）、それが虐待を受けている子どもと虐待者との関係や、将来の人間関係に対するアプローチを特徴付けることになる。愛着の問題により、人間関係の問題がより複雑になることもある（James, 1994; Rila, 1992）。

ＤＩＤの子どもには内部システムに繰り返しが形成されていることがあるため、虐待しない人たちの中にいても以前受けた虐待のパターンが新たに再現される可能性がある、という別の次元が示される。ＤＩＤをもつ成人が内部に対処の繰り返しをもっているのと同じように（Bryant et al., 1992）、ＤＩＤの子どもも慢性的な不安やトラウマに対処するために形成された傾向により、次々と人格を切り替えることがある。たとえば、不安が誘発されたとき、おびえたように振る舞ったあとで攻撃的になる、ひどく破壊的になる、泣く、親指を吸って体を丸める、取り入るかのようにお手伝いをするといった傾向、すなわち子どもの内部の人格状態の切り替わりに伴ってしばしば起こる気分の変化が見られることがある。このような傾向は正常に機能していないように見えるが、これはそもそも生き残りのために始まったものである。いくつかの症例では、虐待的な大人の挙動変化のあとに子どもの挙動変化が起こっていた。また別の症例では、子どもの挙動変化が混乱した大人に挙動変化を起こさせる信号を送ったり大人を誘発したりすることにより、その場の緊張を変化させていた。解離性のある子どもの養育者にも解離性があり、気分や挙動が急変しがちな場合、とくにこれが当てはまるだろう。

虐待していない実親だけでなく、新しい養育者もまた、時に子どもの解離的行動に誘発され、防衛的な行動をとることがある。私たちはみな人間であり、思いがけないときに——とくにストレスを受けたときに——弱さや満たされない欲求、解決されていない感情的葛藤が浮かび上がってくることがある。虐待していない養育者自身も子ども時代にトラウマや虐待を経験している場合、人間関係や対処法についての自らの学習のため、恐怖心、希望、予想、自分と子どもとのあいだの反応が入り混じった状態がさらに複雑になるだろう。

環境的条件が解離性のある子どもの不安を誘発し、その後、解離行動反応が起こることがある。そしてさらに家族が代わる代わる自分の不安や怒りに反応することもある。こうして、家族に破壊的な傾向や繰り返しが生まれる可能性がある。もはや一連の感情と行動が個人を巻き込むだけでなく、家族間のやりとりが全員にとって虐待的と感じられる家族力動へと変化する可能性がある。そして通常、危機が発生する。この傾向を中断するためには、家族全員が治療に参加する必要がある。家族による対処の繰り返しの中でＤＩＤの子どもの内部に起こる対処の繰り返しの例を次にあげる。

モニカは家族に誘発されると、激情的、支配的な対処行動で反応した。これに対して母親と姉はまず懇願してから腹を立て、逆に支配するような行動をとった。気分を軽くしようと、みなが了解したかのように振る舞っていたが、実際はおびえていた。家族が恐れて懇願すれば、モニカが実際に母親と姉を支配していることを示し、家族が報復的な怒りの行動をとれば、モニカの不安は高まり、同時に自分は「悪い子」なのだという確信も強まった。モニカの怒りの行動を、不安に押しつぶされたときに主導権を得ようとする試みと再枠付けすることで、家族はモニカを違う目で見られるようになった。私はモニカが母親を攻撃しても、母親が冷静さを保ち、自分を抑え、攻撃し返すようなことをしなければ、彼女の怒りは収まると説明した。母親が実際にそうやってみると、多くの場合、モニカは怒るのをやめて泣き出した。関係者全員にとってこのほうが扱いやすく、脅威も少なくなった。

ＤＩＤの子どもが不安に押しつぶされそうに感じると、内部の人格システムは不安なトラウマ的な状況で以前に使ったことのある対処の傾向に自然と戻ってしまう。叫んだり、叩いたり、引きこもったりといった行動はみな、子どもが恐ろしい状況でコントロール感を得ようとして用いる解離行動の可能性がある。「挑発的」な行動もまた、圧倒的な不安を消すため、体を保護するための化学的作用による麻痺や感覚喪失のスイッチを入れるのに十分な刺激を加えようとする試みだと見ることができるだろう（James, 1994; van der Kolk, 1994）。

虐待していない養育者も、とくに自分の傾向に気づいていない場合は、子どもと一緒にうまく機能しないパターンに陥ってしまうことがある。しかし、解離性のある子どもの難しい言動を自分に向けたものとして受け取るのではなく、その言動が過去の傾向のどこに当てはまるか考えようとすれば、子どもがなぜこのように対処するのかについての理解を深めることができるかもしれない。

メリーの中には「アーニー」という男の子の部分があった。この部分は威張った歩き方をし、メリーの里母に嘘をつき、たいてい人を操ろうとした。母親がアーニーの言動について述べたとき、この部分はこう答えた。「ぼくはそういうふうにするしかないんだ。ぼくに考えはない。ぼくはただ、おまえを苦しめるためにここにいるんだ！」。メリーが実母と住んでいたときと同じように、ある特定の形で不安に襲われると、メリーの「アーニー」の部分がこうして対処するために現れるのだった。私たちは、メリーの母親が懲罰的にならずにきっぱりとした態度で対処しつづければ、メリーの「アーニー」の部分はいつもの行動に出る必要がなくなり、治療によってメリーの対処方法もより肯定的なものへ発展するのではないかと考えた。

ＤＩＤの子どもとその現在の家族に関わるとき、自分は未知の土地での先駆的な探偵チームの一員だと考えるとよい。家族と子どもが陥っている機能不全の傾向を特定できれば、原子の発見と同様の大きな成果である。核家族の「核分裂」の秘密を発見できたということだからだ。ここまで来れば、全員にとってよりよい状況をどんどん作り出すことができる。時間と忍耐力が必要であり、多くの場合、大変な仕事がたくさんあるが、可能なことである。

ＤＩＤの子どもが無秩序な行動をとっても、養育者は冷静さと自制心を保たなければならない。このためには養育者同士で、または治療者と、密かに練習し、ロールプレイする必要があるかもしれない。そうすることで、子どもの怒りの爆発や破壊的な行動を、個人攻撃ではなく、「私は打ちのめされている、私はおびえている、私は自分を守らなければならない」というその子どもなりのコミュニケーションだと捉えられるようになる。親のほうもおびえた行動や怒りの行動で反応すれば、ＤＩＤの子どもは、（1）さらに激情的な行動、（2）おびえた退行的な行動（萎縮する、指しゃぶりをするなど）、（3）スイッチが切れうつろになる、の三つのうちいずれかの反応をとることが多い。親にとっては第二、第三の分類に入る行動のほうが楽だと感じるかもしれないが、この三つの反応はいずれも、子どもが圧倒され、無力だと感じていることを示している。

ＤＩＤの子どもの親は、子どもの怒りや不安に直面しても、冷静に、非懲罰的に反応することを覚えなければならない。適切で首尾一貫した取り決めや限界を保つことが必要で、力や脅し、非難、罪悪感を利用してはいけない。これは難しいことである。しかし、こうしなければDIDの子どもは大人を信頼し、自分の感情が受け入れられるものであり、地球上に自分が存在しても安全だと信じられるようにならないのである。また、虐待はすでに終わっているのだから、子どもは自分の感情を安全に許容し、表現すること、そして自分や他の人たちの感情の意味を再解釈することを学ぶ必要もあるだろう（第4章、第5章、第7章参照）。

まさに、DIDの子どもにトラウマを与えた力のある人たちは、子どものありのままの姿ではなく、自分の望む姿になってほしいと要求していたのだ。「存在するな」というメッセージが送られていたのである。子どもはトラウマによって何度も死ぬような経験をし、やがて、「あんな悪いことは私には起こらなかった。あれは私じゃなくて、誰か別の人だった」と信じ込むまでに至る。解離性のある子どもは、必要があれば自分が、時には「私」であり、時には「私ではない」と信じるようになる。大人になる頃には「自分が本当に存在しているかどうか、よくわからない」と言うようになることもある（Bryant et al., 1992）。子どもにとって、感情面や身体面でありのままの自分でいることが安全でない場合、「存在する」ことが安全でなくなるのである。

虐待された子どもの虐待していない親は、子育てのやり直しを非常に多く求められる。親は子どもに害のないやり方で感情を表現する方法を示してやりながら、その「巨大な」感情を心から受け止めてやらなければならない。DIDの子どもにとって、このような受容はいっそう大切である。養育者が、子どもには、怒り、激昂し、憎み、意地悪な気持ちをもち、悲しみ、不満を感じる権利があると信じられなければ、その反応に拒絶と非難が表れ、虐待された子どもの目には、トラウマを受けたときに経験したのと同じ状況に映るのである。親がDIDの子どもに対して用いる言葉は、前述のとおりに、一貫していて受容的でありながら断固とした言動と一致したものでなければならない。子どもの不安を減らすため、懲罰的、威嚇的な言葉を用いてはならない。さもなければ、子どもは引き続き解離性防衛を必要とすることになる。

マシューの家族は怒りに対処することが苦手だった。里父は怒りを抑え、時に長いあいだ話をしないことがあった。里母は腹を立てると大声を出した。マシューは足を踏み鳴らした。父親は「マシューには腹を立てる権利がないときもある」という信念を述べた。マシューが腹を立てて自分の部屋になかなか行こうとしないと、母親は大声を上げた。治療中、私との遊戯の中で、マシューは家族の一員として「存在する」ための取り決めについての無意識な自覚を示した。

マシューは箱庭で木と家、何人かの母親と父親、そして三人の子どもたちの場面を作った。彼はこの場面の中に何匹かの動物を加え、檻の中に三匹の小さな動物を入れて、こう言った。「この動物たちは、まだ訓練されていないから、檻の中にいないといけないんだ」。物語は続き、小さな動物たちのうちの一匹が、お腹がすいたために逃げようとした。マシューはもっと大きな「訓練された」動物を使ってこの小さな動物が逃げないようにした。あとで彼は「これでこいつも懲りただろう」と言って、その小さな動物を他の動物と一緒に檻の外に出してやった。

新しいスキルを学びたい養育者たちにとって、すばらしい教育資料がある。『*The New Peoplemaking*』（Satir, 1988）は、親に家族の認識や感情、お互いに対する言動のパターンに好ましい変化を起こす方法を教えてくれる。『*Parent Effectiveness Training*』（Gordon, 1970）は、不安を抱えた子どもに対するもっとも効果的な親のコミュニケーションの基本について書かれており、子どもを責めたり傷つけたりせずに子どもの感情を積極的に反映する方法について教えてくれる。『*Between Parent and Child*』（Ginot, 1965）と『*The Parent's Handbook*』（Dinkmeyer & McKay, 1989）は、コミュニケーションとしつけについて役に立つ指針であり、多くの事例があげられている。

解離性のある親

第2章で述べたとおり、子どもにおける解離性障害を判断する材料のひとつが、ＤＩＤである親の存在である。ＤＩＤの親が治療を受けていない場合、外の世界で役割をもつ大人の人格の多くが一〇代以下のため、子育ては極端に困難であろう。時には子どものほうがＤＩＤをもつ母親や父親に対して親の役目を果たすようになることもある。

クラフト（Kluft, 1985a）は治療中のＤＩＤの成人の子どもはみな評価を受けるべきだとしている。ＤＩＤのレベル（第1章の図1－1参照）にまで解離できる能力は家族内に伝わる傾向があり、世代間で引き継がれる可能性もある（Braun, 1985）。ＤＩＤの大人のほとんどが子ども時代に身体的、性的、情緒的虐待を経験しているが、このような大人がみな自らの子どもを虐待するわけではない。ある研究では、親がＤＩＤである子どものうち、ＤＩＤの親やその配偶者に虐待されているのはわずか九％であることがわかっている（Coons, 1985）。ＤＩＤの親が治療を受けていれば、他の人格の視点から自分の親としての言動がよくわかるようになり、無意識に格納されていることの多い過去の経験から、感情や信念を子どもに投影する方法について学ぶチャンスを得られるだろう。

投影においては、自分自身の感情や思考、言動、経験――とくに否定的なものや問題があるもの――の原因が他の人たちや状況にあると考え、その後、そのような人たちや状況に対し、自分たちが「見える」ものに応じて反応が起こる。投影はもちろん一般的な防衛機制である。統合されているにしろいないにしろ、人はみなある程度複数の部分をもっているものなので、どの親も子どもとの一体感をもったり、子どもへの投影を行ったりする。子どもたちが特定の年齢や発達段階に達すると、自分の未解決な子ども時代の葛藤を蒸し返されているかのように感じる親は多い。たとえば、五歳のとき虐待を受けていた親は同じ年齢の娘に自分の子ども時代の恥や自己中傷の感情を思い出させられることがあるかもしれない。また、一〇代の息子を見ていて、よく似た虐待的あるいは嫌な身内のことを思い出すことがあるかもしれない。

ＤＩＤである親は、治療過程がある程度進まなければ、子どもの頃と同じように考え、感じ、行動する解離人格に気づくことができないかもしれない。自分の実の子どもの行動、外見や口調が、いまだ和解できていない、自分自身の年下の人格とよく似ていることもある。ＤＩＤの大人は、連続性のある自己意識の発達が生涯にわたって阻害されてきたため、子育てという課題に直面し、不安定に感じることが多いだろう。数多くのさまざまな人格の切り替わりにより、子育てにおいて、あるいは家族内での親としての役割においてさえ、一貫性や信頼性を保つことができないかもしれない。ＤＩＤの親は自分の子どもとともに、または自分の子どもを通じて、家庭内で繰り返し自分自身の子ども時代を「追体験」している場合がある。その結果、親と子どものあいだに衝突や不満が生じることがある。

子どもがＤＩＤでかつ親にも解離性がある場合でも、他の親と同様に、こういった親にも子どもを助ける最善の方法について多くのサポートと子育ての情報が必要だろう。また、子どものほうも、親に解離性があることとその意味を知る必要があるだろう。場合によっては、親と子どもの両方が一緒に回復に向かっていると言ってよいこともある。しかし、（ある程度の手助けは自然だが）不注意に子どもを誘導して、治療中の親を援助したり慰めたりするために利用されてしまうことのないようにすることが重要である。

私はアダムに対し、彼の母親が内部に複数の部分をもっている様子を描いて見せた。アダムは自分の母には自分が知っているだけで三つの母親の部分があると言った。彼はその部分を「ママ」「マム」「マミー」と呼び、それぞれに異なった対応をしていた。「ママ」と呼ばれる人格とはふざけて楽しむことができた。一方、「マム」のほうは厳しかったり、怒ったりしていることが多かった。アダムはしばしばこの部分に対して「愛してる」と言って対処し、母親はその言葉を聞くと「ママ」の部分に切り替わることが多かった。アダムが「マミー」と呼ぶ部分は年下で内気、そして無口だと、彼は説明した。この母親の部分に対して、彼はよく手助けをした。

親子としての新しい役割を学ぶことは、長期にわたる、難しい作業である。同じ家庭で生活している場合、解離性のある親と子どもは自分たちの部分について、そしてその部分たちが外の世界だけでなく内部でお互いにどのようにやりとりをしているかについて知るようになる。子どもが本当に遠慮なく子どもでいられるよう、親がほぼいつも大人として機能できることが理想だろうが、とくに親子どちらかの治療がまだ初期段階であれば、これは必ずしも可能でない。生活様式を完全に、あるいはすぐに変更するよう要求せず、親と子ができるかぎりの努力を行っていることを認め、新しい自覚や新しい前向きな行動の変化があるたびに激励するのがもっともよい。親も子もどちらもお互いや他の家族に対して虐待的、暴力的、脅迫的でないかぎりは、親や子であるための高度な技術を学ぶのに必要な時間をかけてかまわないのである（虐待が起こった場合は通報が必要であり、法制度が家族制度に立ち入ることになる。虐待を行うどの親に対しても言えることだが、子どもがこのような家庭に留まる場合、親に監督をつけたり、虐待していない配偶者と共同で子育てを行ったりすることが必要となるかもしれない）。

家族の中にＤＩＤの子どもがいる場合、そのきょうだいもまた解離を起こしていることがある。実際、私自身の経験では、家族全員がある程度の解離を起こしていることも珍しくない。このため、家族内で明確なコミュニケーションを行い、首尾一貫した取り決めや限度を設定することがいっそう困難となる。誰が何をいつ誰に言ったかを、みなが忘れてしまうからである。何が話されたかはっきりわからないため、解離性のある親は後ろめたい気持ちになって断固とした態度を取れずに限度を緩めたり、以前の自分たちの行動のマイナスの結果や取り決めの変更を忘れて過度に厳しくなったりすることがある。家庭の取り決めについて話し合い、家族の問題を解決するため、家族会議を開くとよい。その結果、決められた家族のルールは文書にして日付を入れ、全員が見られるように張り出しておく。悪い行いに対して罰を与える前に、親は子どもがその状況についてどのように感じたかを知り、配偶者と話し合うこともできる。こうすることでチームワークが促進され、全員の葛藤や不安が長引くことを食い止められる。自分たちのことを探偵だと考え、何が有効で、何が有効でないかを実験し、学ぶよう、家族を励ますとよい。

第4章

解離症状——治療のあらまし

大人が心配するような問題行動を示さずに、悲しみや恐怖、怒りといった感情を解離する子どもたちもいるようだ。また、厄介な感情を解離するために行動する——その行動も場合によってはさらなる問題を生み出すために解離されなければならない——子どもたちもいる。子どもの外傷後ストレス障害（PTSD）や解離性同一性障害（DID）、特定不能の解離性障害（DDNOS）では、必ず感情や行動の解離が表れる。第1章で述べたとおり、これらは行為障害や反抗挑戦性障害、過剰不安障害などの子どもの他の障害でも起こることがある。診断結果がいずれであれ、私は子どもの解離症状に対してほとんど同様の治療方法をとっている。DIDにも、より軽度な解離症状にも、特定の技法を用いることができる（第5章参照）。

私が拠りどころとしている考え方の枠組みは、人、家族制度、社会的学習理論、ゲシュタルト療法[★5]に関する患者中心の信念を組み合わせたものである。私の経験では、治療は子ども、治療者、養育者のあいだの信頼関係のもとで展開する作業である。私は子どもの過去を知ることが重要だと考えている。私たちはみな、生きるために必要な資質をすべて備えて生まれてくるのだが、人格のための内部の設計図は外の世界からも影響を受ける。幼い頃の経験が私たちの一部となり、私たちの自己や世の中との関わり方に影響を及ぼしつづけるのである。

バージニア・サティア（Virginia Satir）の、人間にはみな部分、つまり「多くの顔」があるという考え方は、子どもに対する治療に非常に役に立つ。人間はみな、内部で部分が組み合わさってできたジグソーパズルのようなものである。私たちが認識している部分もあるが、私たちが知らない、あるいは薄々知っているだけの部分もある。どの部分も全体にとって重要であり、他の部分に影響を与えている。私たちはみな、自分のどの部分が受け入れられ好かれているか、どの部分が拒絶され嫌われているかを幼いうちに学ぶ。受け入れられない部分については、なくなるよう願ったり、否定したりすることが多い。これはゲシュタルト療法の治療者が「否認」と呼ぶものと似ている。恐怖やストレスを感じるとき、私たちはどのような戦略が内部または外部で働き、安心感とコントロール感をもたらしてくれるかを学ぶ。「悪いこと」からの解離もこのような防衛のひとつである。このように私は、「解離」を不安を引き起こす特定の感情、行動、身体感覚、思考を否認すること、あるいは意識外に追い出すことという広い意味で用いている。

バイオレット・オークランダー（Violet Oaklander）のゲシュタルト療法は、自己と接触すること、自己とともに「存在する」こと、そして「接触できていない」自己のさまざまな部分を知ることに重点を置いているため、解離性のある子どもに効果的である。また、この療法によって環境との接触が促進され、感覚を通して入ってくる情報に気づくことができるため、自分の体に対して敏感になることもできる。解離性のある子どもは接触機能を絶つことを徐々に学習してきた。安全な治療の場所で、子どもは感情や行動、経験とふたたび接触し、経験し、折り合いをつけるようになり、自己の失われた部分を取り戻すのである。

解離された感情

感情の否認は大人でもみな、時おり用いる防衛手段である。おそらく多くの人が、身内や親しい友人の突然の死を経験したり、誰か親しい人がそのような経験をしたのを見たことがあるだろう。そのような知らせを聞いた直後、自分や友人はショック状態になり、死が本当でなければよいのにと願ったかもしれない。ほとんどの人たちは無感覚の保護状態と初期の否定から悲嘆へと移っていく。しかし、一部の人たち

★5　精神療法の一型。個人療法、集団療法に適用される。人間を全体として治療し、人間の生物学的構成部分、部分の有機的機能、知覚形態、外界との相互関係などを全体として治療することに重点を置く。過去の再生、未来への期待よりはむしろ現在の経験に対する知覚認識に焦点を当てる。役割演技や他の技法を用い、患者の成長を促進させ、潜在能力を十分に開発する（『ステッドマン医学大辞典〈改訂第5版〉』より）。

は喪失を心から悲しむことができないらしく、自分の感情を内部に押し込めてしまったり、その喪失に関わっている他の人たちの面倒を見ることで自分の感情を回避したりする。もちろん、それで喪失の感情がなくなるわけではない。単にそのような感情を感じようとしていないだけである。悲嘆の感情を否認するとき、自分自身や他の人たちに向かって「これでよかったんだ」「強くならなければ」「泣いてどうなるのか」などと言うことがある。

子どもたちは、大人が悲しみ、恐怖、怒りの感情に困惑しているところを頻繁に目にしている。また、多くの親が、子どもが悲しんだり、怒ったり、おびえたりするのを見たくないと思い、子どもにそのような意味のメッセージを日常的に送っている。その結果、子どもたちはこのような感情は許されないもので、表現すべきでなく、「悪い」ものなのだと信じるようになる。子どもは「どうしてそんなことが怖いの?」「泣かないで！　もう大きいんだから」などと頻繁に言われている。怒りに関してのメッセージはいっそうわかりにくく、子どもの怒りに対して「口答えするな！」とか「腹を立てる必要はないよ。ただやればいいんだ」などと怒りで応酬される。多くの場合、自分自身の怒りにしろ、子どもの怒りにしろ、怒りは親にとってもっとも受け入れがたい感情なのである。

怒りを飲み込み、素直で感じよく振る舞うことによって否認する子どもたちもいるようだ。また、否認した怒りを行動化によって表したり、学校の友人やきょうだいなど他の人に転換したりする子どもたちもいる。否認された怒りが自己非難や自傷の形で内に向かうこともある。このようなやり方では、怒りが直接、明確に表されることはない。むしろ、子どもは他の人たちに認めてもらえない感情に関する困惑に対処する方法を見つけ、本当に問題のある相手に怒りが向かないようにしてしまうのである。トラウマを経験したことのある子どもたちにとっては、そのような経験のない子どもたちよりも、感情を解離または否認する必要性がさらに大きいのかもしれない。トラウマが起こったとき、主導権を握っていた年上の人物に感情表現を禁じられていたのかもしれない。たとえば、暴力的ないたずらを受けているあいだ泣くことも抵抗することも禁じられ、このようなトラウマにおいて一般的に誰もが経験するのであろう正常な恐怖や怒りの感情を表すことを禁じられていたのかもしれない。あるいは、虐待者が子どもに泣くことや恐怖を示すことを望んだとしても、コントロール感を保つには泣いたり恐怖を示したりしないという方法しかないことに、子どもが自分で気づいたのかもしれない。このようにして子どもは、恐怖や怒りなどの感情を解離することを学習したのかもしれない。

トラウマを経験した子どももまた、トラウマ体験のため、それ自体ひとりでに「大きく」なりすぎた感情を解離することがある。子どもは強烈な恐怖や怒り、性的感情、恥ずかしさに対処できないことがある。解離は、このような感情に対する防衛やそのような感情を処理しやすいものにするための便利な方法となることがある。トラウマが慢性的にまたは繰り返し起こっている場合、子どもは感情の解離に熟達することがある（Terr, 1994）。

一〇歳のブライアンには、長期間の病気のあと、数か月前に亡くなった妹がいた。ブライアンの両親は妹が死んで以来ずっと、彼がいつもあまりにも陽気で、よく手伝いをし、大人のように振る舞っていることを心配していた。ブライアンが私のところにやって来たとき、彼は粘土で王様を作り、王座に座らせた。彼は「王様はとても幸せだ」と言った。王様に他の感情もあるのかと聞かれると、ブライアンはこう答えた。「ううん、王様には他の感情はないんだ。幸せなだけさ」。私は、王様が腹を立てたり、悲しんだりすることはあるのかと聞いた。ブライアンは「ううん、いつも幸せさ」と言った。それから私は、ブライアンにこう尋ねた。「現実の生活で、決して腹を立てたり悲しんだりしなければどうなると思う？」ブライアンはしばらく考えてからこう言った。「いつも幸せでいられるんじゃないの？」

実際、子どもたちはこのようにして、つまり、悪い感情は「もたない」ようにすることで、いつも幸せでいようとするのである。私は彼に、怒りや悲しみの感情がいかに役に立ち、なぜ体はさまざまな感覚を覚える能力をもって生まれてくるのかを説明した。この情報はブライアンにとって新しく、驚くべきものだった。

子どもたちは怒り、悲しみ、恐怖を感じたがらないことが多い。このような感情は「悪い」ものだと考えられているからだ。しかし、「悪い」感情をもち、表現することは健康的であり、役に立つことでもある。このことを子どもたちに説明するため、私は次のようなことを言う。「もし痛みを感じることができず、その苦痛を覚えていられなければ、熱いコンロで何度も指をやけどするかもしれません。本当に危険なものに対して怖いと感じることができなかったら、車が近づいてきているのに、ボールを追いかけて外に飛び出してしまうかもしれません。怖いと感じることは『気をつけなさい！　危険ですよ！　注意しなさい！』という内部からの警鐘なのです」

怒りについて説明するときは、このように言う。「もし私たちが決して腹を立てなかったら、学校でいじめっ子に何度も苦しめられることになるでしょう。腹を立てれば、逃げたり、先生に言ったり、時にはいじめっ子を叩き返したりして、自分を守ることができます。誰か他の人が傷つけられていたり、誰かが動物をひどい目に遭わせたりしているところを見て、腹が立つこともあります。怒りは私たちの一部で、『ちょっと、これは不公平だ。こんなことはいやだ！』と言っているのです。私たちは怒りによって強気になり、不公平なことを少しでも公平にすることができるのです。

それに、悲しいと感じることは、私たちが何かを大切に思っているということです。私たちは、凍えてお腹を空かせている野良犬や、傷ついて困っている友だちについて悲しいと感じます。私たちが学校を休んだとき、いちばん仲のよい友だちがさびしく思ってくれなかったらどうなるでしょう？　それに、もし誰も動物のことを少しも気にかけなかったら？」

幸福も愛も心地よいものである。このふたつは「簡単な」感情で、みなこのような感情をもつことを好む。しかし、幸福や愛と同様、恐怖、怒り、悲しみの感情も人間であることと関係しているのである。多くの場合子どもたちは、「悪い」感情の「よい」面を知るとかなり驚く。オークランダーは子どもたちに感情を表現すること——そして感情を抑えること——がどのように体に影響を及ぼすかについても教えている。感情が外に出たがっているのに表現が許されないとき、頭痛や腹痛が起こったり、筋肉が硬くなったり、あるいは痛くなったりして、体が「病気」になることがある（Oaklander, 1988）。

遊戯療法を通して、子どもたちに否認または解離された感情への接触を促すことができる。子どもが受け入れられない、または難しくて処理できないと思う感情をどのように発見し、理解することができるかという例を以下にあげる。

ブライアンは、木がたくさんあり、子どもが遊び場で遊んでいる場面を箱庭に作った。彼はこの男の子はとても幸せだと言った。木たちも幸せだった。私は幸せがどういうことかを知るのは大切だと言い、それから、もし幸せでないものがあったとしたら、この場面はどのように見えるだろうかと尋ねた。ブライアンは自分の場面を見て、木を全部抜くことにした。私は「なぜ？」と尋ねた。

「だって」とブライアンは言った。「木を抜かなかったら、男の子が木の上で遊んで、枝を折ってしまうから」。そして折れた木を加えた。

「木が折れたら、この男の子はどう感じるのかしら？」

「悲しい。この子の両親は木がなくなっても気にしないし、警官も気にしない」。そこでブライアンに新しい考えが湧いたらしい。おもちゃをかき回して探し出した警官や他の救急隊員たちをいくつも待機させ、こう言った。「必要になるといけないから、念のために置いておくんだ」

「じゃあ、この男の子は何で遊ぶのかしら？」と私は尋ねた。

「ええと、公園に置いてある像と遊べるよ」

ブライアンは男の子の人形を像に登らせた。しかし、登るとき、男の子は像を倒し、壊してしまった。ブライアンの箱庭では「男の子」が触ったもの、触ろうとするものはみな、傷つけられるようだった。ブライアンの現実の言葉や行動は微笑みに溢れ、機嫌がよかったが、遊戯療法により、否認された悲しみと恐怖が浮かび上がってきた。

私は、ブライアンの箱庭の物語からその内容を一部使い、彼の物語に続く異なった物語を作った。彼の物語は、彼の恐怖と悲しみの感情の多くが何か悪い出来事に対して何らかの責任を感じていることと関連していることを示していた。彼の物語には絶望の感情も充満していて、遊ぼうとしてもさらにつらいことが起こるばかりだった。私はブライアンに責任や悲しみ、絶望を感じていることを告白するよう求めるのではなく、彼から与えられた比喩の範囲内に留まりながら、このような感情の下に潜んでいる信念のいくつかを再枠付けしようと試みた。以下が私の物語である。

「昔々、男の子がいました。彼はいくつかのおもちゃと遊び相手のペットの豚をもっていました。この豚が逃げ出し、古くて誰も使っていない遊び場で迷子になってしまいました。この古い遊び場には以前は遊具と木登りのできる木がありましたが、今では遊具は全部壊れ、木も枯れて、半分地面に埋もれていました。男の子が豚を探しに行くと、豚は遊び場を嗅ぎまわっていました。おじいさんが枯れた木の枝を忙しく切っていました。男の子はおじいさんに、遊び場の遊具はなぜ壊れたのかと聞きました。『これはかなり古いから、子どもたちが遊んでけがをしないように市が壊すことに決めたんだ。いいことだ。すっかり錆びていたしな』とおじいさんは答えました。男の子はおじいさんが切った木を見ました。『じゃあ、木が枯れているのはなぜ？』と男の子が聞くと、おじいさんは『それはまた別の話だ』と話しはじめました。『あの木で遊ぶのが好きな子どもがふたりいたんだが、そのうちのひとりが木に登ったとき、枝が折れて落ちてしまったんだ。幸いその子はけがをしなかったが、かわいそうに、木の枝を折ったと思い、とても悪いことをしたと感じたんだ。実際、その木は長いあいだ病気で、ほとんど空洞になっていたんだよ。ある日、強い風が吹いて、木をなぎ倒してしまった。木は死んでいたのさ。その男の子のせいではなかったんだ。今ではうちの暖炉用のいい焚き木さ』。男の子は丸太のそばにしゃがみこみました。彼の豚もそこで匂いを嗅いでいました。古い木の幹のそばには葉っぱを三つだけつけた、小さな植物が生えていました。少年にある考えが浮かびました。彼はその小さな植物を掘り起こし、家にもって帰りました。少年は裏庭に小さな穴を掘ってそれを植え、新しい根の周りに土を入念にかぶせました。彼はこれが成長したらどんな植物になるのか知りませんでした。それは謎の植物でしたが、ぐんぐん成長しました。そして、何になったと思いますか。そうです。木登りができる木、木陰のできる木になったのです。

結局、市は古い遊び場を更地にして新しい遊び場を作り、新品の遊具を置き、木をたくさん植えました。市は古い木の根を引き抜きました。でも男の子は、新しい植物が生えていたところにあった古い木のことを覚えておきたかったので、新しい遊び場の茂みのそばに小さな石を置いて目印にしました。そしてその石はそこにずっとありました」

ブライアンは自分の悲しみの感情をふたたび自分のものにしようとしはじめていたところだった。親の援助と継続的な治療を受け、ブライアンは時とともに自分の強い感情に耐え、さらに率直に表現することを学んでいくだろう。解離性のある子どもたちは遊戯の中で難しい感情を比喩的に扱うことにより、安心してこのような感情に接触することができるのである（第5章参照）。

問題行動

嘘

嘘は、「悪い」感情や「悪い」行動に関してあまりにも大きな不安を感じるとき、子どもたちが自己防衛のために用いる解離の心理過程かもしれない。幼い子どもの多くは、自分がしていること、言っていること、感じていることからほとんど瞬時に解離することができる。二歳の子どもは、ママが見ていないときに食べてはいけないクッキーを食べているところを見つかり、食べかけのクッキーを手にもっているにもかかわらず、「クッキーなんか取ってない！」と大真面目で主張するかもしれない。親なら誰でも子どもに関してよく似た経験があるだろう。このような行動は「嘘」と見なされることがあるが、まったく無意識に行われた解離であることのほうが多い。

比較的年長の子どもにとって、嘘は否認の一形態であり、解離性防衛である。多くの場合、子どもの否認は不安に感じている行動や感情に対する防衛である。大人の怒りや非難（罰）を恐れているため、あるいは自分がした（または感じた）ことについて罪悪感を覚えたくないため、自分の行動によって不安を感じることがある。

親はこのような嘘――間違った行動が内外に引き起こす結果を避けたいという願い――を「ごまかし」と受け取り、「捕まるのがいやだから嘘をついているだけなのです」などと言うことが多い。また、親は嘘を親子関係に対する直接攻撃ととらえることもある。多くの場合、子どもが嘘をつくと親は傷つく。「君が私に本当のことを言ってくれると信じていたのに――どうしたら君をまた信頼できるのか」。親は腹を立て傷ついているため、子どもが嘘をつくことの本当の意味を理解できないのである。子どもが何か恐ろしいものに対して防衛していること、一生懸命に対処しようとしていること、うまく働かない防衛方策を用いていることを親は理解していない。しかも、子どもは意図的にではなく、無意識にそれを行っている可能性があるのだ。

母親とその友人が芝生の上に座っておしゃべりをしているあいだ、六歳のマークは友だちと一緒に公園で遊んでいた。彼は腹を立て、かなり大きな石を取り、友だちに向かって投げた。母親は彼をひどく叱り、次の治療面接でこのことを私に伝えた。そのときのことを振り返り、彼女はこう言った。「彼に『なぜ石を投げたの?』と聞いたら、『ぼくはやってない。やったのは名前の綴りの違う別のマークだ』と答えました」。私は治療面接でそのことについて話したが、マークはまったく覚えていなかった。

マークはおそらく石を投げたあと、自分の行動を瞬時に否認したかったか、あるいはその行動に先立って感じた怒りを否認したかったのだろう。母親の怒りを避けようとしたのかもしれないし、自分自身の怒りや自分の行動を意識することに伴う罪悪感や非難の感情を避けようとしたのかもしれない。いずれにしても、マークは自分の怒りと自分の行動を経験した直後、それらを解離したのである。

私は治療でマークに起こった現実の出来事とよく似た物語を用い、怒りの感情と怒りの行動を演じて見せた。物語の登場人物はそのときのマークのように自分のとった行動を否定したのだが、マークは登場人物の怒りと実際にとられた行動を認めることができた。次の治療面接でマークは質問をした。さまざまな感情を表した子どもの顔が描かれた「感情表」を見ながら、彼は「クッキーを食べてはいけないときに食べてしまって、本当は食べたのに食べてないと言ったとしたら、そのときの感情は何なの?」と尋ねた。私たちは、それはおそらくおびえた気持ちかひきょうな気持ちだろうと話し合った。マークは理解しはじめていた。

虐待によるトラウマを受けた子どもたちにとって、嘘をつくことは防衛以上のもの、つまり、生き残りの戦術なのかもしれない。子どもは虐待を避けるため、特定の感情や行動について嘘をつくことを覚える場合がある。あるいは、家族を守るため（「誰かに見つかったらパパが刑務所に行くことになって、うちにはお金がなくなってしまうとママが言ってる」）、虐待があったことを自分自身や他の人たちに対して否定するようになる場合もある。虐待者が親の場合、子どもは親に対して愛情と恐怖の両方の感情を抱いているため、虐待の否認（嘘）は子どもと親の両方を守っていることになる。虐待の否定、つまり否認や嘘は児童虐待適応症候群の症状である（Summit, 1983）。

一五歳のルシーはあらゆることについて——大事なことについてもどうでもいいことについても——嘘をついた。これはもう習慣になってしまっていた。ルシーの祖母は嘘をやめさせたいと思い、彼女を私のところに連れてきた。「どうして自分が嘘をつき続けるのかわかりません」と彼女はイライラした様子で言った。ルシーは数年前から祖父母と生活していた。ルシーが幼い頃、実母が彼女に身体的虐待を加えていたが、郡の介入で収まった。現在、ルシーは休暇中だけ母親と会っていた。

私が母親との生活について話すよう求めると、ルシーは以前、母親によく叩かれたと言った。「誰にも言ったことはないわ。おばあちゃんにも黙っていたの。どうしてけがをしたかと聞かれれば、作り話をしてごまかしていたわ」。ある日、教師がひどい打撲のあとを見つけ、母親に電話しようとした。ルシーはこう言った。「私は泣き出したの。先生におかあさんに電話してもらいたくなかったからよ。そんなことになれば、もっとひどい目に遭うから」。それで、学校は保護サービスへ連絡した。

私はルシーに対して、嘘をつくことは母親にいっそうひどく傷つけられないために役立っていたのだと説明した。ルシーはそれを理解することができた。彼女は嘘をつくことについて自己卑下をやめた。今では祖父母が母親にふたたび身体的暴力をふるうことを許さないこと、そして、母親を訪ねていかなくてもよいのだということをようやく理解し、彼女は嘘をつかなくなった。

（過去または現在の）自分の生活において、どのような感情や状況が解離性否認を誘発するほどの不安を掻き立てるかを子どもが学んでいるとき、親は家庭で子どもの行動に少し介入することで、手助けをすることができる。信頼を裏切られたという感情にとらわれ、「真実を聞きたい」と願うあまり、子どもがそうしたと考えるに十分な理由がすでにあるにもかかわらず、多くの親が子どもに悪いことをしたかどうか（嘘をついたかどうか、など）問いかけるという傾向に陥ってしまう（「頼んだとおり、芝刈り機を片付けたかい？」）。子どもはまだ悪い感情や最初の悪い行動による悪い結果を避けたいと思っているため、そんなことをすれば、子どもが親にもう一度嘘をつくための「お膳立て」をすることになってしまう。親は嘘などの悪い行動について、単にきっぱりと接するほうがよい（「頼んであったのに、芝刈り機を片付けなかったね」）。以前、親に嘘をついたことのある子どもの言うことに気を許さないで、悪い行動に対して明確で一貫した結果を設定するほうが役立つのだということを、親に対して再度確認する必要があるだろう。

盗み

盗みもまた、解離を伴うことの多い行動のひとつである。嘘と同様、盗みにも「してはいけない」という強力な道徳観が伴っており、そのために大きな恥の感覚も発生する。ほとんどの場合、このふたつの行動は連合して起こる。通常、盗みのあとに盗みに関する嘘が続くのである。

嘘と同様、多くの場合、盗みを働く子どもの親は個人的に侮辱されたり、裏切られたように感じ、子どもが「私の信頼を損なった」と言う。盗みに対する非難だけでなく、親が個人的に傷つくことで、家族力動、そして子どもの内的体験に罪悪感と恥辱感までもが加わる。もちろん、盗みに関する純粋な罪悪感はよいことであるが、解離性防衛としての盗みは、内部の非常に強力な何か、とてつもない不安感を引き起こす何かについての意識を封じようとする子どもの試みである。通常、そのあとに湧き上がる罪悪感は子どもに行動を変えさせるほどのものではない。この対処行動（盗み）に関する罪悪感は、子どもが我慢してもよいと感じる程度のものである。あるいは、よくあることだが、子どもは罪悪感をも解離するようになっており、そのために問題が悪化していることもある。

一四歳のポールはきょうだいや親からたびたびお金を盗んでいた。きょうだいや親たちは腹を立て、傷つき、家族はみな、もう二度と彼を信頼できないと感じていた。実際、家族は、彼がお金を盗んだとき、彼に苦しめられたと感じ、お金を返済することで彼にも苦しんでほしいと思っていた。

ポールは自分が盗みを働いたことを知っていると言い、いつやったかも覚えていた。彼はそのお金を自分のほしいものに使っていた。彼はお金を使い終わるまでは盗みについて何の感情もわかなかったと言った。お金を使ったあとになって、時に罪悪感を覚えることもあったが、「仕方ない。お金はもう使ってしまったのだから、もうどうすることもできない」と考えるのだった。家族の前で自分の考えや感情を説明しているあいだ、ポールが自分の行動について罪悪感と恥辱感を覚えているのは明らかだった。

しかし、家族と私がその問題について話し合っているあいだ、新たな疑念が浮かんできた。ポールが言ういちばん最近の盗みよりあとに盗みがあったと父親が言ったのである。「今週、私の道具箱からお金がなくなったことをおまえに言わなかった」と父親が言った。

ポールは「ぼくは盗ってない！」と叫んだ。「最後に盗んだのは一か月前だ」

「他の誰に盗むことができたかしら」こう言って母親は眉をひそめた。

私はこう尋ねた。「ポール、今週、おとうさんの作業場からお金を盗んだことを覚えていないのね？」

「覚えていない」とポールはイライラした様子で繰り返した。「おにいさんから二〇ドル盗んだのが最後だ」

父親は私のほうを向いて言った。「私は地下の道具入れの中の小さな箱にお金を入れています。非常用としてね」と説明した。「ほとんどが二五セント硬貨です。子どもたちはそのお金がどこにあるか知っています」

「そうだよ」とポールは認めた。

父親はさらに言った。「二五セント硬貨がほとんどなくなっていて、一セント硬貨だけが残っていました」

ポールが考え込んだ様子で首をかしげ、そして、表情を変えた。「ぼくが盗った。思い出したよ。ええ、ぼくです」

「さっきは盗ったことを覚えてなかったけど、今は思い出したのね？」と私は尋ねた。

「ええ」、ポールはそう言って、うなずいた。

「どうやってその情報を取り出したの？」私はさらに追及した。

「あの小さな箱のこと、そして地下の作業部屋のことを思い描いたら、自分がお金を盗るところが見えたんだ」

「では、金額はいくらだった？」と父親は知りたがった。

ポールはちょっと考えてから「八〇ドルくらい」と答えた。

「その通りだ！」父親は驚いて叫んだ。

ポールは自分でも気づかないうちに盗みという行動を解離してしまっていたのだった。本人によると、彼はお金を使った直後に時おり罪悪感を覚えるだけだったので、おそらくほとんどの場合、盗みについての感情もまた解離していたのだろう。それからその罪悪感をふたたび解離するため、「もうどうすることもできない」とまた否認を用いたのだった。

盗みを行う子どもは何に対して防衛しているのだろうか。盗みは、とくにそれが常習的な場合、子どもの重要な欲求が満たされていないことを示している。たとえば、親の注意や愛情がほしいという欲求かもしれないし、仲間から認められ仲間に入りたいという欲求かもしれない。このような基本的な欲求が満たされていないという苦痛はあまりにも大きな不安を生み出すため、意識されなくなってしまうのかもしれない（とくに自分が必要なものを得られないのは自分の責任だと信じている場合）。盗みは比喩的な解決策となりうる。子どもは欲求とそれに関する厄介な感情から解離することができ、そして同時に自分のために「何かを得る」こともできるのである。

時には盗みが子どもに「高揚感」、つまり、刺激的で快感を覚える一時的なスリル（「やったぞ！うまくやってのけた！」）を与えてくれることがある。盗みに伴う内部の化学反応による恍惚感に病みつきになってしまう子どもたちもいる。アルコールや薬物の使用と同様、盗みも癖になりやすい。中毒行動はそれ自体、極端に厄介な感情を麻痺させてくれる解離行動であることが多い。心の中に深い「落ち込み」が溜まっていたり、大きな空虚感があったりするため、それを隠すために相当な「高揚感」――それが社会的に厳しい結果をもたらすものであったとしても――を必要とする子どもたちもいる。

注意を引くため、承認を得るため、仲間に入るため、あるいは逃げ道を得るための子どもの試みは、より深く、より破壊的な感情を隠すものである。自分は無視されている、愛されていない、居場所がないという感情。傷つき、不幸せな怒りの感情。ひどい落ち込み、空虚感、あるいは単に「何もかもうまくいかない」という感情。これらの感情は大きな不安を掻き立てるため、あるいは非常に強力なため、子どもは盗みによってそのような感情を隠したり満たしたりしようとすることがある。いっそう落ち込み、不安に感じることを避けるため、子どもは自分が無視されているとか愛されていないとか感じていることを認められないのである。子どもはまた、自分が盗みをしていることも自覚できない。そんなことを知れば、大きな罪悪感と恥辱感を覚えるからである。これらは（大人たち同様）子どもたちがもちたくない「悪い」感情である。そのため、子どもたちはそのような感情を意識から捨て去ろうとしたり、否認しようとしたりするのである。おそらく、先に紹介したブライアンの例と同じように、そうすればそのような感情の存在をなくすことができるのだろう。

私は盗みを働く子どもたちの多くがこの二重の技法を使っていることに気がついた。彼らは自分の中の「悪い」感情を隠したり、そのような感情から解離したりするために盗みを行い、その後、盗みという行動を解離する。そしてその結果、自分がしたことを取り繕うために「嘘」をつくのである。手助けをしてやれば、子どもたちはその悪い感情が何だったのかに気づき、その感情とまっすぐ向き合い、それに対処するためのよりよい方法を見つけることができる。幸いにも、盗みは目につきやすく、親が問題に気づくため、介入に役立つことが多い。

治療で行動を再枠付けすることにより、子どもは、盗みは自分にとって何かよいもの——注目や愛情、帰属感など、自分が本当に必要とする何か——を得ようとする試みだと理解することができる。治療者は、欲求をもってもよい、欲求は誰にでもあるのだという許可を子どもに与えることができる。そうして、盗みは何か恐ろしいものから役に立つものへと変わり、子ども自身も「悪い人間」から気を楽にするための方法を見つけようとしている人間へと変わる。その結果もたらされる自己受容と外部からの援助により、子どもは不安で満たされない欲求の感覚に耐え、欲求を満たす他の方法を探し、最終的には盗みをやめてより満足のいくことをするようになる。

盗みをする子どもの親もまた心の中で苦しんでいるだろう。親は子どもの悪い行動に対し個人的な責任や関わりがあると感じ（「私の子どもが盗みを働くなんて、私は悪い親に違いない」）、自分の怒りや苦痛、罪悪感、恥辱感に打ちのめされることがある。家族がこのような感情をお互いに伝え、お互いが傷ついていると気づくことが全員にとってプラスになる。再枠付けにより、親は子どもの行動が本当は何を語りかけているのか、理解できるようになる。子どもは欲求が満たされず、不安なのである。

通常、親は自分たちが助けになれると知るとほっとする。子どもが嘘をつき、盗みを働けば、親は盗みに関して適切な罰を与えるなど、断固とした態度を保たなければならない。このためには、親に対する援助が必要かもしれない。子どもをふたたび信頼したいと願うあまり、核心となる問題に対処できないうちに子どもが否認状態に戻る手助けをしてしまう親たちがいる。子どもが適切な方法で行動を改め、長期間、盗みをやめるまでは、親が盗みを働いた子どもに気を許さないことが大切である。

一二歳になるトニアには何回かの治療面接を行っていた。トニアが一一歳のとき、彼女の母親は、トニアが家で他の家族からものを盗んでいるに違いないと私に告げた。彼女は現金から香水や姉がもらったばかりの誕生日プレゼントまで、あらゆるものを盗んでいた。私が母親にこのことについてトニアに直接話をするよう求めると、トニアは最初、そのような行動をきっぱりと否定し、不公平だ、「何でも私のせいにする」と言って母親を非難した。しかし、母親が助けになりたいのだと落ち着いて告げると、トニアはうつむき、盗んだことを認めた。彼女は崩れ落ち、その顔は真っ赤で、恥ずかしさがこみ上げていることが見て取れるほどだった。

私はトニアとふたりきりになり、盗みを働く部分の絵を書くように言った。彼女は「フレディ」（図4-1）という、子どもっぽい姿で口に指を突っ込んで立っている男の子の絵を描いた。彼のもう片方の手からはおもちゃの傘が落ちていた。トニアは私にこう言った。「この部分は求めるだけではほしいものが手に入らないと思っているの」

「彼がいちばんほしがっているものは何かしら?」

「彼はかまってほしいと思っているのよ」とトニアは答えた。それから私たちは、母親の注意を引

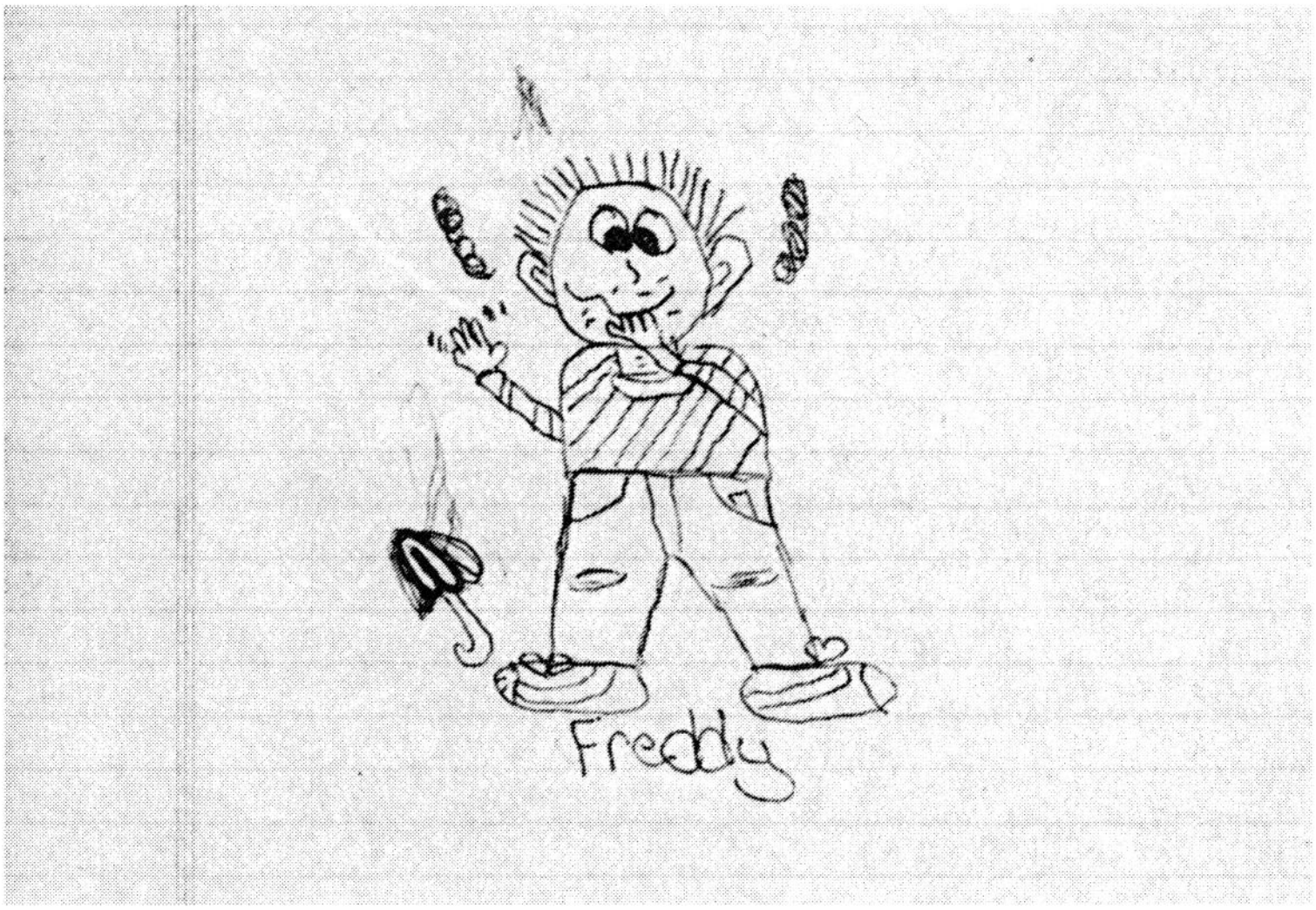

図4.1　11歳のトニアが描いた、盗みを働く部分、「フレディ」の絵。フレディは11歳よりずっと幼く見え、おもちゃの傘を落としている。

くために実行できる方法を考えた。トニアはこう書いた。

- ものを盗む
- 大声でわめいて、怒り狂ったような行動をとる
- 抱きしめてほしいと言う
- ショッピングモールに一緒に行けるか聞いてみる
- 図書館で本を探したいと言う

母親の注意を引くためにできることがたくさんあり、そのほとんどが好ましいものであることに気づき、トニアは驚いた。母親は、かまってほしいというトニアの願いを喜んで聞くし、たいていの場合、トニアの要望をすぐに叶えてやるか、あとで叶えるための計画を立てることができると確約した。トニアは、自分のフレディの部分が注目を必要としていること、そして実際、それをよい方法で得ることができることが

わかると、トニアはその部分を受け入れる決心をし、盗みをやめた。

＊＊＊

一三歳のヘザーは七年前から、里親のもとで生活していた。ヘザーが家庭で盗みを働き、さらに万引きで数回捕まったとき、彼女の現在の里親が彼女を私のところに連れてきた。ヘザーは万引きしたことを認めて後悔していたが、なくなった品物が彼女のポケットから発見されるまで、家での盗みについてはかたくなに否定していた。

治療中、ヘザーは自分の行動を恥じていると告白し、もうやめると誓うのだが、結局また繰り返してしまうのだった。やがて、傾向が浮かび上がってきた。ヘザーは里母の実の子どもたちや彼らの関係に頻繁に嫉妬を感じていたのだった。大きな疎外感を感じ、自分は厄介ものであり、愛されていないと感じるとき、彼女は盗みを行っていた。ヘザーがこのような感情について私に抵抗なく話せるようになるにつれ、徐々に里親にもそれらの感情を伝えられるようになっていき、里親たちは共感をもって聞いてくれた。家族の構造はほとんど変わらなかったが、ヘザーは自分の感情に立ち向かい、それらについて話すことで、自分が受け入れてもらいやすくなることに気がついた。彼女の盗みはなくなった。

性的行動

子どもが性的ないたずらを受けたとき、外傷後ストレス障害の症状として性的行動が起こることがある。時に性的虐待がなくても見られることもある。たとえば、家庭での極端な緊張によって生じる心の中の不安と緊張を解き放つため、子どもがマスターベーションをすることがある。

子どもがいたずらを受けていた場合、虐待中に子どもの中の性的感情が刺激された可能性もある。性的刺激が、無力で捕らわれているという感情と組み合わさったのかもしれない。その結果として生じる、興奮と喜びに恥ずかしさと屈辱感が入り混じった感情は、どの子どもにとってもひどい混乱をきたすものである。そして、一部の子どもたちについては、不安、生理学的覚醒、トラウマ、性的刺激や解放、解離性無感覚が組み合わさり、不安を減らそうとする外傷後ストレス障害の行動様式となることがある。

五歳のアンジェラは、家族の集まりで、年下の従弟を愛撫しているところを見つかった。彼女はその前の月にも幼稚園で小さな男の子の体に性的な接触を行っていた。アンジェラは一般的なタイプの行動記憶として、自分が以前に受けたトラウマを再演していたのだった（Terr, 1990）。自分が受けた虐待を他の誰かに対して再現するのは、不安感と無力感を覚えた経験をコントロールしようとする、子どもの無意識の試みなのだろう。アンジェラはのちに自分の性的行動のことを覚えていなかった。実際、彼女は解離状態にあったのだろう。

治療中、アンジェラは自分に起こった性的虐待について比喩的に何度も演じた。アンジェラが人形を使って自分の経験を再現するあいだ、私は彼女が演じる感情を言葉で表現した。また、彼女がそれらの感情を受け入れることを学べるよう、遊戯に示されている感情を表現し、解説する方法を示して見せた。私たちはまた、アンジェラが虐待中に抑えなければならなかった考えや感情を表現できるよう、時に話の筋や結末を変更した。しばらくすると、彼女は性的行動をとらなくてもよくなった。

ポスト・トラウマティック・プレイ［虐待された子どもがトラウマ体験を遊びの中で再現すること］や再現は多くの場合、まったく事実に忠実なものであり、最初のトラウマを表現せずにいられないために起こるものである。このようなタイプの遊戯には真の遊びの要素はなく、感情を伴わないことが多い。治療中のトラウマ再演により、治療者は子どもの経験を理解でき、子どもにとっては安全な環境でその経験に対するコントロール感を得る機会となる。しかし、治療的療育を行わずにポスト・トラウマティック・プレイを繰り返せば、不安感や無力感を増大させ、プラス効果よりもマイナス効果のほうが大きくなる可能性がある（Gil, 1991）。外傷後の再演を繰り返すことにより、トラウマの繰り返しが子どもの人格スタイルの一部となっている有害な解離行動様式に組み込まれることがある（Burgess, Hartman, & McCormack, 1987; Terr, 1990）。

治療中、感じたり、意見を述べたり、言動を変えたりする機会をポスト・トラウマティック・プレイに差し挟むことにより、子どもはトラウマ体験を完了させることができる。好奇心、興奮、罪悪感など、触発された感情に名前をつけ、トラウマと関連付けることができる。物語や遊戯により、外傷後の再演の根底にある解離された内面の葛藤を浮かび上がらせ、評価し、解決することができる。

九歳のリネットは性的虐待を受けたことがあった。彼女の里母は彼女にマスターベーションの習慣があることを心配していた。リネットは私にこう言った。「時々夜、眠れなくて、目を覚ましたまま横になって、過去のことを考えるの。そして、いい気持ちになるためにマスターベーションをするのよ。昼間にすることもあるわ。でもそのあと、悲しく、さびしい気持ちになるの」

リネットは恐怖とトラウマから解離し、自分が経験した性的虐待中の快感に「身を任せる」ようになっていたのだった。その出来事から何年も経っていたが、心をかき乱すような感情が現れてくると、それらを隠すため、彼女はその悪い経験のよい部分をいまだに用いていたのだった。しかし、虐待はもう終わっていたためにこの解離行動（マスターベーション）は問題の解決にはならず、悲しみ、寂しさ、不安を増すだけだった。リネットは以前のトラウマについて話し（または演じ）、そのトラウマに関する不安や悲しみ、怒り、恥辱の多くを取り除く必要があった。これができるようになるまで、これらの感情は大きすぎるために意識されず、解離されなければならなかったのである。彼女はまた、不安や寂しさをやわらげるための別の方法を学ぶ必要もあった。

＊＊＊

コニーは六歳のとき、年上の身内から性的虐待を受けた。一五歳になり、高校で男の子たちからの性的な誘いを退けようとしても、自分で自分を守ることができないと感じることが多かった。彼女はまた、家庭や学校での自分の問題の解決を彼女に頼ってくるようなボーイフレンドを選ぶ傾向があった。男の子たちの関心を引くことはうれしかったが、このような男の子たちは彼女が本当に与えたいと思う以上のものを要求することが多かった。

治療により、コニーは内面の葛藤のため、自分が危険な関係から抜け出せないことに気がついた。以前に起こった虐待に関して自分の「悲しみ」をもった部分と会話をし、コニーは自分にいたずらをした年上の男の子に同情し、彼を助けたいと思っていることに気がついた。このような感情が原因で、一五歳の自分に適切な限度を設定することにジレンマがあったのだった。その会話は次のようなものだった。

コニーは悲しんでいる部分としてこう発言した。「コニーはボブ〔虐待者〕にそんなに腹を立てるべきじゃないわ。私は彼のことをとても気の毒に思うし、彼のためにお祈りをしているの。神様は彼の痛みをわかっていらっしゃるし、私もそう。私がしっかりしなくちゃいけないのよ。私は彼を許すわ。彼にもう誰も傷つけてほしくない。彼の人生がよい方向に向かうことを望んでいるわ」

私はこう言った。「あなたはボブのことを本当に心配しているのね。それにあなたはとても愛情深いのね。あなたは神様にとても親しみを感じているようね。人が困っているとき、あなたはそれに気づき、同情することができるのね」

「はい」とコニーは答えた。

私はちょっと間をおいてからこう言った。「あなたに言っておきたいことがあるの。ボブに傷つけられたとき、コニーはまだ幼い少女だったわ。小さな彼女はとても恐ろしく感じ、誰も自分を助けることができないと思った。彼女には怒りの感情があって、その怒りの部分が彼女を守ろうとしたけれど、できなかった。ボブは小さなコニーを脅して傷つけた。それに彼は年上だった。何歳もね。コニーにもあなたの愛情と同情が必要なのよ。そのことが起こったとき、彼女には自分のことを気にかけてくれる人が必要だったし、今もそうなの。あなたにそれがわかっていたかしら?」

コニーは考え深い様子で言った。「そんなことは考えなかったわ」

私たちは自分自身を気遣うことについて、そして自分に対して——小さいとき、自分を守れるほど大きくも強くもなかったことに怒り、失望している部分に対してさえ——愛情を感じることについて話し合った。コニーは、自分自身を気遣うことが利己的であることや他者に対して思いやりがないこととどう違うか、理解することができた。この見識によって、彼女は自分の友人たち——とくに男の子たち——を新しい観点で見られるようになった。自分自身の欲望や欲求を無視しなくても、他者について気遣うことができるのだと理解しはじめたのだった。

攻撃的行動

他者に対する攻撃的な行動は、子どもの否認された怒りによって起こることが多い。先に述べたとおり、怒りは多くの家族にとって許しがたく、表現しにくい感情である。さらに、子どもたちは怒りが「暴力的」な感じがする、あるいは怒りを表現することは「暴力」のように感じられると言うことが多い。子どもの怒りに関する経験はこのように激しく、強力なものなのである。

子どもたちは、このような暴力的な感情を両親に向けて直接表現すれば、自分たちが愛する人、自分たちを認め、気にかけてくれる必要のある人に危害を加えることになるのではないかと恐れている。子どもたちはふるってみたい暴力について空想に浸ることすらあり、そのために親に対して怒りを感じることに関する恐怖感——そして罪悪感——がいっそう増すことがある。そのため、両親が子どもを受け入れ、攻撃性を前向きな方向に導く手本を示さなければ、子どもが心の中で感じる「暴力」が部分的あるいは完全に否認されることがある。

攻撃的な感情が否認されると、何が起こるのだろうか。子どもはそのような感情をきょうだいや仲間に向け、親よりも安全な対象に対して感情を行動で表すことがある。言葉でからかったり、皮肉を言ったりといった受動攻撃性手段を用いることがある。また、怒りを完全に飲み込もうとし、うつ状態に陥ることもある。あるいは、暴力を内側へ向け、攻撃的な感情を自分自身に向けることもある（一四九頁「自己破壊的行動」の項参照）。

感情は非常に幼い乳児にも見られる。怒りを感じる能力は生まれつきあり、人間に不可欠なものである（Izard & Malatesta, 1987）。不快な刺激が十分に強くなると、内部の「情動組織」が誘発され、筋肉を緊張させることで体が反応する。これが一般的に怒りとして経験されるものである。この刺激と反応の様式は、私たちがそのような感情や身体感覚を意識するしないにかかわらず、起こるものである（Nathanson, 1992）。怒りはなくそうとしてもなくなるものではない。代償を払わなければ、無視したり意識から押し出したりすることさえできない。行動化は、子どもが怒りを認め、表現できないとき、体が内部組織に何らかの平衡感覚を与えようとする試みとみなすことができる（Oaklander, 1988）。子どもは怒りや攻撃的な感情だけでなく、そのような感情に対処するために用いる攻撃的な行動化まで解離することがある。

八歳のダニーは陽気な母親が大好きだったが、彼女にとても腹を立ててもいた。両親が離婚したあと、彼女は彼にめったに会いに来ず、約束を守らないことも多かったからだ。ダニーは母親の愛情を失うことを恐れ、彼女の言動について必死に言い訳をして——多くの場合、母親が言うのとまったく同じ言い訳で――母親をかばっていた。ダニーがけんかをふっかけるため、学校は家庭に繰り返し手紙を送り、ついには何も変わらなければ彼を停学にすると言ってきた。そこでダニーの父親が彼を私のところに連れてきたのである。

ダニーはかなりのあいだ、母親に対する怒りを意識的にもつことができなかった。しかし、遊戯療法に登場した架空の子どもは架空の母親に対して実際に腹を立てた。ダニーは「母親」の人形を粘土で作り、子どもの人形を顧みないことを理由に、何度もその人形を叩いた。学校やデイケアでの行動化はなくなった。

時に子どもは攻撃的な感情を受け入れるための許可を必要とすることがある。とくに身体的・性的虐待を経験した子どもは、怒りを感じたり怒りの行動をとったりすることについて混乱や恐れをもつことがある。虐待者である大人が家族の他の大人や子どもに対し、自分の怒りを押し付けがましく傷つけるような態度で表現している可能性がある。身体的虐待を目撃したり受けたりした子どもはこのような経験をしているのである。虐待者は腹を立て「意地悪」で攻撃的だっただろうが、犠牲者はおそらく腹を立てることも反撃することも許されなかった。そんなことをすれば、いっそう傷つけられることになっただろう。

怒りと攻撃性に関するこのような紛らわしいメッセージを経験した子どもたちは、怒りや意地悪な感情を安全に表現する方法について知る必要がある。腹を立てた人がみな他人を傷つけたり、自分が傷ついたりするわけではないことを知る必要があるのだ。怒りと同様、攻撃的な感情もよいものとなり、役に立つことがあるのだと聞かされる必要がある。腹を立てたり「暴力的」に感じたりすることは、他者から本当に威嚇されたときに自分自身を守りたいという願いを示しているのである。私たちは正当な理由で本当に腹を立てている相手に対して怒りの攻撃を向けるとき――そしてそれが安全な方法で表現されるとき――自分に力があると感じる。このような怒り、激怒、攻撃的な感情を表すのに、粘土が非常に役に立つ。

シンディは五歳のとき、叔父にいたずらをされた。治療中、私たちは粘土で叔父の人形を作り、シンディは気がすむまで何度も虐待者をゴムの槌で叩いた。「おじさんのほうが私より小さくなったわ！」と彼女はうれしそうに叫んだ。

＊＊＊

一〇歳のマリアは家でも学校でも他者に対して攻撃的になることが多かった。しかし、マリアは彼女を身体的・性的に虐待した身内に対して、自分の怒りを表現することを恐れていた。ある日のセラピー中、彼女は箱庭を使って非常に比喩的な物語を作った。マリアはブロックで家を建て、さまざまな石で登場人物を表した。「おびえた」子、「ラブ」、そして悪い男である。彼女の物語は次のようなものだった。

「おびえた子は悪い男が入ってこられないように家に鍵をかけました。それからラブが出ていかないよう、ラブの上に座りました。でも悪い男（黒い石）がふたりを家に閉じ込めました。ふたりは捕らわれてしまったのです。その男は別のところへ行きいなくなったので、おびえた子は外に出て、他の（おびえた）部分たちと一緒に遊びました。ラブも出てきて遊びました。でも男が帰ってきて、外に出たことに腹を立てました。最初に男がラブを家に入れたのですが、彼はラブを自分だけのものにしておきたかったのです」

ラブとおびえた子はもちろん捕らわれたくなかったが、悪い男のなすがままにされているようだった。私は怒りの部分や意地悪な部分、つまり、悪い男がしていることについて怒りの感情をもった部分たちがおびえた子とラブと一緒に家に住んでいないことを指摘した。私は「頭にくる」ことや「意地悪」なことは力強いということであり、おびえた子とラブに助けを与えられるということであると再枠付けし、マリアの許可を得て、とがった石をふたつ「家」の仲間に加えた。それから私たちは別の結末を演じた。

次の治療面接で、マリアは別の物語を話し、自分の怒りを虐待者に向けることに関して進歩を示した。登場人物たちは「悪い子、醜い子、ラブ、おびえた子、頭にきている子、意地悪な子」と呼ばれていた。マリアは粘土で人形を作り、物語中の登場人物を演じた〔原注　マリアの虐待者は「サンディ（Sand = 砂）」と呼ばれていた〕。


「昔々、ふたつの村がありました。大きな泉のある村と、乾いた砂しかない村でした。悪い子と醜い子は怠け者なので、砂だらけの乾いた村で眠っていました。ラブとおびえた子、頭にきている子、意地悪な子は、村にある若さの泉の周りで踊り、歌っていました。悪い子と醜い子の遊び相手はペットの砂袋だけでした。

意地悪な子は村の保安官でした。ラブとおびえた子は若さを保つため、泉のそばにいました。それから悪い子と醜い子が目を覚ましました。ラブとおびえた子は水を守っていましたが、お昼休みを取りました。悪い子と醜い子が水を盗みにやって来ました。頭にきている子と意地悪な子がふたりを見つけ、牢屋に入れました。ペットの砂袋がやって来て、水を少し飲みました。すると若返り、重く、大きくなりました。

ところが砂袋は、ラブとおびえた子が戻ってくることを知りませんでした。ラブとおびえた子は砂袋から水を全部搾り出しました。それから頭にきている子と意地悪な子が彼を捕まえました。そこで意地悪な子は牢屋の見張りをし、頭にきている子はラブとおびえた子が砂袋を壊すのを手伝いました。彼らは砂袋を裂き、砂を全部出し、地面に踏みつけました。悪い子と醜い子はペットに水を盗ませた罪でそれぞれ一〇〇ドルの罰金を科されました。ラブ、おびえた子、頭にきている子、意地悪な子は悪い子と醜い子を叩き、殴りました」(マリアは粘土の人形をハンマーで叩いた。)
「若さの泉は貴重です。なぜなら、若ければ遊ぶことができ、年を取っても水を飲めば、若い頃にできなかったことを何でもできるからです」(これはマリアの子ども時代の損失について自分を慰めようとする試みだろう。)

自己破壊的行動

攻撃的な怒りの表現は、子どもにかなり一般的に見られるもので、とくにより受け入れられやすい形で怒りを表現する方法がわからないときによく見られる。子どもの攻撃的な感情に対する親の非難や罰によって、子どもがそのような感情を「排除する」必要性がいっそう高まることがある。怒りや攻撃性を他者に向けないための方法のひとつが、それらを自分自身に向けることである。

ほとんどの子どもの場合、愛する人に対する暴力的な感情にはある程度の罪悪感が伴っている。とくに子どもが幼いために自己中心的な場合、あるいは暴力的な考え自体が他者を傷つけると信じている場合に顕著である。怒りが大きく、子どもの心の中で怒りを感じ、表現することが強く禁じられている場合、憂うつ感と自己非難が芽生える。子どもが自己非難やけが(怒りと攻撃的感情を自分自身に向けて放つこと)で十分に自分を「罰した」とき、安堵感を覚え、「悪い」感情をもったことに関する不安がやわらぐことがある。自分自身を傷つけることにより子どもの不安が十分に高まり、その結果、圧倒的な不安を和らげてくれる内部の化学変化のスイッチが入って自己永続的な解離の循環の中に組み込まれていくことがある(van der Kolk et al., 1991)。

一一歳のナタリーは怒りについて多くの不安をもっていた。彼女がかんしゃくを起こし、その後、自殺について考えたり、自殺願望をもったりしたため、両親は彼女を治療に連れてきた。神経学的検査では悪いところは見つからなかった。ナタリーは「自分が大嫌い」と言いながら自分の体を叩き、髪を引っ張り、体をつねり、引っかくのだった。彼女は私に「腹が立つと、思っていないことを言ってしまうの。それで死にたくなるの」と説明した。

ある日ナタリーは、母と弟と一緒に家にいたのだが、パニック状態の母親によると「手に負えないほどひどく怒り出した」。ナタリーはまず、弟とけんかを始めた。それからキッチンのナイフをつかみ、自分の胸に向けた。母親がナイフをもぎとると、ナタリーはヒステリックに泣きじゃくり、自分自身か弟を傷つけてしまうのではないか心配だと言った。

翌日、ナタリーと母親は私のところにやって来た。母親は、怒りを爆発させたときのナタリーは「別の人間」のようで、目に生気がなかったと言った。母親はまた、腹を立てていることを絵に描いたり、誰かに話したりといった、怒りを発散するための別のもっと好ましい方法を私たちはすでに話し合って試していたが、ナタリーはそれらを用いようとしないと言った。ナタリーは目をそらし、顔を覆った。「腹を立てるのは悪いことだわ」と彼女は言った。

ナタリーの母親は、ナタリーの怒りにおびえていた。母親自身はめったに声を荒げない人だった。ナタリーは「よい子」でいることが大切だと感じ、自分が感じる怒りは悪いもので、ぞっとするようなものですらあると考えていたのだった。恥と恐怖でいっぱいとなり、彼女は自分の「邪悪」な怒りの部分から解離していたのだった。

次の治療面接でナタリーは自分の怒りの部分を描いたが、それは邪悪な目をした怪物で、彼女のことをあざ笑っていた。「私は悪い子になったり腹を立てたりすると、本当に悪いことを言うの。それに教会で、悪魔が捕まえる人間を探していると聞いたわ」。私は、彼女の怒りの部分はどんな赤ん坊ももって生まれる正常な部分であり、本当は悪くも邪悪でもないのだと説明した。しかし、怒りの部分は、とくにそれを排除しようとすると、自分は邪悪なのだと考えはじめることがある。怒りの部分は傷つくと同時に、自分の持ち主に対して腹を立てるようになるのである。ナタリーは自分の怒りのことを理解しはじめていた。私たちは過去から現在まで彼女が悲しみや怒りを感じてきた事柄について話し合い、シナリオを演じた。彼女は自分の怒りの部分との対話を紙に書き出した。ナタリーの怒りの部分は、好かれたい、役に立ちたいと思っていることがわかった。

ナタリーは自分の怒りの部分に手紙を書いた。「私はあなたのことをずっと怖がっていました。あなたはどうして私を怖がらせたのですか」

「私はあなたに怒っていました。ごめんなさい。腹を立てるべきではありませんでした」

ナタリーはこう結論付けた。「あなたのことを邪悪だと思っていましたが、もうそうは思いません」

自分自身や家族から以前より受け入れられるようになり、ナタリーの自己破壊的な考えや行動は少なくなった。彼女はまだ、時おり激怒して泣くことがあったが、怒りの感情を自分のものとして認めることについて、以前よりコントロールできるようになったと感じていた。

親との協力

通常、子どもが関係する不安に対処するために感情や行動を解離する必要があると感じているとき、親が自分自身の不安や期待、取り決めを見直すことが役に立つ。子どもが腹を立てたり、悲しんだり、怖がったりしているとき、親は不安で不快に感じたり、動揺して腹を立てたりしていないだろうか。子どもの感情に関するこのような感情を親はどのように示すのだろうか。子どもの感情に関する親の感情と行動は、感情の健康的な表現に対する承認や手本を示しているだろうか。それとも子どもの怒り、悲しみ、恐怖の表現に対して非難や罰を示すことのほうが多いだろうか。親にとって力と支配が優先されるべき重要事項だろうか。そうであれば、子どもにとっても力と支配が重要な欲求となり、感情面での安全に問題が生じるだろう。

子どもは幼く他者に頼っている存在なので、安全と援助なしには変化を起こすことができない。解離は危険を感じることから生まれる対処技能である。親が子どもに健康的な方法での自己表現と欲求充足を許し、奨励し、新しい方法で子どもを援助できれば、とりわけ好ましい結果がもたらされることがある。しかし、子どもが治療者以外に外部からの援助をほとんど受けられない場合、その経過は厳しいものとなり、時間がかかることだろう。治療における子どもの進歩は、年齢、どの程度のトラウマを経験したか、現在の環境がどれほど安全かにかかっている。適切な援助があれば、「絶望的」だと思われていた子どもたちの多くが、満たされない欲求に立ち向かい、喪失を嘆き、防衛としての過去の解離を動かせるようになる。

子どもの頃、「否定的な」感情を表現することについて、許可、受容、適切なモデリング（七三頁訳注参照）を受けてこなかった親がほとんどである。怒りやその他の感情に関する家族の取り決めや信念を考察しながら家族に合った介入を行えば、現在の核家族で展開している古い傷や思い違いを修正するのに大きく役立つことがある。比較的年長の子どもや一〇代の若者は、家族力動に関して一族がもっている認識に興味を示し、理解する。親が自分自身の感情と信念に関する理解を深めるようになり、子どもたちがその理解を共有できれば、家族内での非難は減少し、相互援助と共感が高まる。

一部の親たちは新しい方法で自分自身の感情を表現することを学ぶ必要があるだろう。親が虐待的な行動をとっている場合、これは絶対に必要である。ここでもまた、子どもは虐待に対処するために労力を費やしているときは安全だと感じていないため、何が自分を悩ませているのか考えたり、親がそれを考えてくれると信じたりできないのである。子どもが家庭に留まったままよい方向に向かわなければならないとすれば、親もまたよい方向に向かわなければならない。

しかし、家庭で虐待がない場合でも、子どもが不安に感じたり、感情的に危険だと感じたりして、対処のために解離を用いることがある。虐待していない親にも感情表現の新しい方法が必要な場合もある。このような新しい学習を受け入れる親もいるが、自分自身の過去の学習や現在の対処方法を考えると、これを非常に危険あるいは困難だと感じる親たちもいる。このような親たちにとっては治療が役に立つだろう。しかし、（虐待していない）親が自分たちの感じ方や感情表現の方法を大きく変えたがらない、あるいは変えることができないとしても、自分たちの方法で子どもを心から励まし、適切な境界線を保つことができれば、それで十分なように思われる。

親はまた、適切な限度を設定することに関して援助や情報を必要としているかもしれない。解離行動の理由を新たに理解し、たとえ「悪い」感情でも、もってよいという許可のメッセージを送ったあと、親は感情の挙動表現に何らかの制限を設け、怒りのような難しい感情を新しい方法で扱えるように子どもを励ます必要がある。治療者は積極的傾聴、適切なコミュニケーション、適切な対応の模範を示すとよい。親にとってこのような技能を学習するためのすばらしい教材のひとつが『*The Parent's Handbook: (STEP) Systematic Training for Effective Parenting*』（Dinkmeyer & McKay, 1989）という本である。著者たちは、子どもの悪い行動は子どもたちの「悪さ」からでなく、落胆の感情から起こると示し、聞き方、子どもたちへの話し方、適切な対応の適用方法について非常に多くの事例をあげている。

先に述べたとおり、否認された感情は子どもがもっとも愛し、頼りにしている人——親や養育者——と関係していることが多い。虐待を受けたことがなくても、子どもは親によって感情的にかなり傷つけられていることがある。親が自分たちの失敗や間違いを改めようとあらゆる努力をし、現在の考え方や行動を大きく変えることに成功しても、傷を癒すため、子どもにはさらに時間が必要な場合がある。このような場合、子どもは自分自身の行動と否認した感情にうまく向き合いながらも、親をすぐには信頼できないのかもしれない。親と子どもの両方がこれでよいのだと知ることが重要である。信頼には時間がかかるのである。

いったん古い傷が確認されたあと、子どもが長いあいだ親に腹を立てていたり、不満そうだったり、あるいは愛情を見せなかったりするように見えるかもしれない。親にとってこのような感情に毎日直面するのは難しく、とくに親が子どもの態度がよくなることを期待していた場合、親としての罪悪感、心の傷、腹立たしい不満な気持ちを抱くようになる可能性がある。しかし、この時点であきらめてはいけない。親は子どもが本当の感情を適切に表現するよう、承認し、受容し、激励するという新しい技能をねばり強く続けなければならない。このような「難しい」感情は、子どもが不安のあまり自分に感じることを許さず、両親に対して表現できなかったものとまさに同じ感情なのである。子どもは両親が本当にこれに対処できるのか、それとも自分の感情（そして「自己」）を解離し否認することによって自分自身と両親をふたたび守らなければならないのかどうかを試しているのかもしれない。子どもがこのような感情を（極度に）示しているという事実は、親が変化した証拠である。

子どもがしばらくのあいだ、不満げで、愛情を見せず、「私はあなたたちに腹を立てている」という態度を続けているとき、親に何ができるだろうか。積極的傾聴（映し返し）を続け、明確な限度と対応を設定しつづけることである。子どもが怒りや不満、愛情のなさ、傷ついた感情を示す必要が本当にあるなら、子どもを幸せで愛情深く、協力的にし、気分を変えさせようとしても、そのとき親にできることは何もないのかもしれない。子どもの気分を変えようとすれば支配の問題が発生し、子どもにふたたび無力で危険だと感じさせるだけである。親は自分たちが親としての責任をもちつづけながら、同時に子どもたちの感情と自己成長を受け入れ、奨励できることを知る必要がある。

解離を力の強化に変える

悲しみ、怒り、恐怖の感情を解離している子どもたちは、大きな不安を抱えており、解離以外の対処方法を知らないのである。このような「悪い」感情自体が子どもに不安感を抱かせ、このような感情を隠すために用いる行動（嘘、盗み、破壊性）により罪悪感や恥の感覚が生まれ、さらに不安が増して、解離しなければならなくなるのかもしれない。このような子どもたちは養育者を操ろうとし、養育者に対して力をもっているかのように見えるかもしれないが、心の中では無力で弱いと感じているのである。親が家庭内に安全な雰囲気を作り上げ、新しい対処方法で子どもを援助する意思と能力があれば、子どもは解離性防衛をやめるための最初の一歩を踏み出すことができる。

次に、否定的な対処行動を自己防衛の試みとして再枠付けすることにより、子どもは自分自身を肯定的に受け入れることができるようになる。怒りは肯定的な感情として再枠付けする必要がある。嘘や盗み、攻撃的行動は重要な欲求を満たすための努力として示すことができる。子どもが自分は「悪い子」ではなく、自分には悪意もないのだという可能性に気づけば、感情を表現し、欲求を満たすための他の選択肢を認めはじめる。

新しい選択肢を見出し、新たな選択を行うことにより、子どもは非常に力強く感じる。トニアのように、ただ新しいことを試してみるという選択肢を理解するだけで十分な場合もある。また、新しい選択肢を自分の個人的な持ち駒に組み込むためにモデリングと練習を必要とする子どもたちもいる。

コニーは男の子たちに自分を利用するのをやめさせたいと思っていた。治療が進むにつれ、自分自身の行動が他人に利用される原因となっていることにますます気づくようになったが、それでもすぐに他の選択肢を用いることはできなかった。他者の欲求を満たすことには慣れていたが、自分の欲求を満たす方法を尋ねられると、答えることができなかった。

見て練習することで、コニーが新しい選択肢を学べるよう、私たちはたびたび演技を行った。まず、コニーにこれまでに出会った攻撃的で押し付けがましい男の子たちの役を演じるよう求め、私は新しい可能性を示すために「コニー」の役を演じた。それから私たちは役割を逆にした。コニーが新しい攻撃的な役割において自分がどのような様子でどのように話しているのか理解できるよう、時にもう一度、役割を逆にして演じることもあった（私は断定的で自己防衛的な「コニー」を演じようと努めていた）。彼女は、攻撃的になろうとした最初の試みでは自分の態度も発言も軟弱で、男の子が「さあ、どうぞ」という意味だと誤解するような、あいまいな合図を与えていたことに気がついた。怒りや彼女が「意地悪」だと感じていたものは彼女の一部であり、コニーは望まない性的な誘いかけや男の子たちからの注目に対して本当に攻撃的な対応をするためにそのような部分をふたたび自分のものとし、利用しはじめたのだった。こうして彼女は自分自身の力を感じはじめた。

コニーは幼いときにいたずらをされていたため、変わりはじめたとき、とくに両親の援助と保護が必要だった。恐れ、悲しみ、怒りの感情をふたたび自分のものとし、新しい自己防衛的な行動に組み込む過程はコニーにとってとても危険なことであり、大いに勇気を必要とした。彼女の両親は必要があれば学校職員と対決し、彼女の学校友だちに対する不満を支持した。コニーが電話中や友人との外出中にしつこい男の子を追い払いたいと思ったときには、両親が断る理由となってやった（「パパが帰って来なさいと言ってるの」「パパが話しちゃだめって言ってるの」など）。彼女の両親は家庭に安全な基盤を作る手助けをしたのだった。このような愛情に満ちた援助と、彼女自身の新しい洞察や技能により、コニーはおびえた犠牲者から力強い少女へと変化を遂げた。

第5章

評価と治療法

遊戯療法の利点は、それ自体が解離性変化となる作り事や比喩を治療目的で使えることである。子どもたちの行動や考え方において、解離性変化はふつうに起こっていることなので、子どもたちは治療中、同じやり方を使うことに抵抗を感じないのである。

子どもの場合、回復と再統一の作用自体が、直接的な自覚意識から大きく解離されたまま起こることがある。これは子どもたちが大人と同じ方式をたどらないという意味ではない。……しかし、大人に用いられる散漫な談話様式を子どもに強要することがないよう、常に気をつけなければならない。多くの子どもたちにとって、このような対話様式はなじみのないものであり、大きく不安を掻き立てられるのである。(Donovan & McIntyre, 1990, p. 68)

ほとんどの場合、意識が変化の助けとなり、自分の感情や思考、行動を自分のものとすることができれば、子どもたちはより大きな自己意識とより堅実な自尊心の基盤を得ることができると私は考えている。しかし、意識的に理解しなくても自分の行動を変えることは可能である。感情や思考は意識されていなくても力強いことが多く、まったく無意識のうちに変化が起こることもある。私はこれを子どもの「裏口」を通ると表現している。実際、子どもが遊戯の比喩を用いているとき、治療者ができるもっとも効果的な介入は治療者自身もまず自分の「裏口」を使うことだろう。子どもにとってとくに何に治療効果があるかを治療者が意識していなくても、治療が子どもの内部で大きな変化を促進させることがある。

ある子どもに対し、私は粘土で赤ん坊を作り、これはあなたよと言ってお風呂に入れるふりをした。子どもは幸せで満足に感じ、その夜、彼女は母親にこれからはシャワーを浴びると言った(彼女はそれまで入浴やシャワーを拒んでいた)。

この子が「赤ん坊の弟がいるから、私はもう小さな赤ちゃんのように扱ってもらえず、さびしく感じているの。だから、誰かが気がついてくれるまでお風呂に入らないわ」と言っていたなら、私はおそらく「何が起こったか理解する」ことができただろう。しかし実際のところ、私が理解していたのは、この子どもにとって満足のいく経験をさせてあげれば、成長に向かっての小さな一歩を踏み出しやすくなるだろうということだけだった。（Oaklander, 1988, p. 60）

多くの子どもたちは、芸術や遊戯で投影的な作業を行ったあとで初めて、困難な感情や強力な否定的信念（「ママが私を捨てたのは私のせいだ」など）、機能不全的行動に立ち向かうことができるようになる。解離状態に留まることで、子どもたちは「どこが痛む」か治療者に話さずに示すことができ、無意識の作用を通じて変化するあいだ、安全に感じることができるのである。一部の子どもたちは意識できるところまで決してこぎつけなさそうに思われるが、それでも比喩の中での作業で大きな変化を遂げるのである。

■評価――内部変化を表す場面の作成

子どもの変化の評価は治療中ずっと継続して行われる。遊戯中、子どもに筋書きを設定させることにより、治療者は子どもの変化を観察することができる。比較的幼い子どもたちにはドールハウスが有効なことが多い。一二歳から一六歳の子どもたちには箱庭のほうが受け入れられやすいかもしれない。どちらの手段も子どもの内面の葛藤のありかを示してくれる。また、子どもは不安が大きすぎて直接取り扱うことのできない、関連する問題やトラウマ体験（「パパはぼくよりボビーのほうが好きなんだ」「ママは殴る」など）を再現し、どの感情や思考、行動を自分の中で受け入れ、どれを否認しているかを示し、機能不全的対処行動の裏に潜む隠れた信念（「悪いことは私のせい」など）を明らかにすることができる。そのため、これらの手段は評価を行う治療者にとって役立つ。

ドールハウスを使う場合、私はまず子どもに自分の好きなように部屋を設定し、どんな家族でもかまわないから好きに人を住まわせなさいと言う。そして子どもの元気の度合いや動きや、やり方を観察する。多くの子どもたちは自分が作った場面について自然と話しはじめたり、人形を使って筋書きを演じはじめたりする。そうでない場合、私がいくつか質問をする。

●「この家族にママはいますか。パパは？ 子どもは？」（ここで作られた家族が子どもの実際の家族とどこが同じでどこが違っているかに注意する。）
●「この家では今、昼間ですか、それとも夜ですか」
●「おかあさんの人形をどこに置きますか。おとうさんは何をしていますか。子どもたちは？」

最初の設定のあとで治療者は演技に移り、直接子どもに話しかける代わりに人形に話しかけることができる。時に私はこんなことも言う。「この二階の寝室にいるこの小さな男の子に話しかけるわ。坊や……」。それから子どもに「男の子の声をやってちょうだい」と指示したり、最初に質問やコメントを述べたあとためらって見せ、「彼は今、何と言っているの？」と子どもにささやき、子どもの答えを使って会話を続けたりすることもある。時に子どもが「あなたが〔パパを〕やって。ぼくは〔男の子を〕やるよ」などと言うこともある。これも同様にうまくいく。私が子どもの実際の父親について知っている場合は、そのとおりに演じる。そうでない場合、父親がどう行動するか、子どもに手がかりをもらう。

別の始め方として、治療者が子どもの経歴についての情報を用い、家族の場面や、重要かもしれないその他の状況を設定するという方法もある。それから、治療者はなりすました状態のまま、上記のような質問をする。その際、質問は常に人形に対して行い、必ず適切ななりすました声にする。子どもに直接話しかけず、すぐに演技に移ることで、子どもは現実の生活から一歩遠くへ解離し、子ども、母親、姉などの役割に瞬時になりきることができる。

いったん場面が設定されれば、治療者はこの想像上の家族ではみなどのように感じているか、家（または犬や猫など）がどのように感じているか、気づくことができる。子どもを比喩の安全な場所の中に保つため、とくに治療の初期においては通常、治療者は「現実生活」についての発言や質問をしないほうがよい。演技のやりとりの中で役立つ質問には、他に次のようなものがある。

- 「次に何が起こりますか」
- 「では今は夜で、みんなベッドに入っているのですね。それから何が起こりますか」
- 「〔他の人形は〕それから何をしますか」
- 「それから〔人形A〕は〔人形B〕がそうしたとき、どう感じますか」
- 「なりすましてみましょう。〔人形の〕声をやってください。彼は今、何と言っていますか」

子どもが問いただされていると感じないように、質問は遊戯の会話中に分散して差し挟むとよい。初期の治療面接で子どもが質問に答えなかったり、「わからない」と言ったりしたときには、無理強いせず、どの程度まで答えたいかという子どもの限度を受け入れるほうがよい。安全を提供することのほうがはるかに重要だからである。この方法で治療者が淡々とした態度を保ち、子どもや子どもが演じている登場人物に取り決めを要求したりしなければ、子どもが示す顕在的・内在的感情に関する発言をそのままの言葉で返すという聞き返し（reflective listening）が役に立つかもしれない。

また別の方法は、子どもが作り上げた場面で単に子どもを人形と遊ばせるというものである。トラウマを受けた子どもに対する最初のやり方としては、これがもっとも安全で干渉が少ないかもしれない。また、この方法により、治療者は子どもがどのように動き、考え、感じるかを観察し、子どもが自分の世界をどのように知覚し、経験しているかを感じ取ることができる。子どもが決める人形の行動や発言から展開する物語により、現在または過去において心の中や現実生活で何が起こったのかを知ることができる。

箱庭の筋書きを設定する際、私は子どもに、何でも好きな場面を創り、場面の中に動物を一匹か二匹、あるいは人間をひとりかふたり配するように言うことがある。時には動物や人間の人形を使って家族の筋書きを作るように求めることもある。ここでも前記とよく似た質問をすることができる。

- 「あなたの場面について教えてください。ここに作ったものは何ですか」
- 「あなたの場面の中で何が起こっていますか」
- 「動物たち／人々／木／車などはどう感じていますか。これは？　そしてこれは？」（「もちろん実際には車に感情はありませんね。でも、もし感情があるとしたら、今、この車はどう感じているでしょうか」）
- 「この動物たち／人々はお互いを知っていますか」
- 「彼らはお互いについてどう感じていますか」
- 「この動物／人は今、どう感じていますか」
- 「あなたが〔この動物の〕声をやってください。もし話せるとしたら、今、何と言うでしょうか」
- 「〔動物／木／車に〕質問していいかしら？　私が質問しますから、あなたが〔車の〕声で何か返事をしてください」
- 「ビデオデッキでビデオを再生したことがあるでしょう？『一時停止』を押して映画を止め、また『再生』を押して続きを見ることができますね。もしあなたの箱庭があなたの作った映画の一部だとして、映画を一時停止したら、あなたが作ったこの場面が見られるでしょう。ここでまた再生ボタンを押したとしたら、あなたの映画では次に何が起こりますか」

子どもが作り出す場面と物語、子どもが何を示し、何を示さないか、そして治療者に対する応答から、かなりのことがわかる。たとえば、時に子どもは現実の家族に存在するはずの人物を省き、「この家にはお父さんはいないことにする」などと言うことがある。このような発言を子どもの経歴と合わせて考慮し、治療者は手がかりを得ることができる。お父さんに「いなくなって」ほしいと願っているなど、実生活で父親について心の中に葛藤があることを示しているのかもしれないし、単に父親がいないという現実を受け入れているだけかもしれない。

子どもたちが家族の場面を作り出すとき、「これはなかったことにしよう」と発言することがあるが、これは不安と解離の手がかりとなる。子どもは、時に自分の劇が実生活をさらけ出しすぎている、または実生活に似すぎていると感じるのである。

メリーは第2章で取り上げた解離性同一性障害（ＤＩＤ）の子どものひとりである。治療の初期にメリーは箱庭の物語を創っている。近所にふたりの母親が住んでいて、どちらにも五人の子どもがいる。母親1は優しくてきれいだが、母親2は厳しくて支配的である。子どもたちはみな母親1の家で遊びたいと思っている。その家には素敵な庭、おもちゃ、ボートなど、お金持ちであることを示すものがある。しかし、小さな女の子たちのうちのひとりが遊びに来て駄々をこねると、母親1は「自分の所有地であるクリーブランドへその子を追放してしまう」。母親1のいちばんのお気に入りで運動の好きな「アクロバット・キッド」が、学校で病気になる。その子は保健室の先生のところへ行く。医者がやって来て、注射をしてから、その子のことを笑う。メリーはそれから、母親を学校に来させ、彼女にもその子のことを笑わせ、さらに注射をする。「彼女には手術が必要です」と母親の人形は言う

（この時点で、私はこの小さな女の子の人形がどう感じているかと尋ねると、メリーは私にその女の子の役を演じてほしいと言った）。私は小さな女の子の声で「怖いわ！　注射は嫌いよ！」と言う。メリーは突然止まり、箱庭のシーンを見つめる。「これはなかったことにしよう」と言い、不安げな様子を見せる。「彼女は注射なんかされなかったわ」。あとで私がメリーに手術をしたことがあるかと尋ねたとき、彼女はまったく無表情だった。

メリーはこの箱庭の筋書きで、世界に関する自分の経験と、それにどのように対処したかをいくつかの形で示した。メリーは里父と里母（母親2）と生活しており、実の母親に対して矛盾する感情をもっていた。彼女は母親1のことを「優しくてきれい」と述べたが、駄々をこねる子どもを追放し、傷ついている子どもを笑う、サディスティックな専制君主として彼女の行動を描いた。母親の「所有地」という発言に子どもの無力感が強く表現されている。子どもの感情についての私の質問とその描写はまだ早すぎたか、負担が大きすぎたのだろう。最後に私が実生活について尋ねたことも、その時点でメリーを無防備に感じさせてしまった。メリーは、子どもが怖がっていること、そして「母親」が子どもをおびえさせたということを認めるのが怖かったのである。この短い例から、メリーの母子関係の経験では、子どもが欲求をもつのはいけないことだということが明らかになった。また、メリーが、時に親切で時に残酷な――そのために非常にわかりづらい――母親を経験したことも明らかだった。この子どもが手術や重い病気を経験したことがあるかどうか、あるいはこれまでに儀礼虐待の徴候があったかどうかについて、里親に確認するとよいだろう。

「これはなかったことにしよう」という発言は、解離パターンがそれほど重症でない子どもたちにも見られることがある。次に例をあげる。

ダニーの母親は彼のことをあまりかまわず、約束を守らなかった。ある日ダニーは青い「Y」（交差する二本の青い線）の絵を描き、物語を作った。彼の物語では、いじめっ子が弟と一緒に現れ、青いYがいじめっ子の悪口を言った。それからいじめっ子の父親と青いYの父親が「誰がけんかを始めたんだ？」と聞いた。ダニーは青いYにそのことについて嘘をつかせた。しかし青いYの父親に嘘がばれたとき、ダニーは「彼はそんなことは言わなかったことにしよう――嘘はつかなかった」と言った。

ここでダニーは嘘を認めることに関しての否認と不安を示し、この問題全体から解離したいと感じていたのだった。子どもが作り出す物語はどれも、その子がどこに引っかかっているかを治療者に教えてくれる。

芸術

芸術は子どもが無意識にもっているものを表現する手段であり方法である。子どもが絵や粘土、作品制作の作業に取り組むとき、自然と意識変容状態になり、無意識の要素が作品に投影されるため、芸術は解離性のある子どもにとくに役に立つ。芸術はまた評価手段としても有用である。

絵であれ粘土細工であれ、芸術作品は治療者に子どもの変化を観察する機会を与えてくれる。子どもは臆病で、間違いを犯すことを心配しているだろうか。それとも大胆で行き当たりばったりの動きをしているだろうか。不安がっているか、それともリラックスしているか。窮屈で小さく、きちんとしたやり方だろうか。それとも乱雑で、不注意で、空間や素材をたくさん必要としているだろうか。これらはみな、子どもの内面の状態や子どもが自分の置かれた環境とどう付き合っているかについての手がかりとなる。

家・木・人物描画法（ＨＴＰ）や動的家族画（ＫＦＤ）などの特殊なタイプの絵は評価に大いに役立つ（Burns & Kaufman, 1972; Jolles, 1971）。描き方、絵の焦点、感情的な内容はみな子どもの内面世界についての手がかりとなる。絵は子どもが自分自身をどのように見ているかだけでなく、自分の生活において重要な人たちをどのように受け止め、彼らとどのように付き合っているかについての情報を提供してくれる（Burns, 1982）。性的テーマや身体部分に対するこだわり、自己防衛についての極端な心配が見られる場合、身体的あるいは性的虐待の手がかりとなるかもしれない（Burgess & Hartman, 1993; Wohl & Kaufman, 1985）。第2章の図2 - 1と図2 - 2はこのようなトラウマの経験をもつ子どもたちによる絵の例である。

遊戯療法と同様、芸術もまた、自分自身を比喩的に表現できるため、子どもたちは安心できる。治療者は子どもに絵や粘土細工について詳しく話したり、やりとりしたりするよう促し、自己表現と意識の機会を広げることができる。オークランダー（Oaklander, 1988）は、あらゆる種類の芸術について用いることができる、さまざまな介入方法を提供している。これらのうち、私がもっともよく用いているものは、遊戯療法で用いる発言や質問とよく似ている。

- 「あなたの絵／粘土細工について話してください」
- 「［この部分、物体、色、形について］もっと教えてください」
- 「これ［物体、色、形］が話せたら、何と言うでしょうか」
- 「あなたがこれ［物体、色、形］だとして、自分自身について私に教えてください（『私は円で、ブルーのインクがたくさんあります』など）。あなたは何のために使われているのですか。あなたは何をしているのですか。そういうもの［物体、色、形］であることをどう感じますか」

このような介入は子どもに合わせて調整することができる。治療の初期段階において、または大きな不安を感じている子どもに対しては、制約のない、非特定的な発言のほうがよい。意識と感情的な関連を促す質問は、時間がたち、自分自身と治療者に慣れてきた子どもに有効である。

一〇歳のアンには身体的・性的虐待を受けた経験があった。ある日、粘土で遊んでいるとき、灰皿を作り、劇で使うために学校へもっていくことにした。作り終わったとき、私たちは話し合った。

「あなたが灰皿だとして、自分自身について話してください」と私は提案した。

「ええっと、私は灰皿です。私は灰色で、ひびが入っています。生まれたとき、ママのせいで入ったひびもあります。（でも大丈夫よ、ママ！）」。母親はそこにいなかったが、彼女はクスクス笑って付け加えた。そして、さらにこう続けた。「とても熱いタバコを押し付けられてできたひびもあります」。アンはここで止まって私を見た。「それは虐待です」と彼女はしかめ面をして言った。しばらく無言で灰皿を眺めたあと、彼女は表面に付いた乾いた粘土のくずを吹き飛ばしはじめた。

「灰皿さん、息を吹きかけられるのはどんな感じですか」と私は尋ねた。

「いい気分です。熱くて痛いから、灰を吹く道具をもっています」とアンは答えた。それから彼女は、とくにタバコが触れる部分の粘土細工のひびをのばして直した。「ほら、灰皿が仕事中に痛くないようにしたの。これで道具で吹いて冷やさなくても大丈夫よ」

彼女の粘土細工と言葉による「解釈」で、アンは故意でない傷と故意に負わされた傷を区別し、自分の痛みについて比喩的に述べたのである。彼女はまた、自尊心を確認し、回復の過程で助けとなるよう、自分で自分を育みはじめた。

再枠付け

再枠付けは技法であり、手順でもある。治療者が特定の感情、思考、行動、経験の否定的あるいは非難的な意味を肯定的なものとして再解釈するのである。子どもが「悪い」ものだと考えるようになってしまったほとんどの感情や行動は、役に立つもの、自分を守ってくれるもの、あるいは欲求を満たすための試みとして再枠付けすることができる。また、「あれは私のせいだった」などといった、痛ましい経験の否定的な意味も、子どもにとって負担や拘束力の少ない意味に枠付けし直すことができる。

子どもが自分の変化の特徴や、心の中で距離をとるためにどのような環境や誘因を必要とするかを示しはじめたら、治療者は再枠付けと新しい選択肢の提供を始めることができる。これを行うには、子どもが現在使っている手段をそのまま使ってもよいし、別のものを使ってもよい。多くの場合、子どもが新しい情報を吸収する時間をもてるよう、さまざまな方法で再枠付けを繰り返し、幾度かの治療面接にわたって行う必要がある。次の例は、治療の全期間にわたり、どのように再枠付けが継続的な手順となりうるかを示している。

八歳のサンドラは無口で従順な子どもで、実際の年齢よりもずっと年上に見えた。彼女の母親は数年間重い病気で、サンドラはすでに家事をたくさん手伝っていた。しかし、彼女には友だちがほとんどなく、母親のそばを離れることを心配していた。治療中の私とのやりとりから、遊ぶことに抵抗をもっていることがわかった。彼女は、子どもであることや子どもらしい欲望や欲求をもつことすら解離してしまっているようだった。私は、母親の病気に関し、サンドラの勝手な思い込みを取り除いてやり、それから遊び好きなこと、「身勝手さ」、子どもらしさはふつうのことで、大丈夫なことなのだと再枠付けしはじめた。

ボードゲームをしたとき、サンドラは最初、自分が勝っていることを謝り、世話係としての役割を治療面接にももち込んできた。しかし私は、自分の勝利を大得意で喜び、彼女にも同じことをするよう促した。私たちは、誰がいちばん自慢し、いちばん大きな声で笑えるかを競争した。サンドラはブラシで絵を描きはじめ、その後、フィンガーペイントを行うようになった。彼女は、ゲームや活動が好きになり、やりたいとせがむようになった。私たちは彼女が帰るとき、遊戯室を「ほんの少しだけ」散らかしておく練習をした。二、三か月後、サンドラは枕投げで私を本気でやっつけようとするまでになった。彼女の母親は、彼女が友だちを連れてきてよいかと聞くようになり、数ブロック離れた学校の運動場までも自転車で行きたがるようになったと報告した。

対話型物語作り法

多くの子どもたち、とくに四歳から一二歳の子どもたちは、治療者と一緒に物語を作るのが大好きである。子どもが話の筋を作りはじめた場合は治療者が結末を作ることができ、治療者が物語を始めた場合は子どもが追加していくことができる。あるいは治療者と子どもが合意して順番に物語を作っていくこともできる。子どもの物語に参加することにより、治療者は合図を送り、子どもがどこでその合図に従うかを見ることができるので、評価の役に立つ。また、子どもの進展の中ほどで再枠付けし、新しい選択肢を作り出す機会を得ることもできる。治療者はまた、同じ登場人物を用いながら別の結末を導くというガードナー（Gardner, 1977）の技法を用い、子どもが完了した物語の「続編」を作ることもできる。

物語は粘土の人形や箱庭、ドールハウス、指人形を用いて演じることができる。幼い子どもたち（三歳から八歳）は、治療者がスクリーンの裏に隠れて行う指人形劇が大好きで、夢中になって指人形の登場人物で遊び、彼らが互いに助け合うようにする。子どもたちはこのようにして、実生活では大きな不安を掻き立てるような状況を安全に作り出すことができるのである。芝居という安全な手段を通して、子どもたちは隠された感情や新しい対応方法を自由に試すことができ、治療者の介入により、問題に対する新たな解決策を見つけることができる。

これは約束を守らない母親をもつ、ダニーに関する事例である。私は彼の実生活の外的・内的な葛藤を刺激しそうな指人形の物語を作った。対話型の語りを通じて、ダニーは最初、自分自身の解離の傾向と、母親が実際には怠慢でも不正直でもないと信じたいという願望を再現した（「彼女は嘘をつかなかったことにしよう」）。しかし、（私の考えにより）指人形の登場人物にはダニーの通常の対処方法では解決できない問題が続いた。このため、ダニーはいつもなら状況が違うふりをして避けていた不安に少し耐えなければならなくなった。指人形の物語が進むにつれ、ダニーは不安に対処するための別の方法を試す機会を得た（子どもが他の可能性を考え出せないときには、治療者が物語の登場人物にひとつかふたつ提案させる）。ダニーの場合、悩みながら（自分自身の回復力の部分を発達させながら）指人形の登場人物を育成し、別の解決策を見つける手助けをすることができた。この治療面接のあと、ダニーの劇には「嘘をつく」人や動物が登場し、そのような嘘についての発言がなされるようになった。ダニーは、人々が時々自分に嘘をつくことを否定したり、人々や出来事について事実に反することを信じ込もうとしたりするのではなく、自分の置かれた状況を吸収し、そしておそらく、状況に対する感じやすさを減らそうとしていたのだろう。

物語の比喩の作り方

治療効果のある物語作りは計算された「裏口」法である。効果的なものにするためには、治療者の物語には子どもの内面の葛藤の重要な側面とその葛藤に関わる子ども自身の部分が組み込まれていなければならない。また、物語は子どもがこれまで自分では行けなかった場所への道を作り出すものでなければならない。子どもたちはしばらくのあいだうまく協調し、意識や欲求・感情を言葉で表現する能力の向上を示したあと、壁――弱点――にぶつかることがある。また、不安のため、環境が安全でないため、あるいは単に子どもの個性的な方法のため、一部の子どもたちはすべてまたはほとんどの作業を無意識で行う必要がある。思考と感情が恐ろしすぎて子どもたちが意識して言葉で表現することも処理することもできないとき、治療効果のある物語に「代わって語らせる」ことができる。

先に述べたとおり、通常、私は子どもの演技から得た題材を用いて物語を作る。しかし、時にはもっと検討して物語を作りたいと思うこともある。その場合、私は注意深く比喩を選び、より大きな問題が再枠付けできるように物語を構築する。関心のある臨床家に対して、ミルズとクロウリー（Mills & Crowley, 1986）が子どもたちのための物語の比喩を作る方法について詳細に論じている。私はもう少し簡単な方法を用いているが、効果は上がっているように思う。

ここで私が物語作成に用いている手順を紹介する。子どものドールハウスや箱庭から短い物語を作る練習をしたあと、より複雑な物語を構築するとやりやすいだろう。

1　まず、子どもの遊戯のテーマに示される内面の葛藤を用いる。いくつかの葛藤が見られる場合、物語ごとにテーマをひとつ選ぶ。これが治療者の比喩的物語の基礎となる。

2　その葛藤のさまざまな重要な側面を象徴的に表現する登場人物を選ぶ。テーマをいくらか単純にしたり、葛藤の要素が多すぎる場合は子どもが一度にひとつかふたつの要点を理解できるよう、ふたつの物語に分けるなどしたりしなければならないこともある。子ども自身を表すシンボルを選ぶときには、子どもが共感できるとわかっているもの、できれば子どもがすでに好きだと示したものを選ぶとよい（Mills & Crowley, 1986）。たとえば、子どもがとくにジャーマン・シェパード犬が好きだとすれば、ジャーマン・シェパード犬に関する物語を作るのである。チョコレートが好きなら、「小さなチョコレート・カップケーキ」についての物語を作ってみよう。

3　心臓が激しく鼓動する、脚が重いなど、味、音、視覚、匂い、感情、触感、内面の感情といった知覚様式をできるだけ多く用いる。これにより、子どもを物語に引き込み、物語を本物らしく見せることができる。物語を語るときには、ゆっくり／早口で、大声／小声で、大人の声／子どもの声で、厳しい口調／やさしい口調で、幸せ／不幸せそうに、悲しそうな／疲れた様子で話すなど、声を使い分けて感覚を表現するとよい。

4 子どもを床や椅子に座らせ、子どもが望めば目を閉じさせ、リラックスさせよう。あなたが物語を語るあいだ、子どもに絵を描かせてもよい。どちらの方法でも子どもは物語を聞きながらトランス状態に入りやすくなる。そして物語そのものが子どもを変容状態に導き、その結果、情報と学習が無意識に取り入れられる。

5 比喩を用い、子どもが経験しているのと同じ葛藤を作り出す。

6 物語の葛藤を示し、物語の始まりの筋書きで比喩的に子どもの経験に近付いたあと、下記のように物語を展開することができる。

（a）新しい観点から問題の状況を再枠付けする。

（b）子どもの否認された部分を（物語の登場人物として）登場させ、子どもが怖がって表現したり認めたりできない感情を表現させる。

（c）物語の登場人物に、子どもが否定している、自分の内面で拒絶している、あるいはできないと思っている行動をとらせる。

（d）子どもがおそらく言いたいのに言えないことを言う。

（e）子どもの自己や他者に関する間違った信念を問題にする。

7 物語は当初の葛藤に対する全面的あるいは部分的解決を示すべきである。それによって物語を聞いている子どもの感情に耐える能力を向上させ、不安を減じ、中心問題の知覚／経験／行動／意味付けの方法を変えることができる。物語による解決例として考えられるものを以下に示す。

（a）物語の登場人物が子どもに新しい選択肢を与えるよう、子どもの予想とは異なる結果を作る。

（b）（物語の登場人物としての）子どもが違った決定をする、新しい信念を示す、あるいは通常子どもがとる行動とは違った行動をとる。
（c）外からの救済や援助が利用でき、子ども（物語の登場人物）が助けられる。
（d）子どもの援助者の部分や潜在している力が物語中の子どもを助ける。

八歳のブレアナは母親に連れられてやって来た。ブレアナが生まれてからほとんどずっと外で仕事をしていた母親は、彼女を保育所任せにしてきたことに罪悪感を覚えていた。ブレアナは家ではよく怒りを示したが、母親が彼女を学校やベビーシッターに預けるときには離れたがらなかった。治療中、ブレアナの遊戯のテーマには、拒絶され見捨てられた「悪い」小さな子どもたちが含まれていた。左記は、架空の生き物と魔法のテーマを用い、私が彼女のために作った物語である。このようなテーマは多くの子どもたちに効果があるが、カルトの儀礼虐待にさらされたことのある子どもたちには望ましくない。

「昔々、高い山のふもとに王国がありました。山は海に向かってなだらかに傾斜していて、王のお城は海の隣の谷にありました。王はやさしい人で、誰からも好かれていました。しかし、王妃は悲しみに沈んでいて、誰もその理由を知りませんでした。彼女は一日中お城の中を歩き回り、決して外出しませんでした。王妃には美しい赤ん坊がいると言われていましたが、赤ん坊を外に連れ出すこともありませんでした。彼女はただ、とてもとても悲しんでいました。

この王国の村に、ジルとパムという仲のよいふたりの女の子がいました。女の子たちは山の中の池のそばで遊ぶのが好きでした。とくに蛙を捕まえたり、釣竿で釣りをしたりするのが好きでした。彼女たちの特別の遊び場のことを知っている子どもたちは他にいなかったので、池はふたりだけのものでした。

ある日、大きな黒いカラスが飛んできて、しばらく彼女たちの頭上を飛んでいました。そして突然、舞い降りてきて、『カー、カー、カー』と鳴きました。カラスがとても大きな声で鳴いたので、蛙も魚もびっくりし、リスや鹿たちさえ逃げてしまいました。パムは腹を立てました。『あっちへ行きなさい、カラスさん！』と彼女は言いました。しかしジルは、しばらくじっと考えていました。次の日も同じことが起こりました。今度は女の子たちはカラスをじっと見つめました。とても大きなカラスでした。それでパムは怖くなりました。彼女はこのカラスは何かの理由で自分たちに怒っているのだと思いました。しかしジルは、もしかしたらカラスは泣いているのかもしれないと思いました。三日目にカラスがまた池にやって来たとき、女の子たちはそこに遊びに行くのをやめ、家で遊ぶようになりました。

そうすると、大きなカラスは村に下りてきて、まるで誰かを探しているかのように一軒ずつに顔を出しました。この大きな鳥のことはすぐに村中に知れ渡りました。カラスはお城の王妃の部屋の窓にまで飛んでいきました。それで王妃をさらに泣かせることになり、王を怒らせてしまいました！　王はこの大きなカラスを殺した者に褒美を出すことにしました。

ジルは褒美のことを知り、悲しくなりました。人々はカラスを撃とうとしましたが、失敗しました。村の全員がカラスに腹を立て、恐れてさえいるようでした。カラスがやって来ると、人々は家の中から出なくなりました。そしてそのため、農作物の世話がおろそかになり、牛の乳は搾られず、すぐに市場で売る食べ物がなくなってしまいました。ジルはずっと考えていました。彼女はとうとう、『カラスがどんな問題を抱えているか、見つけ出そう』と決めました。彼女はひとりで丘を登り、池で待ちました。

案の定、大きなカラスがやって来ました。カラスはジルの近くの地面に留まり、大きな声で鳴きはじめました。『あなたの声なんか怖くないわよ』とジルは言いました。するとカラスは舞い上がり、ジルの頭上をぐるぐる回り、彼女に向かってきました。カラスの羽が自分の脚に触れるのを感じ、カラスの刺すような黒い目が見えました。彼女は本当に怖くなりました。

『どうしてこんなことをするの？』とジルは叫びました。『私はあなたを助けたいだけよ。あなたが本当に悪いカラスだとは思っていない。でも、やめなければ、王様はあなたを本当に傷つけるわよ』

するとカラスは彼女のところへやって来て、くちばしを開き、話しはじめました。『あなたのことをあちこち探しました。私を助けられるのはあなただけなのです』

『なぜ？』とジルは尋ねました。

『私は呪いをかけられたのです。親切な心をもった人だけが私を助けることができるのです』とカラスは言いました。

『どうすればあなたを助けられるの？』とジルは聞きました。

『私をあなたの肩に載せ、王妃様のところへ連れていってください。そうすれば呪いがとけます』

『でもお城へ入ろうとしたら、誰かに殺されるわよ！』

『殺させないでください！　どうか私を助けてください！』とカラスは必死で頼みました。

そこでジルは、大きなカラスを肩に載せ、撫でてやりました。カラスは泣き出しました。『私のことを撫でてくれる人なんていませんでした。ほとんどの人たちは私のことを悪くて醜いと思っています。それに私に腹を立てていて、私のことを怖がっています。誰も傷つけたことなどないのに』

『わかってるわ』とジルは言いました。『あなたは全然悪い鳥なんかじゃないし、私はあなたのことを醜いとも思わないわ。あなたの羽は本当につやつやね。でも、あなたは悲しいのね。私はあなたが好きよ。あなたを王妃様のところへ連れていってあげるわ』

ジルは歩きつづけました。お城まで歩いていくのに丸一日かかり、しかも村の真ん中を通っていかなければなりませんでした。村人たちは彼女らにひどい言葉を投げかけたり、家の中に逃げ込んだりしました。何人かの男たちがカラスを撃とうとしましたが、ジルが『私も一緒に撃たなきゃだめよ』と言ったので、撃ちませんでした。パムまでがジルにお城に行くことを思いとどまらせようとしましたが、ジルはただ歩きつづけました。

夕方までにジルとカラスはお城に到着し、門を叩きました。カラスは扉のそばでジルの足元に座っていました。扉が開き、警備隊がジルとカラスをすぐに取り囲みました。彼らは剣をすべてカラスに向け、弓に矢をしかけ、攻撃の準備を整えました。王が下りてきました。王はカラスを見るととても腹を立て、警備隊に『撃て！』と命令しました。

『やめて！』とジルが叫びました。ジルがカラスをかばおうとかがみこんだとき、誰も動きませんでした。

そして、信じられないことが起こりました！　カラスがいなくなってしまったのです！　そしてそこには小さな赤ちゃんがいました。赤ちゃんは女の子で、ピンクとラベンダー色の毛布にくるまれていました。赤ちゃんは眠っていましたが、周りの大きな声で目を覚まし、泣き出しました。ジルは赤ちゃんをやさしく抱き上げました。『かわいそうな赤ちゃん――本当はカラスなんかじゃなかったのね！　誰があなたにこんなにひどい呪いをかけたのかしら？』彼女は赤ちゃんの口に自分の指を含ませ、にっこり微笑みました。

王妃がその場へやって来て『いったいどうしたの？』と尋ねました。

ジルは赤ちゃんを抱いたままお辞儀をしました。赤ちゃんは泣き止んでいました。『王妃様、この赤ちゃんのことを何かご存じでしょうか』と彼女は尋ねました。

『私の赤ちゃんよ！』そう言って王妃は息をのみました。『悪い魔女が赤ちゃんを連れ去ってしまい、もう二度と赤ちゃんに会えないと言ったのです』。王妃は赤ちゃんを腕に抱きました。『かわいそうに、私の赤ちゃん！　魔女はあなたをひどい目に遭わせなかった？　あなたがいなくてとてもさびしかったわ！　あなたがいないあいだ、ずっとあなたのことを思って、さびしかったのよ』

ジルは王妃に言いました。『魔女は赤ちゃんに呪いをかけただけです。赤ちゃんは大きな黒いカラスにされて、あなたの部屋の窓にやって来ていました』

その場にいた全員が話すのをやめました。あたりは静まり返りました。全員が口を大きく開いたまま、じっと見つめていました。

『誰かがカラスに親切にして、守り、かわいがり、お城に連れてくるだけでよかったのです。王様、あれは悪いカラスなどではありませんでした。あなたの赤ちゃんだったのです』。ジルはこう説明しました。

『もうよい。衛兵たち、下がれ！』と王は叫びました。

王妃はジルを抱きしめました。『本当にありがとう。あなたはとても勇敢で賢い女の子ね』

王と王妃はその後ずっと赤ちゃんと幸せに暮らし、赤ちゃんは成長して美しい王女となりました。王女が大きくなると、ジルとパムは彼女に蛙やバッタを捕まえることや、池で釣りをする方法を教えました。そして彼女たちは、近寄ってくるカラスたちと友だちになりました！」

この物語では、ジルとパムというふたりの女の子が現実の子どもであるブレアナのふたつの部分——恐怖を感じている部分と面倒見のよい部分——を表している。カラスはブレアナの拒絶された（赤ん坊の）自分だった。面倒見のよい部分が赤ちゃんの自分を受け入れ、醜くて意地悪で価値がないのではなく、誤解されているとのだと枠付けし直している。赤ん坊の自己がポジティブな自己概念の中にふたたび取り入れられたのである。この物語のあとすぐ、ブレアナの遊戯のテーマや家庭での行動に変化が見られ、自分自身を育む能力も発展していった。

■ゲシュタルト対話の活用[6]

いったん子どもの否認された部分が確認されれば、その部分とのゲシュタルト対話が有効である（Oaklander, 1988）。子どもに自分自身の部分を表す指人形を選ばせるか、自分の（否定的な）部分の絵を描かせよう。子どもがこのような方法で自分自身に向き合う準備ができていない、あるいはその能力がない場合、治療者は物語中のふたりの登場人物、粘土で作ったふたつの部分、絵の中のふたりの人物などによる会話から始めることもできる。子どもはどのような芸術作品にも必ず自分を投影するものなので、作品のどの部分でも自己を象徴的に表すことができる。そのため、すべてが治療に役立つ素材となる。そうして治療者は子どもがその部分を知る手助けをすることができる。

治療者は次のような助言を用いることができる。

- 「あなたの――――な部分（または人形／粘土細工／絵の中の人物）に何を言いたいですか」
- 「あなたの――――な部分はあなたに何と答えるでしょうか」
- 「あなたの――――な部分がそう言うとき、あなたはどう感じますか」

治療者として、この外面化された部分に直接話しかけることもできる。

- 「――――な部分さん、〔この子が〕『あなたのことなんて大嫌い』と言うのを聞いてどう感じますか」
- 「〔この子から〕何がほしいですか」

●「あなたを助けることができる〔この子の〕別の部分はいますか」

八歳のアンディは、学校でBより低い成績を取ったことに罪悪感を覚えていた。私は彼に、悪い成績を取る部分の絵を描くように言った。彼は絵を描き、「何も理解しないばかな部分」と題をつけた（図5-1）。

「あなたのばかな部分に彼のどこが嫌いか言ってみたら」と私は提案した。

「ぼくはきみがばかなのが嫌いだ」とアンディは言った。「ぼくはきみを捨ててしまいたい」

私は続けてこう言った。「ばかな部分さん、アンディに言いたいことを言ってください」

自分のばかな部分として、アンディは大きな声でこう答えた。「ぼくはずっとここにいるよ――きみはぼくのことを決して追い払ったりできないよ！」

それからアンディはどうしてよいかわからなくなった。このふたつの部分は行き詰ってしまった。私たちはばかな部分を追い払うこと、間違いを犯したくないと願うことについてさらに話し合った。私たちはまた人間には得意なこととそうでないことがあるということについても話し合った。「ばかな」部分は誰にでもあるのだ。私は受容的で面倒見のよい部分として、オークランダー（Oaklander, 1988）が提唱する「おとぎ話のゴッドマザー」を登場させ、ばかな部分と話をさせた。おとぎ話のゴッドマザーはこう言った。「いつでも何でも知っていなくてもいいのですよ。ほとんどの人はそんなものです。何でも知っている人なんていませんよ」

アンディは自分の絵を少し変えることにした。彼は自分のばかな部分に謝り、それから絵にこう書き加えた。「おとぎ話のゴッドマザー、彼に意地悪をしてごめんなさい」

★6　ゲシュタルト療法で自分のさまざまな部分を演じるときの対話。

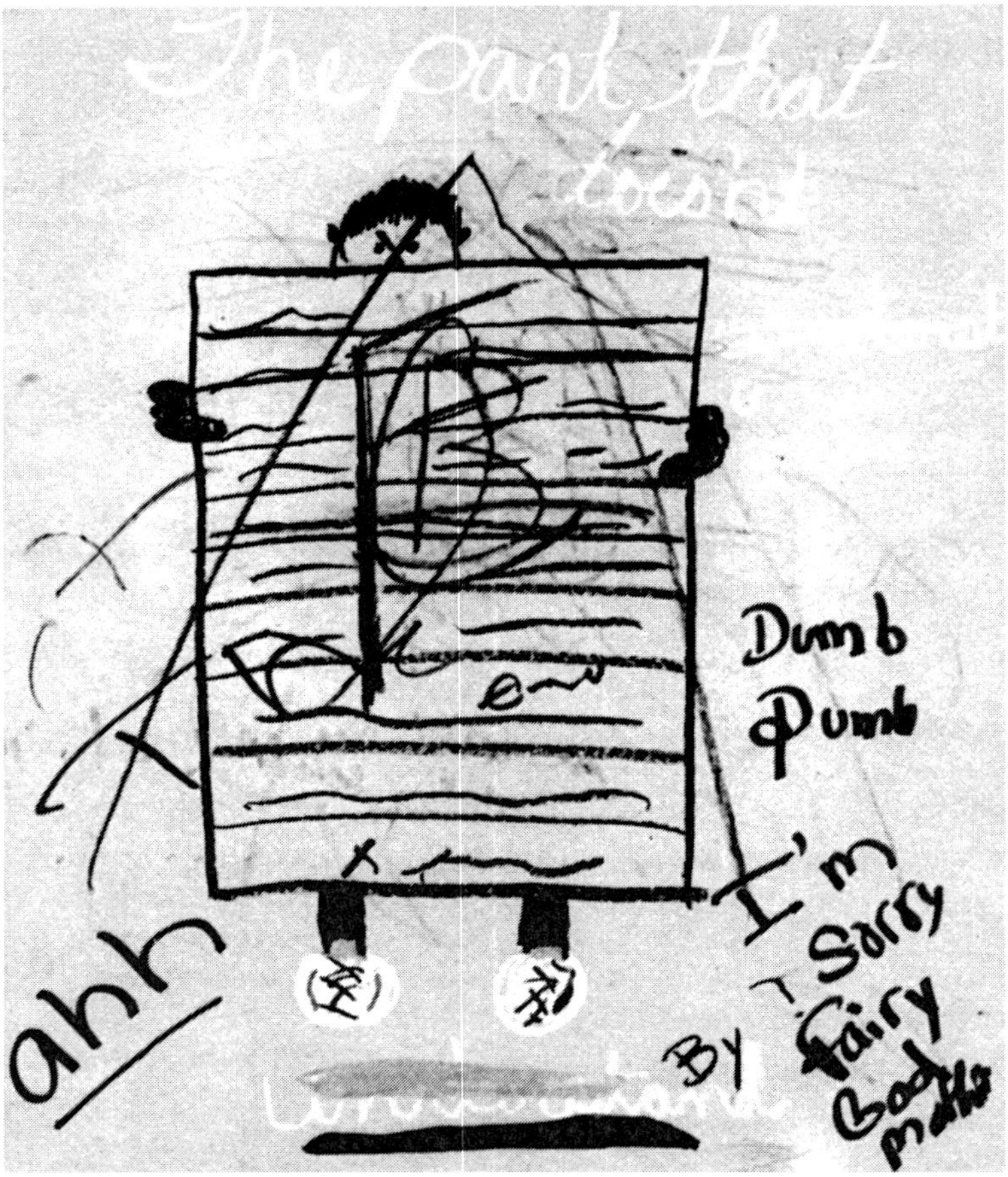

図 5.1　8 歳のアンディによる「何も理解しないばかな部分」の絵。

他にもゲシュタルト対話の例を第4章に記載している。以前は否定的に見ていた自分の部分を子どもが受け入れられるようになれば、その部分を解離する必要性は減る。否認された部分を受容することにより、自尊心が発展して不安が減り、新しい対処方法が生まれてくる。

夢の活用

夢は強力な情報源であり、子どもが自分自身に対して行う学習である。オークランダー（Oaklander, 1988）は夢の重要性についてパールズ（Perls）の言葉を引用している。

夢は……自分自身、つまり、耳を傾けている自分の部分に対する自分からのメッセージである。夢は人間のもっとも自発的な表現で、私たちが生活から作り出す芸術作品なのかもしれない。夢のあらゆる部分、あらゆる状況が夢を見ている人自身の創造物である。……夢のあらゆる側面が夢を見ている人の一部であるが、それはある程度否認され、他の対象へと投影されている。（Perls, 1971, p. 27）

虐待されトラウマを受けた子どもたちは悪夢を見ることが多く、トラウマを象徴的に繰り返す悪夢を見ることもある（Terr, 1990）。無意識から現れる夢は、子どもの不安を掻き立てる素材を処理しようとする心の試みである。そのため、多くの場合、夢は子どもが起きているときには意識から解離されている問題や感情に象徴的に対処している。夢を治療の一部として用いることで、子どもは自分の無意識、つまり、学習のための「裏口」に立ち入ることができる。よい夢も悪い夢も、子どもが自分自身について学ぶための手助けとなる方法として枠付けすれば、その内容は非常に効果的なものとなる。

怪物などの恐ろしいものに追いかけられる夢を見る子どもたちは多い。逃げられることもあれば逃げられないこともある（また別の解離性変化）。私は子どもに、夢に出てきた恐ろしい登場人物を描き、それが否定的な、あるいは否認された部分だと仮定し、話し合うように求めることがある。この方法で、その部分の欲望や欲求、感情を知ることができる。このような欲求や感情を受け入れられるようになるには、まず否定的な部分の肯定的な動機を認める必要がある。

夢に出てくる恐ろしい登場人物が、虐待者や子どもが体験したトラウマの別の恐ろしい側面を示していることもある。トラウマ後の夢は、時にトラウマのどの側面が未解決のままであるか、どの疑問の答えが見つかっていないか、あるいは何がいまだに内面の不安と葛藤を引き起こしているかを子どもに示している。そのような場合、夢の絵を描いたり、遊戯の筋書きの中で再現したりすることで、葛藤を描き、明らかにするのに役立つ。子どもが安心感やトラウマ的な状況に対するコントロール感を得る手助けとなるような訓練が効果的かもしれない。恐ろしい怪物の絵を描き、濃い色のクレヨンで塗りつぶし、ビリビリ破るのもよいだろう。あるいは、子どもの援助者の部分やより力強い人・ものが助けに来るという、別の結末を描くのもよいだろう。幼い子どもたちは、トラウマが明かされれば、周りの大人たちが自分を守ってくれるのだと知る必要がある。

夢の恐ろしい側面が明らかに虐待者を表していなければ、肯定的なものとして再枠付けできることが多い。こうすることで悪夢から恐怖が拭い去られ、子どもは夢がどのようにして生活の中で大切なものを自分のものとしたり学んだりする手助けをしようとしてくれているのかを理解することができる。次にいくつか例をあげる。

一五歳のコニーは自分が見た恐ろしい夢について語った。「私はフライドポテトで、大きくて太った男に食べられていたの。醜くて、恐ろしい男だったわ。でも私は彼の手から逃れて、床に落ちたの。フライドポテトが床に落ちたとき、私――私の本当の姿――に変わったわ。すると男は私にりんごを投げつけてきたけど、私はそれをよけた。りんごの中に爆弾が入っているのが見えたわ。それで私はりんごを踏みつけて、爆発する前に爆弾をつぶしたのよ」

コニーは幼い頃、性的ないたずらを受けており、治療を開始したとき、男の子たちからの望まない接近をかわせないでいた（第4章のエピソード参照）。この夢は恐ろしい夢として経験されていたが、コニーがどれほどしっかりしてきているかを示していた（床に落ちたとき、自分自身になった）。この夢から、脅迫的な人間や物事をありのままの姿でとらえ、自己防衛の能力が向上したことがわかる。この夢について考えたあと、コニーは自分が力を取り戻しつつあることに気づいたのだった。

＊　＊　＊

ジェレミーはある日、自分の夢について解釈したあと、こう質問した。「よその家に泊まっているときは見ないのに、なぜ家の自分の部屋にいるときにだけ悪い夢を見るのかな？」。私たちが話し合う中で、ジェレミーは自分の家がいちばん安心するのだと気がついた。「あっ！」とジェレミーは言った「夢に出てきた茶色の牛はパパで、白い牛はあいつ〔虐待者〕だったんだ！」。私はどういう意味かと尋ねた。ジェレミーはこう説明した。「夢の中でぼくは家の外で遊んでいて、二頭の牛がけんかをしていたんだ。一頭はとても大きな白い牛で、意地悪で角が曲がっていた。もう一頭はふつうの大きさの茶色い牛だったけど、こっちの牛のほうが強かった。茶色い牛が白い牛をやっつけたんだ！そのあと、ぼくと他の子どもたちが家の中に逃げ込むと、茶色い牛もやって来た。白い牛が壁を壊しはじめたけど、茶色い牛が家から出て、白い牛を銃で撃ったんだ。茶色い牛はぼくのパパで、白い牛は悪いやつだったんだ」

ジェレミーの解釈から、彼が「ふつうの大きさだけど、強い」父親によって守られながらも、その力に圧倒されてはいないことがわかった。ジェレミーは自分の世界に安全な場所を見つけたのだった。

＊＊＊

九歳のカリはその週に見た悪夢について私に語った。彼女はその夢は何か悪いことが起こることを意味しているのではないかと考え、私に話したがらなかった。しかし徐々に落ち着き、夢の物語を順に話し、私はそれを絵に描いた。

カリはこう話しはじめた。「夢の中でパパと私は観光客の多い大きな洞窟にいたの。洞窟の中は暗くて、地面はほこりっぽかったわ。パパは何も言わなかった。地面に小さな十字架が落ちているのが見えたから、拾ったの。それから夢の中で私は街へ行ったわ。そこに三人の人たちがいて、私が見つけた十字架を見せると、『悪魔に取り付かれるぞ』と言われたの。そこで目が覚めたのよ」

「目が覚めたとき、どう感じましたか」と私は尋ねた。

「怖かったわ」

「夢の中で十字架を見つけたとき、どう感じましたか」

「うれしかったわ！」そう言ってカリはにっこり笑った。「本当にきれいで、きらきら光っていたのよ」

「では、夢の中で三人があなたの見つけた十字架について言ったことを聞いたときはどう感じましたか」と私は続けて聞いた。

「悲しく感じたし、腹も立ったわ」とカリは答えた。私はカリが話したこれらの感情を絵の中に書き記した。

「何について悲しく腹が立ったの？」

カリは思案した。「そうね、十字架を見つけてうれしかったし、その十字架のことを気に入っていたの。その人たちはその十字架を悪いものだと考えた。でも、私はそうは思わなかった。それで不愉快に感じたのよ。意地悪なことを言われて、うれしくなかったわ」

「では、あなたは他の三人とは違うことを思い、感じたのですね。実生活で他の人たちと違う考えをもつことはあるかしら?」と私は尋ねた。

「あるわ!」とカリは叫んだ。彼女は私にいくつか例をあげ、それに関する自分の感情を説明した。

私はさらに尋ねた。「あなたの夢の中に悪魔はいましたか」

「いいえ、その人たちに悪魔に取り付かれるぞと言われただけよ」

「神様は夢に出てきましたか」

「神様はどこにでもいるわ」とカリは言った。

「あなたの夢について描いたこの絵の中に神様を入れるとしたら、どこに入れますか」

「十字架の中よ!」カリは十字架の上に神様の顔を描いた。

「神様——十字架——はこの夢の中でどう感じると思いますか」と私は尋ねた。

「神様に感情はないわ。あらゆる力はあるけれど」とカリは言った。私は神様が人々のことを気にかけているのであれば、神様にも感情があるかもしれないと説明した。「それなら私が十字架を見つけて、あの人たちが言ったことに傷ついたことを神様はうれしくお感じになるわね」とカリは答えた。

「では、あなたの夢を描いたこの絵をもう一度見てみましょう」私は客観的な口調で言った。「夢の中で女の子は十字架を見つけ、そこには神様が宿っていました。それではこの絵の中の女の子は神様を見つけようとしているのかしら?」

カリの目が輝いた。「そうよ!」

この夢のどの部分をとっておきたいか、どの部分をとっておきたくないかと聞かれ、カリはその三人以外の部分は全部とっておくことに決め、彼らを×で消した。それから「暗い洞穴で神様を見つけるのは難しいから」と言って、洞窟に明かりをつけた。

カリは実に楽しんで悪夢の再枠付けを行った。「あなたに話をすると、気が楽になるわ」と彼女は言った。彼女はこの夢の絵を家にもち帰った。子ども自身の内面の賢明な自己と接触することにより、恐ろしい悪夢の多くを肯定的な発見に変えることができる。そして、カリのように自分の力強さとより強固につながることができるだろう。

ロールプレイ

ロールプレイは、治療のごく初期の段階で、子どもに解離された感情に気づかせるのに効果的である。たとえば、一〇代の男の子が学校でのけんかについて、「ぼくは怖くなかった」と言ったとしよう。しかし、実際に起こったことをロールプレイする場合は役割を逆にし、私が彼自身を演じてみせる。そこで、私は大げさに目を伏せて肩を半分引き、どう感じているように見えるかと尋ねる。子どもは驚き、「おびえている！」と答える。それから子どもがおびえたポーズを再現すれば、今度は自分の体のどこで怖いと感じていたかを報告することができるかもしれない。それから解離された感情を取り戻す作業に取り掛かるのである。他の形態の遊戯療法同様、比較的脆弱な感情については子どもにやらせる前に治療者が演じてみせるとよい。こうすることにより、子どもにそのような部分を聞いたり、見たり、感じたりすることに慣れる機会を与えることができる。

また、ロールプレイは子どもが解離された感情や思考、行動を取り戻しはじめたあと、健康的で断定的な対処方法を学ぶのにも役立つ技法である。まず、子どもが置かれている特定の状況でどのような感情や思考、行動が起こりうるか、あらゆる可能性を洗い出すことから始める。そして、あらゆる可能性を紙に書き出してみる。子どもが他の選択肢を知らない場合、テレビや映画の登場人物ならどういう反応をするだろうかと尋ねてみよう。私は治療者として、適切な選択肢が必ず揃うように自分が思いつく可能性も加えている。

それからこれらの選択肢を試してみる。ロールプレイの始めには子どもに敵対者――厄介者やいじめっ子、意地悪な友だち――の役割を演じさせることが多い。さまざまな選択肢のモデルを示すため、私が子どものより脆弱な部分を演じる。演じるたび、子どもに私の行動の相手をするのはどんな感じだったかと尋ねる。それから新しい行動がどのように見えたか、あるいはその選択肢を試してみることについてどう感じるかと尋ねる。その後、子どもがもっとも快適に感じるものを選び、その場面を再現する。その際、子どもに自分自身を演じさせ、私は挑戦者を演じる。ここでもまた、新しい行動をとってみてどう感じたか、そうすることについてどう感じたかと尋ねる。子どもが自分自身の言葉をもち、その行動にもう少し慣れるよう、もう一度これを行う。

子どもに自分がどのように見えるかを再度見せるため、もう一度役割を交換するとよい。そうすることで子どもは自分の行動が本当に効果的あるいは断定的に見えるかどうか、そして他の人にどのように受け取られるかを理解できる。ロールプレイの最後には、声、姿勢、顔や体の表情、言葉に注意しながら、子どもに新しい（断定的な）行動をできるだけ強い調子で行わせる。その後、治療面接外でこの新しい行動を子どもがいつ、どのように練習するか決める。必要があれば、家族の中の大人がこの新しい対処方法に許可と援助を与える手助けをする。

遊戯療法で子どもは、自分の内面の変化を遊戯の対象に投影するよう促される。このため、治療者は子どもの隠された信念や感情、言葉にされない経験、つまり、子どもの内面の葛藤要素を観察することができる。治療者は子どもの解離された感情や行動を肯定的なものとして、また、子どもにとって受け入れやすいものとして再枠付けする。その後、治療により、子どもはどのようにして自分のその部分を安全で適切な方法で自分のものとし表現できるか知る機会を得ることができる。子どもの間違った信念も遊戯中の比喩を通して問題とされるため、否定的な、あるいはトラウマ的な経験の意味が再枠付けされる。独創的な治療者であれば、自分の個性と型に合わせ、いろいろな方法で上記の技法に変更を加えることができるだろう。

第6章

解離性同一性障害の子どもへの初期治療

重度の解離性障害、つまり解離性同一性障害（ＤＩＤ。以前は多重人格障害と呼ばれていた）をもつ子どもたちに対する治療の過程は、より軽度の解離症状をもつ子どもたちに対する治療と比べ、複雑で時間もかかる。しかし、技法と進め方の多くは同じである。一般的に、ＤＩＤの子どもたちに対する治療は左記の段階を経て進められる。

1　安全な家庭環境を保障する
2　内部の複数の人格を知る
3　人格間の協力を築く
4　除反応と認知的処理
5　内部のシステム全体で記憶と感情を共有する
6　複数の人格の統合
7　統合後の取り組み

安全な家庭環境を保障するという最初の段階は、ＤＩＤの子どもに対する治療の優先事項である（Kluft, 1986）。現在もトラウマ的な状況で生活している子どもたちは解離性防衛を必要としている。家庭と治療の場で安全を確保することに関するさまざまな問題はすでに第3章で論じている。二番目から六番目までの段階は重複する部分が多いかもしれない。ＤＩＤの子どもたちに対する治療経過には規則があるが、順序が完全に決まっているわけではない。本章では、通常、治療の最初の段階で行われる第二、第三の段階を取り扱う。残りの四つの段階は第7章と第8章で取り上げる。

多くの子どもたち、とくに幼い子どもたち（五歳未満）はＤＩＤを完全には発症しておらず、人格も完全には形成されていない。フェイガンとマクマホン（Fagan & McMahon, 1984）が「初期の」多重人格障害または「進行中の」ＤＩＤと呼ぶ障害をもつ子どもたちもいるだろう。このような場合、この章に記載されているレベルまで内面の部分を区別し、コミュニケーションの形成を図る必要はないかもしれない。しかしこれらは、私がこれまで診察してきた、六歳から一五歳までのＤＩＤの子どもたちに効果のあった技法である。ＤＩＤの子どもたちは通常、大人の患者と比べて健忘による障壁がそれほど強力でないため、システム内に知覚やコミュニケーションを築きやすい。

内部人格の部分としての定義付け

私は子どもに人格について話すとき、人格のことを「部分」と呼んでいる。人格を内部にいる別の「人間」とは呼ばないようにしている。子どもたちは非常に具体的な考え方をもっているため、大人が不正確な言葉を使えば混乱する可能性がある。指人形や人形を使い、部分を私たちがみな、もっているものとして説明する。

「私には幸せな部分、時々怖いと感じる部分、それに怒っている部分もあります。時々悲しくなることもありますから、もちろん悲しい部分もありますね。他にもいろいろなことをする部分があります。たとえば、私にはカウンセラーの部分があります。今の私がそうですね！　それから、私は時々学校で教えていますから、教師の部分もあります。よく知らない人たちといるときには、時々内気な部分をもつことがあるし、他の人たちと楽しみたいという、人なつっこい部分もあります。それに……失敗したときは恥ずかしいと感じるので、私には恥ずかしがり屋の部分もあります。わかりましたか。私たちのあらゆる感情、考え、行動が私たちの部分になるのです。

これらの指人形を使って私たちの部分を表すことができます。たとえば、私の幸せな部分を表すのにこの小さな犬（指人形）を選び、怖がっている部分にはこのねずみを選ぶことができます。ねずみは怖いとき逃げて隠れますね？　そして怒っている部分にはこの狼が使えますね『ガオ！』。仕組みがわかりましたか。では、やってみましょう。あなたは自分の内部にどんな部分があるか知っていますか」

子どもたちは部分をもつという考え方をすぐに理解する。ＤＩＤの子どもたちにとって、これは自分の内側にあるさまざまな面の分離を標準化する方法である。子どもたちは決して私のまねをすることなく、自分の部分をまじめに選択する。ＤＩＤの子どもたちが自分の部分の確認の初期段階で行った自己描写の例を左記にあげる。

メリー

双子の姉妹▼いつも幸せな子といつも不幸せな子
カメの指人形▼怖がっている部分
おじいさんの指人形▼私の意地悪な部分

モニカ

カメの指人形▼私の内気な部分
サメ▼頭にきている部分
女王▼宝石を守る人
王▼みなに命令する
子犬▼恥ずかしい

子猫▼満足している部分

子どもが自分の内面の部分を表すシンボルを選んだところで遊戯療法を行い、子どもだけでなく治療者もこれらの部分たちのことを知るようにする。子どもの遊戯中に内面の部分たちが現れてくることもある。

治療を始めて数か月たったある日、私は指人形を取り出し、ジェレミーに「部分」の説明をした。この時点で彼は、学校で時々自分の居る場所がわからなくなったり、両親にしろと言われたことを思い出せなかったりすることをためらわずに認めるようになっていた。ジェレミーは自分が知っているふたつの部分に名前をつけた。そのうちのひとつが、家族に悪いことが起こると考えている「心配する部分」だった。その後、私たちは彼が以前に私に描いてくれた絵を取り出した。彼は自分が描いた動的家族画など、ほとんどの絵のことを覚えていなかった。

おびえた感情について話し合うため、私たちはカメの指人形を使った。ジェレミーは「ぼくは決して怖がらない！」と言った。しかし、カメは怖いと感じるときどうするかと私が尋ねると、ジェレミーは「スーパータートル［漫画の主人公のカメの名前］のふりをする！」と言った。ジェレミーはカメの指人形を何度も空中に放り投げながら、こう言った。「カメは投げられて怖がっているけど、飛んでいるふりをしているんだ」（解離性のある子どもの多くが恐怖に対処する方法をこのように的確に表現している。）

治療面接が終わる前に、私はジェレミーに心配な部分やおびえた部分が緊張しなくてもよい場所を作ったらどうかと提案した。ジェレミーはブロックで大きくて頑丈な家を作り、「安全な場所」と呼んだ。彼はその中に小さな人形を入れ、「これはぼくだ」と言った。彼はこの時点で、この安全な家に入れられるほど安全な人間は他に誰もいないと判断した。私たちはジェレミーが帰るときも部屋の隅にこの家を建てたままにしておいた。

切り替わり

治療面接中、ＤＩＤの子どもたちの人格が切り替わることもあれば、切り替わらないこともあるが、切り替わりが起これば、治療者には簡単にその区別がつく。

一部の子どもたちは、まばたきをしたり、うつむいてから顔を上げたり、目を閉じてから開いたり、横を向いてから後ろを向いたり、髪の毛を指でうしろに撫でつけたりなど、はっきりしたものであれ、密かなものであれ、切り替わりの合図となる特徴的なしぐさを見せる。また、目に見える切り替わりの合図はないものの、リズムや口調、声の大きさに変化が見られることもある。微妙なものからはっきりしたものまで、行動や活動にさまざまな程度の変化が見られることもある。幼い時期に分裂していたり、統合されなかったりした人格もあるため、実際の年齢よりも声や行動が幼いことがある。

養育者は子どもと一緒に生活しているため、通常、治療者よりも先に切り替わりに気がつく。治療者はさまざまな部分の特徴について養育者から手がかりを得ることができる。幼くても、子どもたち自身がよく知っていることも多い。八歳のメリーは、早い段階で私に「全部の部分が毎日ずっとここにいるわけじゃないの。それに歳もいろいろなのよ」と言った。安全な治療の場では、子どもたちはすぐに、今、どの部分が出ているかを抵抗なく治療者に伝えるようになる。たとえば、六歳のマシューは、ある日やって来ると、淡々とこう言った。「ぼくの名前はマシューじゃない。マットと呼んで。ぼくはマシューとは別の人間だ」。

人格にマットほど自信がなく、対立的でもない場合は、治療者は子どもに今日の自分を表す指人形を選ばせるか、「今日はどの部分なのか教えて」と頼むとよい。これは、さまざまな部分に名前がついていない場合や、誰が「出ている」のかを他者に対して認めはじめたばかりの子どもに有効である。しかし、こうできるようになる頃には、たいていの子どもたちは、他の部分についてどれほど自分が知っているか、あるいは知らないか、そしてその部分たちが主導権を握っているとき、どのような行動をとるかについて話せるようになっている。

さまざまなタイプの人格

子どもたちは遊戯において、部分間の内部でのやりとり（あるいはその欠如）やある部分と家族との家庭でのやりとりを示す。治療者は子どものさまざまな部分が内部のシステム内で果たす役割や、いくつかの部分が外の世界で果たす（または果たしていた）役割を目にするようになる。子どもたちは、自分のさまざまな部分をテレビの登場人物や漫画のヒーローなどと重ね合わせ、名前をつけたり、特徴を説明したりすることが多い。自分が誰か別の人間であるとか、別の場所にいるとか、途方もない力をもっていると想像することが、無力な子どもにとって虐待に対する唯一の確かな防衛なのかもしれないと考えれば、これはもっともなことである。

感情の部分

解離症状のある大人と同様、子どもたちも否定的な感情――子どもたちが後ろめたく感じる感情や生活の中で他者に非難される感情――をもつ部分を隔てることを学ぶ。ＤＩＤの子どもたちがもっている部分にはひとつの感情しかない場合もあれば、幅広い感情や感情行動をもっている場合もある。力強い（そして多くの場合、禁じられている）感情である怒りは、他の感情とは切り離され、ひとつあるいは複数の部分に含まれている傾向がある。怒りと意地悪の部分は子どもを守る部分であることが多い。おびえた感情はもっとも幼い年下の部分であることが多く、他の部分よりも弱いため、長いあいだ子どもや治療者から隠

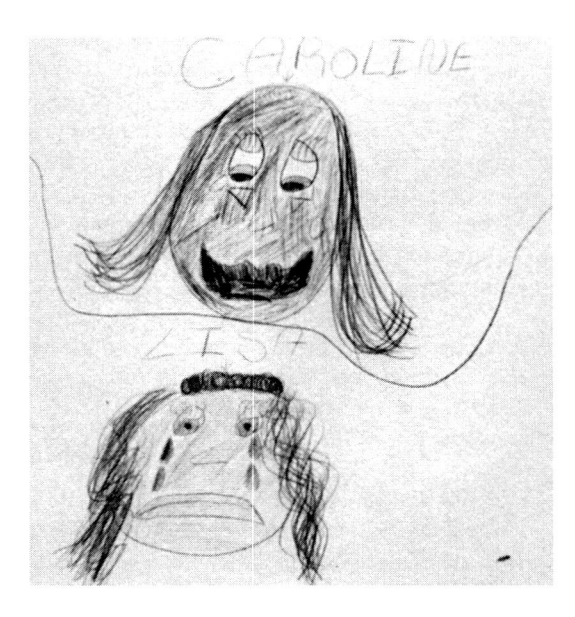

図 6. 1　幸せな部分の「キャロライン」(「幸せだから泣くことができる」) と悲しい部分の「リサ」。キャロラインがリサの面倒を見ている。10 歳のモニカによる絵。

れていることがある。図6 - 1はモニカが描いたふたつの感情部分である。

エイプリルはある部分のことを「お高くとまったエイプリル」と呼んでいた。ある日、この部分が治療面接にやって来て、ダービーと呼んでほしいと言った。ダービーは自分はエイプリルをひどく扱う人たちに仕返しをしているのに、他の人たちや他の部分たちから好かれていないのだと説明した。

エイプリルは一〇歳だったが、おびえた部分である小さなデビーはたった四歳だった。デビーは、自分はいつもおびえていて、ほとんど中に閉じこもっていると言った。彼女はほとんどいつも指を口にくわえて、ドールハウスで遊んでいた。エイプリルの年上の部分たちは私が何も言わなくてもそんなことをしなかったが、デビーはドールハウスの壁に貼られた絵をはがそうとしていたので、私はやめるように言った。

心の中の遊び友だち

想像上の友人は自己の延長である。五歳未満の子どもの多くが想像上の友人をもっている。これは、さびしい子どもやおびえている子ども、ネグレクトされている子ども、虐待されている子どもが最初に作り出す人格のひとつなのかもしれない。一部の研究者たちは、子どもの生活におけるトラウマ的状況により、想像上の遊び友だちが解離性障害の「源」となる可能性があると理論付けている（Putnam, 1989）。ほとんどの子どもたちはいずれ想像上の友人と手を切り、成熟するにつれて現実と非現実のものについての認識を高め、より賢明な対処方法を発達させるようになる。しかし、解離性防衛を必要としつづける子どもたちにとっては、楽しい人たちの住む内面の空想世界が重要な対処手段のまま残ることがある。

ピーターは幼い頃、アルコールと薬物嗜癖だったシングルマザーの母親にひどくネグレクトされていた。八歳のとき、彼には「スタンリー」という男の子と年上の女の子（不在の母親の代役かもしれない）という、目に見えない遊び友だちがふたりいた。

＊＊＊

アダムの母親によると、彼には三歳くらいの「親切な幽霊のキャスパー」という想像上の遊び友だちがいた。この想像上の友だちはその後、アダムの人格のひとつとなった。治療面接中、キャスパーは、自分は「漫画の本から飛び出してきた」のだと言った。

援助者の役割をもつ人格

子どもたちは生活の中のさまざまな場面で機能する部分をもっている。学校へ行き、勉強することができる部分や、学校で休み時間に友人関係を作る部分などである。子どもが虐待的な家庭で生活していたり、虐待者と面会しなくてはならない場合、いずれかの部分が現在または過去の虐待者と一緒に過ごさなければならない。子どもは「小さな援助者」や「赤ちゃん」のような部分を用いて、虐待者とうまく接する必要がある。両親が離婚している場合、それぞれの親に接するため、異なった、別々の部分をもっていることもあるだろう。どちらかの親と暮らしたり、面会したりするとき、このような方法で適切な部分に切り替わることができる。

メリーは、自分のいくつかの部分が実の母親の家で役割をもっていることに気がついた。ある部分は、わずか四歳のときですら、母親が好きでない人たちに対して拒絶的な態度をとったり、夕食を用意したりすることで母親を助けていた。また別の部分は母親と遊ぶために出てきていた。三番目の部分はいつも幸せで、母親をほめた。彼女は自分のことを「お世辞の女王」と呼んでいた。四番目の部分は、母親の注意を引くためによく腹痛を起こした。五番目の部分は母親に対して腹を立てることができた。他のふたつの部分は母方の一族のように「意地悪」に作られていて、ほとんどの人格に嫌われていた。それは生き残りのためで、母方の一族は「そうするしかない」と言っていた。

ある人格が子どもを守る役割をもつことがある。怒りの部分や「乱暴者」の部分が、家庭や学校でのさまざまな状況において、子どもが自分を守り、不安を減らすのを助けている場合がある。このような部分は、親や子どもの他の人格からは非協力的だとか、恐ろしいとか、「意地悪」だと解釈されることが多いが、子どもの生き残りと自衛の意志を表しているのである。

私は、ＤＩＤの子どもたちが治療中に援助を得るため、ひとつあるいは複数の部分に援助者の役割を徐々に割り当てるようになることに気がついた。このような部分が内気なために出てこられない別の部分の考えを代弁したり、内部システム全体から情報を得たりして、治療者と協力し、部分間の橋渡し役を務めることもある。

否認の部分

否認の部分は、子どもの内と外の世界の両方で重要な役割を果たしている。常に虐待や二重拘束のメッセージが存在し、自分の頭の中以外に安全な場所のない世界では「よい」状況だと信じ込むことが必要なのかもしれない。状況に問題がないふりをすることのできる能力は生き残りのために重要なのだろう。図6-2は、このような適応性のある部分のひとつを子どもが描いたものである。

否認により、虐待され、恐怖や悲しみ、怒り、痛みを感じている弱い部分のために内部にある程度の安全と保護が確保できる。否認により、傷ついた部分が内部に「潜伏」し、子ども自身の目から隠れることができる。そのため否認の部分は、内部の他の部分のことを知っている場合もあれば知らない場合もあり、治療者に対して身構える可能性が高い。このような部分は自分が多重人格だということを知りたがらず、ただ「ふつう」でいたいと思っている。しかし、いったん信頼が得られれば、援助者となり、次に他の弱い部分の援助に参加してくれることが多い。

境界性部分

大人と同じように、ＤＩＤの子どもたちにも境界性の特徴をもつ人格が見られることがある。このような部分は「特別」な存在となって面倒を見てもらいたいという満たされない欲求や願望を示すことができる。しかし、このような人格の行動は操作的で、要求が多く、怒りに満ち、不機嫌、自滅的でまったく難

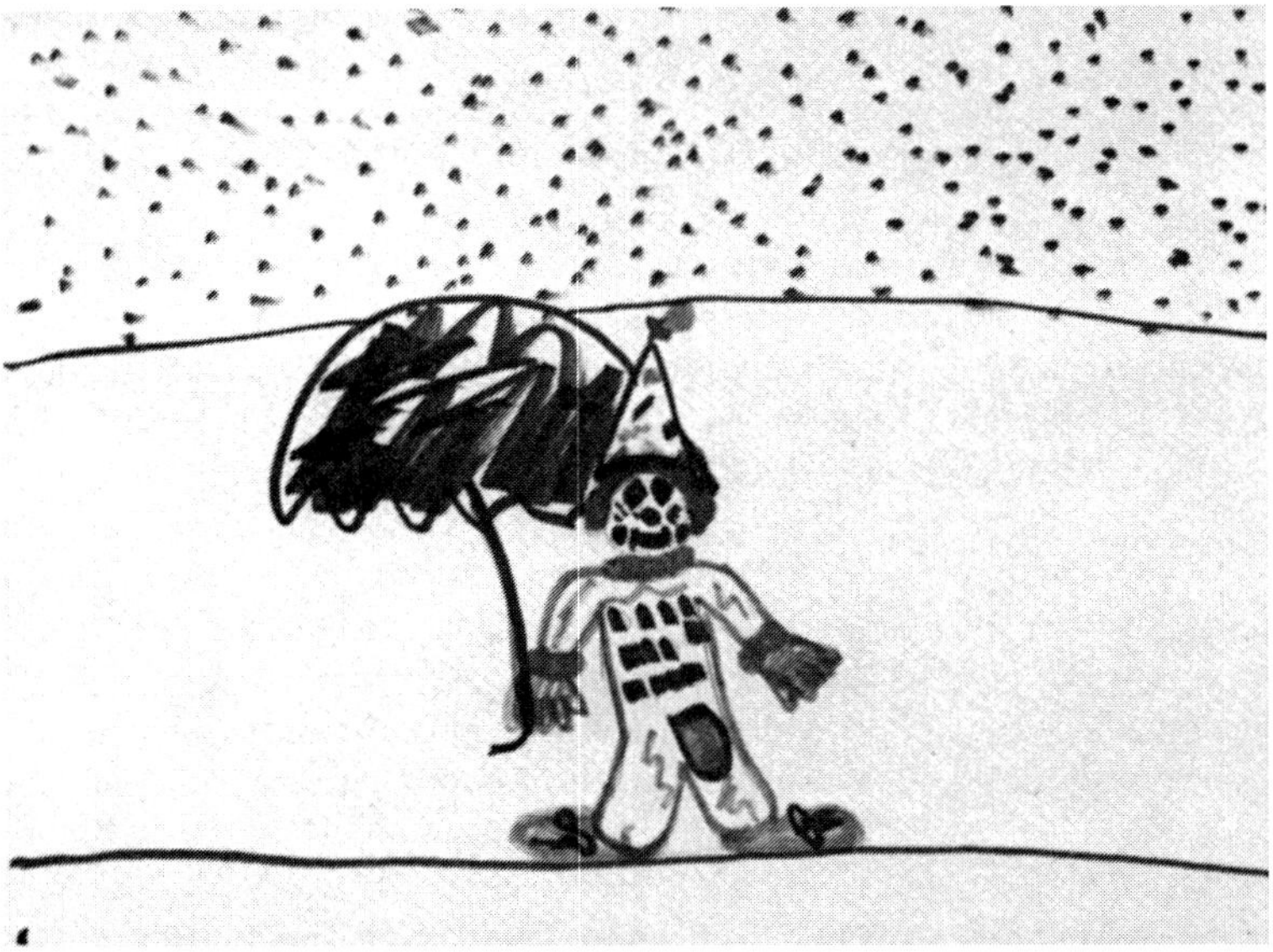

図 6. 2　暗いとき、バカなことをして冗談を言うことができる「おもしろい」部分。11 歳のエイプリルによる絵。

しいことがある。このような部分は自分が欲求を表現すれば、罰を受けたり見捨てられたりすると思っているのかもしれない。このような感情や行動が治療者に向けられた場合、子どもが治療者に対して怒りを感じ、欲求があると感じてもよいのだと学べば、治療は進展する。治療者が懲罰的になったり批判的になったりせず、子どもに対して行動の限度を設定し、それを維持することが重要である。

エイプリルは、私の治療を受けに来る他の子どもたちが、彼女と同じおもちゃで遊び、私のキャンディーを食べていると知って動揺した。私はエイプリルに、あなたはそのことで少し焼きもちを焼いていて、私に腹を立てているようね、と言った。エイプリルは同意し、「私だけを見てほしいの」と言った。それから彼女は「他の子どもたちも自分だけって思うのかしら？」と尋ねた。私は他の子たちもそう思っているし、特別扱いしてもらいたいと思ってもよいのだと言った。

その翌週、私の休暇前に二回の治療面接を行った。エイプリルは私が休暇でいなくなることに腹を立てていると自分から口にした。彼女は私の絵を描き、鉛筆で破いた。私は彼女が描いた私の絵の隣にエイプリルの絵を描き、吹き出しに「リンダ、私はあなたに怒っているのよ！」と書いた。エイプリルは笑いながら「あなたのせいで我慢しなくちゃいけないのよ！」と付け加えた。彼女はもっと続けたがり、柔らかい椅子をクッション棒でを叩き、これまでに大人に見捨てられたときに覚えた怒りの感情をすべてぶちまけることにした。

性的な部分

性的な部分は子どもの自然な性的傾向をしまっておくところかもしれないが、性的虐待に耐え、性的に反応することを強いられた子どもの部分だという可能性もある。あるいは、虐待者と自分を重ね合わせ、性的満足、支配感、復讐など、自分のために何かを得ようと、いまだに性的な行動を取りつづけている人格なのかもしれない。子どもはこのような部分のことを恥じ、養育者や治療者、そして自分自身にも隠そうとすることが多い。子どもにとって、自らの重要性の再確認とそのような部分の肯定的側面を引き出すための再枠付けが必要だろう。

私がもうそのことを知っていると言って安心させると、モニカはようやく性的行動を認めた。彼女の母親は姉から、モニカが学校で「セクシー」だと評判になっていると聞いていた。モニカはまた、自宅の部屋の壁に肌を露出した女性の写真を貼り、母親を驚かせた。私たちは、性的な部分がどのようによいものとなり、役立つものになるかについて話し合いを始めた。

一四歳のクリスティは、自分自身の「飛んでいる」つまり、とても幸せで快活な部分――うつ気分を隠そうとしている部分――のことを説明した。この部分は、自分のことをイヴォンヌと呼んでほしいと言い、クリスティが小さいときから自分はずっと一五歳だったと言った。イヴォンヌは、クリスティの性的で、浮わついた、積極的な部分であることがわかった。彼女は歌を唱い、タバコを吸い、見せびらかすのが好きだった。イヴォンヌは、クリスティが教会のキャンプやショッピングモールに行くと現れる傾向があった。彼女が男の子たちといちゃついたためにクリスティは時間を奪われ、自分の行動についてあとで友人から聞かされて恥ずかしい思いをした。

＊＊＊

男の子／女の子の人格

ＤＩＤの子どもたちは、自分とは反対の性別の人格をもっていることがある。たとえば、女の子が自分のある部分を男性の虐待者と同一視し、その部分を男性とみなすことがある。性的な部分は、子どもがどの程度まで自分の性別を受容できるかや性的虐待の力動、そして子どもの対処方法により、子どもの性別にかかわらず、男であったり女であったりする。とくに儀礼虐待の最中には、虐待者が子どもに異性を演じさせたり、男女両方の役割を行わせたりすることもある（Bryant et al., 1992）。

子どもたちはまた、別の理由で反対の性別の人格を生み出すこともある。子どもたちは、女性より男性のほうが身体的に強いと考えることが多く、そのため男性の保護者部分を作り出すことがある。人を育成するという特性は女性の部分に適していると考えられることがある。無力さや弱さなど、受け入れがたい感情や自己認識は、生物学上の性別とは逆の性の人格に任されることがある。

アダムにはふたつの女の子の部分があった。ひとつは幼い部分で、戸外でハイキングをしたり、足を濡らしたりするのを嫌がった。二つ目の部分はティーンエイジャーと考えられていて、「母親のように」年下の部分の面倒をみていた。

＊＊＊

クリスティの怒りの部分は男性だった。彼女はこの部分のことを自分よりも背が高く、強いと思っていた。彼女の頭の中で聞こえる彼の考えは男性の声だった。クリスティのこの部分は強く、守ってくれ、人付き合いの場面では断定的に話すことができた。

スピリチュアルな部分

幼い子どもたちですら、スピリチュアルな部分をもっていることが多い。子どもと話すとき、私はその部分のことを「神様を知っている、あるいは神様に親しみを感じている部分」と呼んでいる。この部分について尋ねられると、子どもたちはこのような部分をもっていることをあっさり認め、「どうして知っているの?」と聞くことさえある。スピリチュアルな部分などもっていないと断言する子どもたちもいるが、「すべての部分が神様を知っている」と言う子どもたちもいる。他の部分や人格と同様、最善の方法も正しい方法も存在しないのである。

マリーがなかなか私に明かさなかった部分のひとつが、マリアという名前の部分だった。「この部分は悲しんでいるの」と彼女は言った。「そして真実が知られることを望んでいるの。それにこの部分は神様を知っているのよ。彼女は他の部分を助けようとしているの」

マットはルークという名前の部分をもっていた。マットはルークのことを「一晩中起きていて、ぼくのことを見守ってくれる部分」だと説明した。ルークは一度治療場面に現れ、絵を描きたいと言った。彼は薄い黄色のクレヨンを手に取り、柔らかな黄色い光を放つ、大きな星を描いた。

＊　＊　＊

ある日、エイプリルのスピリチュアルな部分は私に会うことにした。エイプリルは切り替わるために目を閉じた。彼女は目を開き、穏やかに私を見て、吟味するように私の診察室を見渡した。彼女が口を開いたとき、彼女の声も態度も、それまでに私が会ったエイプリルの他の部分とはまったく違っていた。

中核人格と本質人格

ＤＩＤの子どもたちの中には中核人格（あるいは「原型」人格）をもっている者がいる。この部分を中心として他の部分が形成されていて、中核部分は初期の発達レベルにとどまっていることがある。たとえば、一〇歳の子どもが自分の中核部分は四、五歳だと言うことがある。原型の子どもの「本質」であり、子どもの生涯にわたって年齢を重ねてきた人格がひとつ存在していることもある（Bryant et al., 1992）。この本質部分は大人の場合であれば「主」人格と呼ばれるものと似ているが、まったく同じとは限らない。「主」人格は大人の患者の場合、治療に現れ、患者として確認されている人格について用いられる用語で、単一または複数の人格である（Putnam, 1989）。

ＤＩＤの子どもたちは中核人格と本質人格の両方あるいは片方をもっている場合があるが、全員にあるわけではない。子どもが自分の中核部分や年上の「本質」部分を（保つために）解離するかどうかは、ひどいトラウマが起こったとき子どもがどれほど幼かったか、あるいはトラウマがどれくらいの期間続いたかによるのではないかと思われる。また、子どもが治療に来る前、どのくらいの期間、家庭が安全であったかにもよるだろう。あるいは単に、子どもの解離性対処の個人的なスタイルに左右されることもある。

いずれにしても、子どもたちが中核人格または本質人格の特徴をもつ部分をもっている場合、それらの特徴はほぼ共通している。たとえば、本質人格の年齢は常に子どもの実際の年齢と同じで、子どもが受けたトラウマについてはほとんど何も知らない。中核人格は常に子どもの実際の年齢よりも幼く、他の部分によって十分に守られている。すべての人格のうち、本質人格はふつう、子どもの名前をそのまま使っている。中核部分も、時にこの同じ名前をもっていることがあり、その場合、ロバートとかスーザンとかいう名前の部分がふたつあることになる。子どもたちはこれらの部分を「大きなロブと小さなロビー」や「大きなスーザンと小さなスージー」などと呼ぶことがある。本質部分は、子どもの人生における特定のトラウマ的な出来事についてほとんど知らない。さらに、とくに不安に弱く、緊張や不安に対処するには、他の部分に切り替わる必要がある。

エイプリルは私が初めて会ったとき一〇歳だったが、最終的に自分の解離された部分にそれぞれ別の名前を選んだ。しかし最初、「神経質なエイプリル」と呼ばれていた部分は新しい名前をつけられるのを嫌がった。彼女は「ただのエイプリル」と呼ばれたがり、自分の年齢は一〇歳だと言った。この部分は、自分が内部システムや外の世界でどんな役割を果たしているのか知らなかった。彼女は「神経質」な以外、自分がもっている特定の感情を思いつくことができなかった。別の四歳の部分は「小さなエイプリル」と呼ばれていた。これらのふたつの部分がそれぞれ本質人格と中核人格だった可能性がある。

部分と知り合うためのテクニック

子どもが自分の人格を知ることを助ける方法はたくさんある。第5章で説明したゲシュタルト対話もＤＩＤの子どもたちに有効である。別の部分に対し、話しかける代わりに手紙を書くという方法も、脅威を感じずに知り合える方法のひとつである。子どもたちは、とくにコミュニケーションが好きで他の部分ほど接触を嫌がらない部分をもっていることがある。この人格が内部システムの「接ぎ手」となる。

エイプリルの接ぎ手部分であるアビーは、「お高くとまったエイプリル」のことを知らなかった。そこで彼女は、お高くとまったエイプリルに友だちになろうと手紙を書いた。彼女はその手紙を家にも持ち帰り、自分の個人的なものと一緒に置いておき、お高くとまったエイプリルが返事をくれるかどうか様子を見ることにした。

＊　＊　＊

アダムは自分の怒りの部分に手紙を書き、内部の他の部分と知り合う手助けをしてくれるように頼んだ。手紙は次のようなものだった。

親愛なるスタントマン、モンスターマン、破壊者、そして怒りへ

こんにちは！　ぼくはアダムです。君たちのことをもっと知り、君たちがなぜいつも腹を立てているのか知りたいと思っています。

（追伸　すぐにお返事ください。）

愛をこめて　アダムより

部分についての本を作る

「部分の本」の作成が大きな効果を発揮する場合がある。それぞれの部分が自分のページの色を選び、文章や絵を加えるスペースをもてるよう、さまざまな色の画用紙を使うとよい。この方法で、子どもは自分の各部分について別のページに記入することができる。私は子どもの各部分に自分のページを作るために出てくるよう促している。好きな食べ物や好きなこと、「私が嫌いなこと」、知っているあるいは話をしたことのある他の部分、外の世界で知っている人たちなどの情報を入れるとよい。図6－3と図6－4は、ふたりの子どもが作った「部分の本」のページ例である。

部分が住んでいる内部の場所を描く

子どもに部分たちが住んでいる心の中の世界の絵を描くように求める。これは、私にとっても子どもにとっても、子どもがどのように人格やその分離性、連結性を概念化しているのかを理解するために役立つ。切り替わりの起こる様子やある部分が「出てくる」様子について、自分の考えを示す子どもたちもいる。すべての部分が頭の中にいる絵を描く子どもたちもいれば、頭、胸、腕、脚など体のさまざまな部分にいる人格を描く子どもたちもいる。いったん心の中の世界の絵によって比喩的に具像化されれば、この絵がコミュニケーションと協力を築く、内面の「建設工事」の枠組みとなる。図6－5と図6－6は、子どもたちが描いた内面世界の絵である。

メリーの心の中の場所は「大きなディズニーランドみたい」なところだった。「心の中を覗いたり、

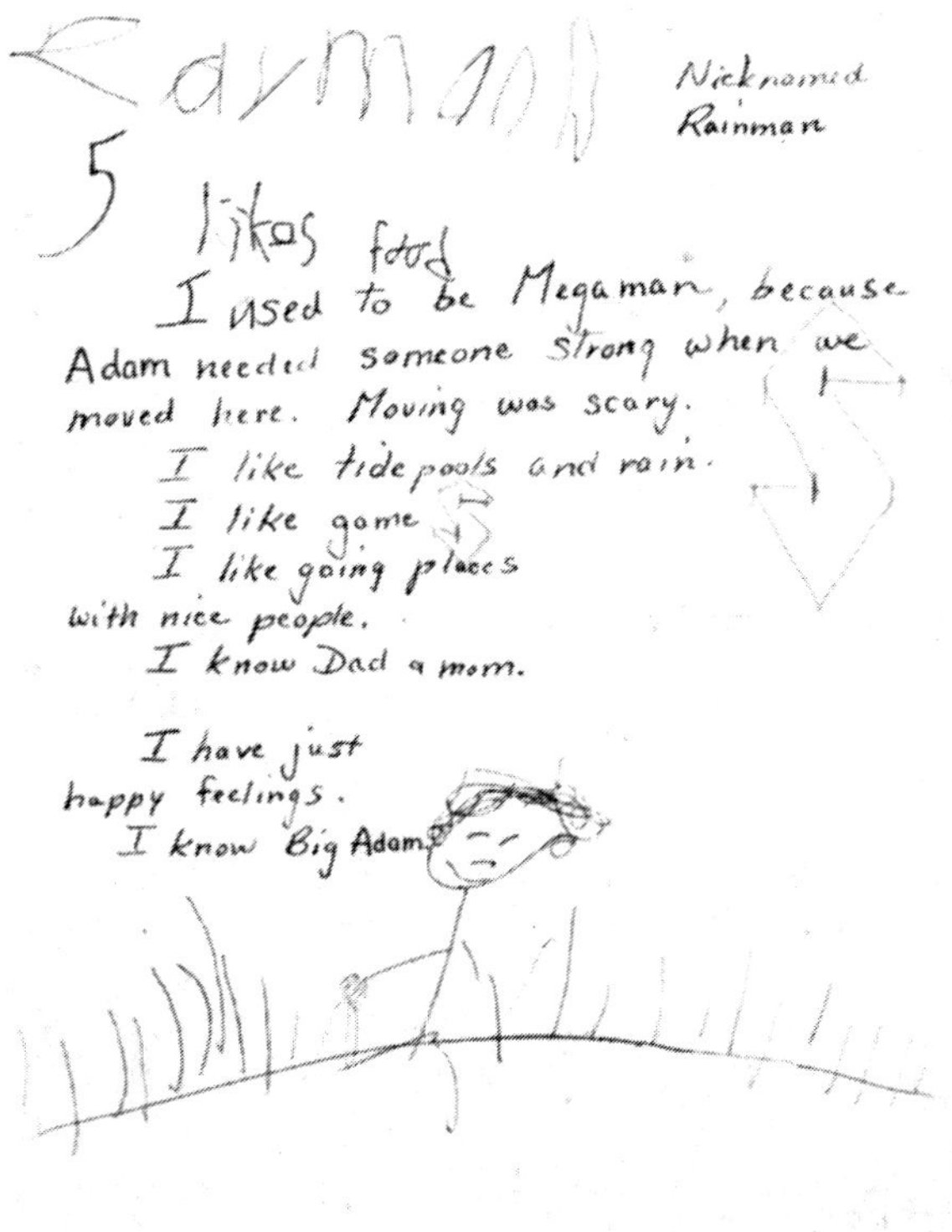
Nicknamed
Rainman
5
likes food
I used to be Megaman, because
Adam needed someone strong when we
moved here. Moving was scary.
I like tidepools and rain.
I like game
I like going places
with nice people.
I know Dad a mom.
I have just
happy feelings.
I know Big Adam

図 6. 3　10 歳のアダムによる「ぼくの部分たちの本」の 1 ページ。絵はアダムが描いたもの。文章はアダムが口述し、治療者が書き取った。

旅したりできるのよ」と彼女は説明した。「同時に三つ（の部分）を覗くことができて、心の中をバスで旅するの。心のバスに乗ると部分は見えなくなるの。この前の週末、〔親戚の〕家に泊まったとき、子どもじゃないんだからと言って、夜寝たあとトイレに行かせてくれなかったのよ。それで里母と里父と一緒に家に帰りたくなって、心のバスに乗って帰ったの！」

　メリーの心の中の世界には大きな「町」が三つあったが、それとは別に「石の村」と呼

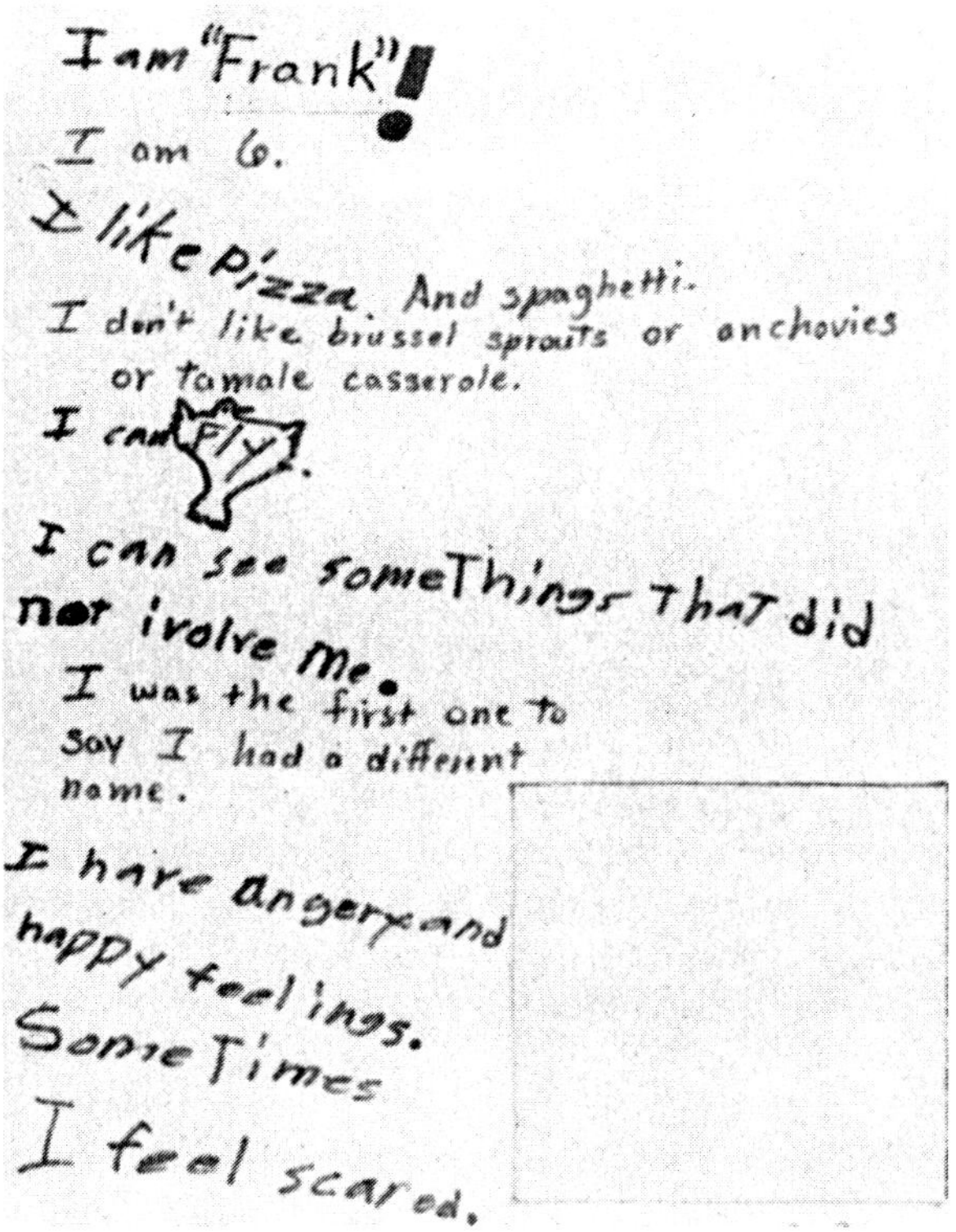

I am "Frank"!
I am 6.
I like pizza. And spaghetti.
I don't like brussel sprouts or anchovies or tamale casserole.
I can fly.
I can see somethings that did not ivolve me.
I was the first one to say I had a different name.
I have angery and happy feelings.
SomeTimes I feel scared.

図 6. 4　ジェレミーの部分の本からの1ページ。ジェレミーと治療者が順に記入した。右下の四角形は写真または絵のためのスペース。

ばれる場所もあった。石の村について聞かれると、メリーは「あまり素敵な場所じゃない」と答えた。メリーによると、石の村は高い壁に囲まれていて、他の三つの町とは別になっていた。そこには、たった一軒の家に、女の子の部分がひとりと男の子の部分がふたりの合計三人が住んでいるだけだった。三人とも黒い服を着ていた。メリーは、そこに住んでいる三つの部分は以前は別の家に住んでいたが、今では石の村

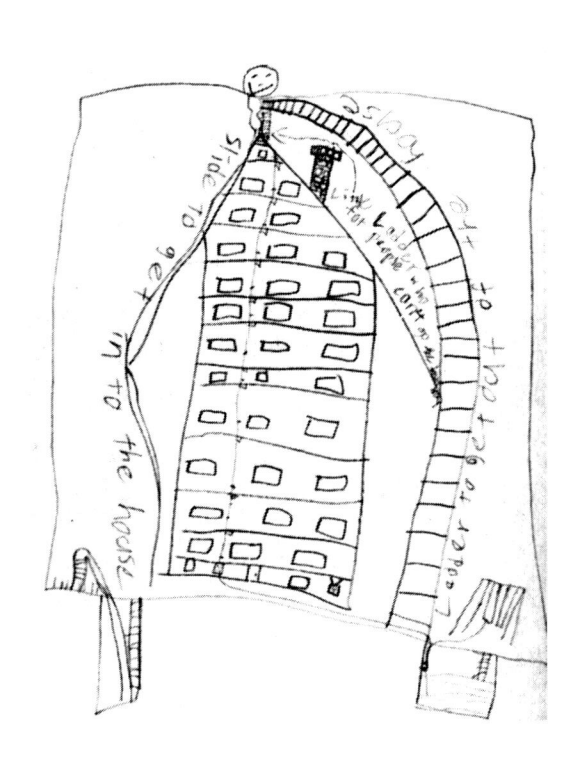

図 6. 5　アダムによる、部分たちが住む心の中の家の絵。左側に「家に入るための滑り台」があり、右側には「家から出るためのはしご」がある。中央の矢印は「難しい方法で移動できない人たちのための小さなはしご」を示している。

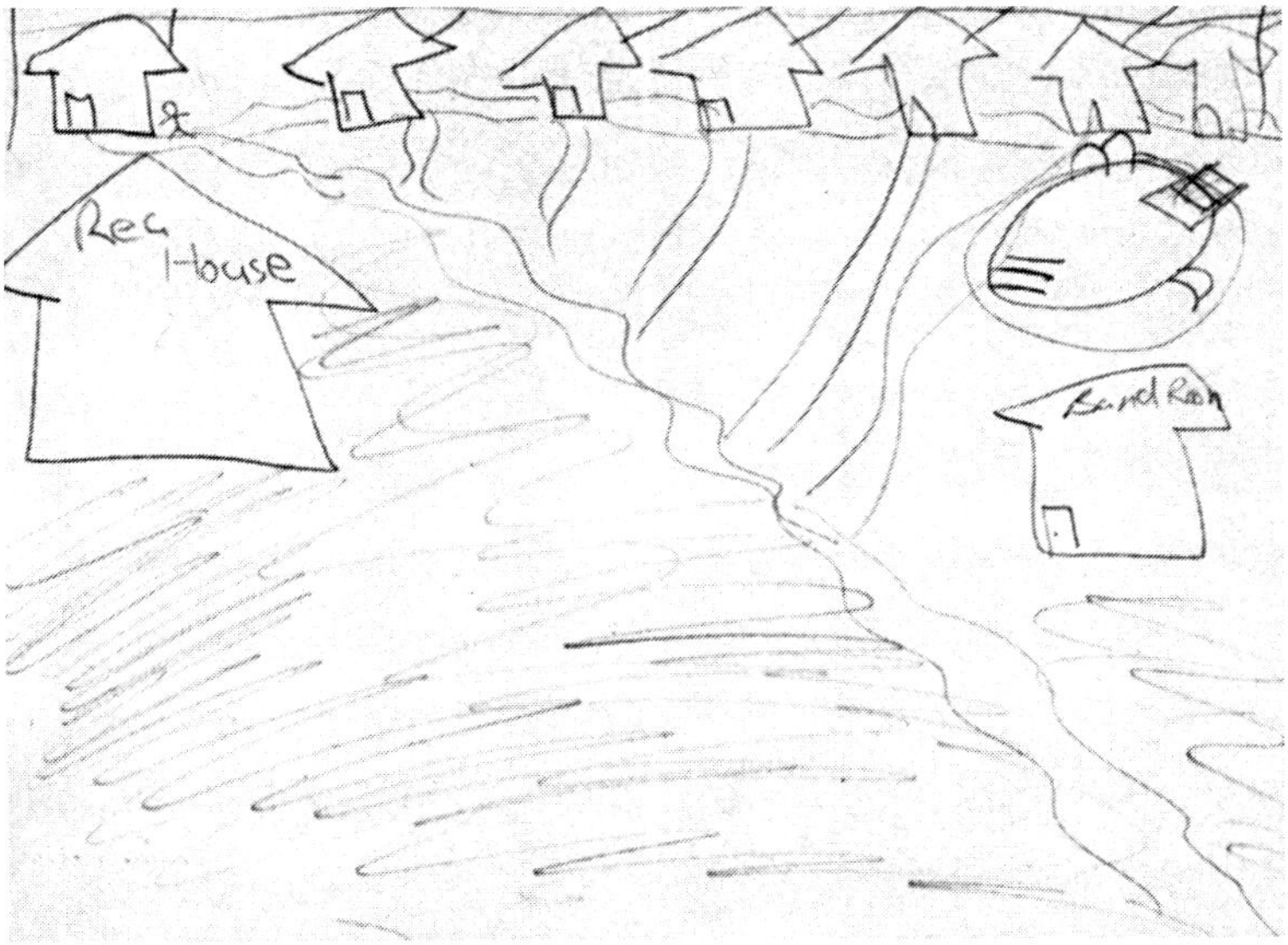

図6.6　メリーの内面世界は「大きなディズニーランドみたい」な場所である。彼女の部分たちは別々の家に住んでいる。「レクリエーションハウス」「バンドルーム」、プールに注意。

に三人だけで住まなければならなくなったのだと、悲しそうに言った。

このように、メリーの内面世界には、解離や分離性、連結性を比喩的に表すもの、そして外の世界での彼女の対処方法の手がかりとなるものがたくさんある。また、いくつかの人格がもっている特定の役割や経験についての情報も与えてくれる。

各部分を図解する

図解はサティアが「マッピング」と呼んだものとよく似ている(Satir, 1983)。夫婦などの成人患者に用いる場合、原家族と核家族を図示することで、幾世代にもわたる家族内の人間関係のパターンを治療者と患者に対して解明することができる。こうしてできる家系図から重要なデータが浮かび上がってくる。ＤＩＤの患者については、大人であれ子どもであれ、図示や図解により、心の中にある人格の「家族」の視覚的配置を知ることができる。

まず、子ども自身がすでに確認している部分のリスト作成から始めよう。どの人格がどの人格を知っているのかについてや、彼らのさまざまな発達年齢、役割についての情報が子どもやその部分たちから得られれば、説明と関係を表す矢印とともに追加していくことができる。子どもが描いた心の中の世界の絵を用い、さまざまな部分の位置と互いの関係を示す絵地図に発展させることもできる。

私は、図解に必ず子どものすべての部分が含まれるように、また「部分の本」からどの部分も漏れないように注意している。子どもは、自分の部分のひとつひとつが重要で不可欠であると知る必要がある。援助者の部分や社交的な部分、比較的弱くない部分が最初に現れ、治療者や他の部分に進んで知ってもらおうとするだろう。虐待や苦痛の経験と記憶、あるいは怒りや恐怖のような感情をもつ部分は、他の部分の様子を窺い、ずっと後になるまで隠れているかもしれない。トラウマの記憶や否定的な感情をもつ役割だけを担っている部分は、除反応[★7]作業が始まるまで決して現れることはない。

非常に幼い子どもたちでも心の中には複雑なシステムをもっていることがある。ある子どもは、自分の人格のそれぞれに、年下の部分と実年齢の部分、そして実際より「年上」の部分という三つの部分があるという概念をもっていた。部分たちはグループごとに生活の中でよく似た役割を果たしていた。たとえば彼女は「メイベルたち」は実の母親と一緒にいるときよくお手伝いをすると言った。このグループはメイ、メイベル、メイベラという名前の三つの部分から成っていた。この子どもはまた、自分には「誰が何をして、誰が表舞台に出るかを決定する」三人の調整者と三人の裁判官がいることも自発的に話した。

人格間の協力を作り出す

いったん子どもが心の中に異なる部分があるという概念を受け入れ、そのそれぞれを知りはじめれば、自分自身と友人になり、自己育成を学ぶ過程が本格的に始まる。治療者はいくつかの方法で、子どものこのような能力の発展を助けることができる。

部分を再枠付けする

第4章で述べたとおり、子どもたちはみな、外界でどのような感情、考え方、行動が他者に受け入れられ、認められ、どのようなものが受け入れられず、非難されるのかについて、幼いうちに学習する。通常、子どもは自分自身の部分について、他者が自分に対してもっているだろうと思われるものと同じ感情をもつようになる。人に好かれ、評価される部分のことは自分も好きになるが、人に認められず、罰を与えられる部分のことは自分も「大嫌い」になったり、恥ずかしく感じたりするのである。否定的に見られている人格も受け入れられるよう、治療者が肯定的な意味に再枠付けする必要があるだろう。一部の肯定的な人格も援助者や調停者として再枠付けされることができ、そうすることでこれらの人格は嫌われている部分が他の部分たちから受け入れられるための援助を行うようになる。

否定的な部分は、ほとんど間違いなく、保護的な役割や機能をもったものとして再枠付けすることができる。怒りの部分は子どもの味方をしている、あるいは不公平な事柄に対して不満なのだと考えることができる。意地悪な部分は、不利な状況で戦ったり、欲しいものを得ようとして、とうてい見込みがなくて

★7　過去の体験で無意識に抑圧された記憶を意識化することで、心理的な緊張が解除されること。

も試みたりできるほど強いのかもしれない。性的な部分は、いい気分になりたいと思っている、あるいはこれまでずっと利用されてきたが、今は自分たちのために何かを手に入れようとしているのだと再枠付けすることができるかもしれない。子どもは、怒り、恐怖、意地悪な気持ち、性的感情、悲しみなどを感じられることの重要性について知る必要がある。もちろん、「否定的な」部分がどのようにして独自に子どもを助けることができるかについても再枠付けできればもっともよい。

ＤＩＤの子どもは、複数の人格をもっていることを恥ずかしく感じてきたかもしれない。その場合、解離そのものを子どもに対して再枠付けする必要がある。私がエイプリルに対して指人形の物語の中で行った再枠付けの例を次にあげる。

「昔々、子猫がいて、森の中で遊んでいました。大きくて意地悪な熊がやって来て、小さな子猫を捕まえ、檻に入れました。子猫は抵抗し逃げようとしましたが、できませんでした。子猫は悲しく恐ろしく感じ、熊に対して腹を立てました。子猫の手はひどく痛みました。子猫はこんなに気分が悪くなければよいのにと思いました。実際、子猫は何もかもが現実でなければよいのにと思いました。子猫は悪い感情をもちたくなかったので、自分の部分たちにそのような感情を渡し、その部分たちのことを他の動物だと思い込むことにしました。怒りの感情はスカンク、恐怖の感情はネズミ、そして悲しく傷ついた感情は子犬が引き受けました。

小さな子猫は長いあいだ檻の中に閉じ込められていましたが、ついにおとぎ話のゴッドマザーが森にやって来て、子猫のことに気づきました。おとぎ話のゴッドマザーは子猫を出してやり、熊から遠く離れたところへ連れて行きました。子猫は檻から出たあともまだ怒りや悲しみ、恐怖、傷ついた感情をもちたくなかったので、そのような感情を他の動物たちにもたせたままにしておきました。困ったことに、スカンク、ネズミ、子犬はみんな子猫のあとをついて回り、子猫と一緒に遊びたがり、新しい家に一緒に住みたがりました。でも子猫は、彼らのことが好きではありませんでした。この動物たちが本当は自分のものであることをおとぎ話のゴッドマザーに言うのは恥ずかしいと思っていました。ほら、子猫は自分が猫だから、自分の部分はみんな猫の外見をしていて、自分とまったく同じように振る舞うべきだと思っていたのです！　子猫は、スカンクやネズミ、犬が好きだという猫のことを聞いたことがありませんでした。でも、おとぎ話のゴッドマザーはこう言いました。『スカンクはとても役に立つお友だちなのよ。あなたのスカンクのお友だちは何であれ厄介なことがやってきたら、それを吹き飛ばしてしまうことができますね。犬も役に立ちます。犬はとても忠実なので、人間の一番の友と呼ばれています。それから小さなネズミはどうかしら？　ネズミは走るのがうまいですね。とても速く走ります。それに夜、何か恐ろしいものが家に近寄ってきたら、犬をけしかけて吠えさせることもできます』

それで小さな子猫は動物たちと友だちになりました。子猫は成長し、美しいトラになりました。このトラはとても恵まれていました。他の動物たちのおかげで、彼女は親切で賢く強くなれる方法を知っていたからです。彼女はこの動物たちがもっていた感情を全部取り戻していました」（ここで私は同一性を強調するため、三つの指人形をトラの指人形の中に入れた。）

エイプリルはこの物語をとても気に入り、もう一度見たいと言った。翌週、彼女は、「弱虫」「セクシー」「腹を立てている」そして「お高くとまった」声が自分の中から聞こえることを私に話す覚悟ができていた。これらはそれまで彼女が受け入れたがらなかった部分だった。

＊　＊　＊

モニカは、腹を立てている部分を表すため、サメの指人形を選んだ。彼女は私に、サメは自分の「ネズミの部分」を怖がらせたので、ネズミは「乱暴者」の部分である熊を担ぎ出し、サメから自分を守ろうとしたと言った。指人形たちはみな、「乱暴者」がモニカを守ってくれるだろうと言った。彼らはサメに近寄ってほしくなかった。モニカはさらに、自分が腹を立てないように神様が助けてくださるだろう、そして、サメは死ななければならないと言った。私はモニカにサメの部分と話すように言った。

「私はあなたのことが大嫌いよ。あなたが死ねばいいと思っているわ」とモニカはサメに言った。私はサメのことを好きな部分はいるかと尋ねた。モニカは「乱暴者」の部分の熊がそうだと言った。「ぼくはきみのことが少し好きだ――時々だけどね」と熊はサメに言った。サメが虐待者であるモニカの〔身内〕に腹を立てていることがわかった。熊は彼に対して腹を立ててよいものかどうかわからなかった。モニカはこう言った。「〔虐待者が〕刑務所に入ったのは私のせいなの。彼は私に腹を立てているし、私の家族もみんなそうよ」。虐待は何年も前に終わっていたが、モニカは、虐待について明かしたときの自分の行動について母親がどう思っているのか、はっきり知らなかった。母親は私たちの治療面接の最後に入ってきて、モニカの怒りと虐待をやめさせる権利を認めた。虐待者を刑務所に入れた責任は判事にあったのである。

内部のコミュニケーションを形成する

子どもの心の中の人格間でのコミュニケーションを増やすことは、共同意識を増やすことにつながる。「共同意識」とは、お互いを認識したり、いくつかの部分が同時に外の世界から情報を取り入れたりする能力のことである。共同意識をもつためには、ふたつの人格を隔てている心の中の障壁を取り払うか、少なくとも透過性をもたせなければならない。DIDの子どもたちは大人ほど強固な健忘の障壁をもっているわけではないので、多くの子どもたちがすでに心の中で何らかの対話を行っている。

部分間のコミュニケーションを増やすための援助方法としてもっともよい方法のひとつが、内面世界に

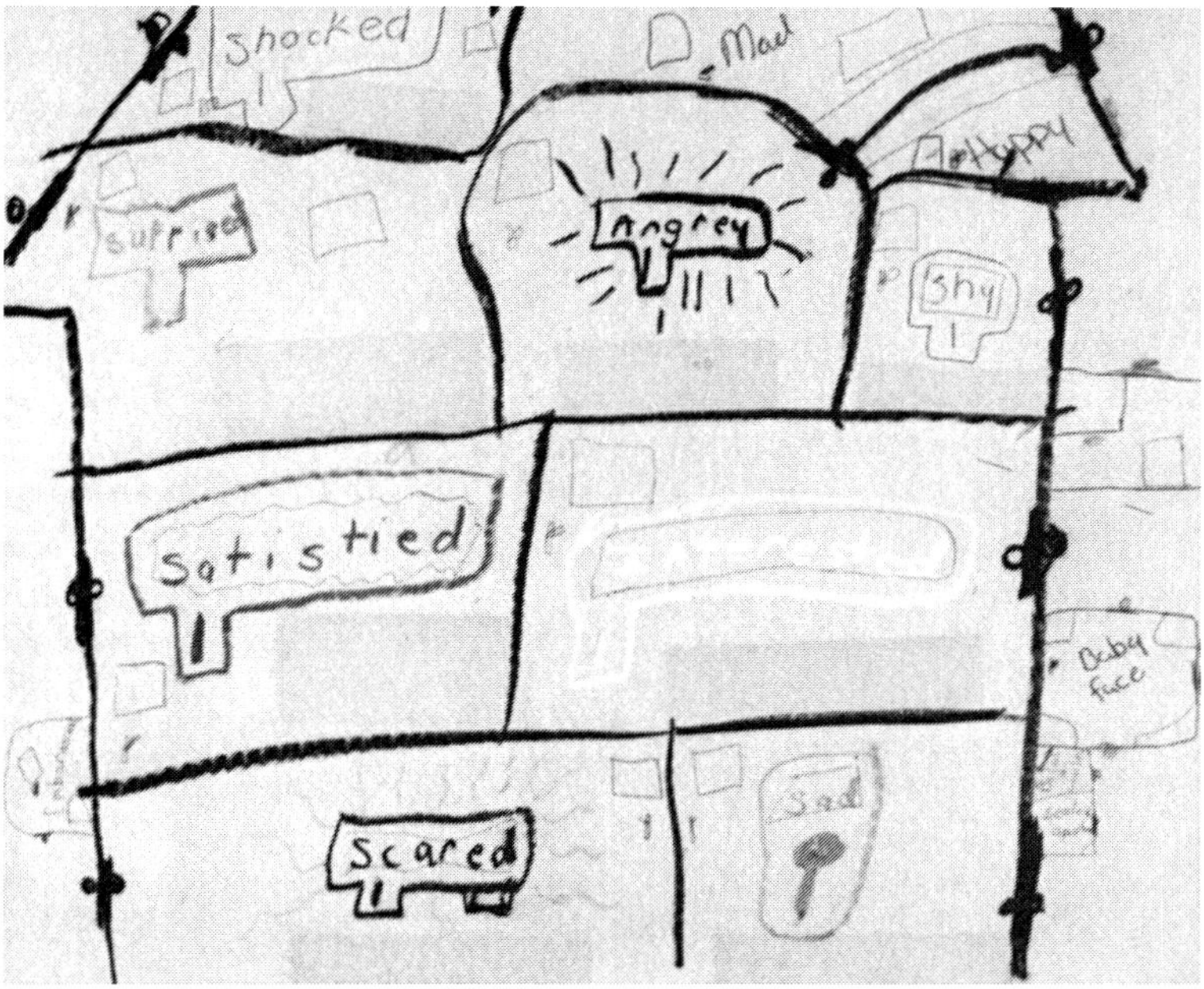

図 6.7 モニカによる、部分たちの住んでいる場所の絵。彼女は窓とドア、そして、内部のインターホンのためのスイッチを描いた。

対する子ども自身の比喩を用いることである。子どもたちは、心の中の世界は部分ごとに分かれた部屋のある家のようだ、いくつかの地区に分かれた街のようだ、あるいは、多くの部分のために別々の家があるようだ、などといった空想をもっている。子どもが以前に描いた絵を用い、町や家をつなぐ電話線や道路、部分たちが訪問し合うための地区内の通路、集会の部屋(*)、各家の電話、各部屋にスピーカーのついたインターホン装置(*)などを描くよう促すことができる（図6-7）。可能性を制限するものは想像力だけである。ある子どもは郵便物の差し出し口まで描き加えた。

(*)このアイデアに関してビッキー・グラハム＝コステインに感謝する。

このデザインにおいて、各部分に他の部分を知る機会を与えることと同様、各部分のプライバシーを守ることも重要である。最初は物理的、視覚的に接触するという考えに圧倒されてしまう部分もいるだろうが、インターホンを通して他の部分たちの言動を「盗み聞きする」ことには抵抗を感じないかもしれない。他の部分の泣き声やけんかの声におびえたり、何かが聞こえると思っただけでおびえたりする人格もいるだろうが、内面の家の中で隣の部屋や「廊下」を覗けるよう、部屋に窓を付けるのはかまわないと思っているかもしれない。見たくないときに使えるようにカーテンをつけることを提案することもある。

集会の場所は、あとで集まって古い記憶を見てみたり、お互いを慰め合ったりするのに役立つだろう。不安があるために、この集会場所をすぐに使えない子どもたちもいる。治療の初期段階では、他の「覗く」「こっそり聞く」方法のほうが共同意識を築くために安全な方法だと感じられる。

ジェレミーは、心の中の連絡用の内線は保護者部分が住む家から始まるべきであり、ケーブルや心の中の「家」すべてがこの家につながっているべきだと考えた。

＊＊＊

モニカは、不安に感じる場所や人のところへ行かなければならないとき、おびえた部分たちが見聞きしなくてすむよう、心の中の窓とドアを閉め、インターホンのスイッチを切ってもよいことにした。こうすることで、外の環境が安全に感じられないときでも、心の中ではすべての部分が安心できるのだった。モニカはまた、必要に応じて多少の解離を使ってもよかった。

＊＊＊

メリーは心の中の家をつなぐ電話線を描いた。私は、彼女が絵を描いているあいだ、どの部分が彼女のことを見たり聞いたりできるのかと尋ねた。メリーは「全員よ」と答えた。彼女が絵を描いているあいだ、私は、私たちが今、何をしているのか、そして知り合うためにどうやって電話線を使うことができるかについて、すべての部分に説明した。絵を描いていた部分であるレイニーは、恐ろしいことを知りたくないから、他の部分たちが言うことを聞くのは怖いと言った。私は、レイニーや他の部分たちに、とりあえず「やあ」と挨拶して知り合いになり、他の部分たちがどうしたいのか知るためだけに電話線を使ってもよいと言った。心の準備ができるまで、恐ろしいことについて話し合う必要はない。

部分たちと連絡をとる

いったん心の中の連絡網ができれば、子どもは決断を下す必要があるときや問題がもち上がったとき、他の部分たちと相談できるようになる。内部システムに情報を回すことも簡単になり、すべての部分たちが外の世界で重要な「家の規則」を覚えるのに役立つ。

多くの場合、「家の規則」は親、あるいは親と子の両方により設定される。「土曜日に自分の部屋を掃除する」「九時にはベッドに入っている」などである。基本的な規則は学校にもある。誰も罰を受けないよう、子どもは心の中のコミュニケーションシステムを使って、このような規則を確実にすべての部分に知らせることができる。ある部分が規則を忘れた場合はどの部分が問題を引き受けるか、相談することもできる。

インターホン装置全体の主電源を入れれば、すべての部分と連絡をとることができる。これは、今出ている部分が、別の部分が出ているときに聞いた重要な情報を聞いていない場合に役に立つ。家で親に、あるいは治療面接中、治療者に繰り返し同じことを言われなくても、子どもは部分たちに確認することによって情報を得ることができるのである。

ある日、メリー（Merrie）は「メリー（Melly）」として現れた。先週、彼女はここにいなかったので、最後におもちゃで遊んだこと以外、前回の治療面接のことは何も覚えていないと言った。私はMellyに前回の治療面接にどの部分が出ていたかを伝え、その部分または誰か別の部分に何をやったか教えてもらえるかどうか、心の中で確認してみるように言った。Mellyは心の中の声を聞き、正確な情報を答えた。

そのあと彼女は私に、以前にここに出てきたことのある部分で、よく腹を立て、クッション棒を叩いて怒りを表した部分とは知り合いではないと言った。私は彼女に、その怒りの部分の声を聞くため、心の中に耳を傾けてみるよう言った。Mellyは目を閉じ、静かに耳を傾けた。そして彼女は突然、目を大きく開くと、「彼女が私に汚い言葉を言ったわ！」と叫んだ。彼女は心の中のコミュニケーションを見つけたのだった。

＊　＊　＊

ジェレミーは心の中で会議を開く必要があった。暗くなったあとも、おもちゃを外に放っておく人格たちがいたからだ。彼の父親は、一日の終わりにおもちゃをすべて集め、片付けなければならないという規則を設定したがっていた。でも、二、三歳の幼い人格がおもちゃを出しっぱなしにしたらどうなるだろう？　ジェレミーの部分たちはインターホンを通して自分たちの選択肢について話し合った。年上の部分たちが小さな者たちにおもちゃを集めるように言う（心の中から話しかける）、あるいは年上の部分が出て行って、小さな子の代わりにおもちゃを集め、片付けることも可能だ。ジェレミーの部分たちは話し合いの結果、年上の部分が出ていって、片付けを引き受けることを決めた。私たちはジェレミーの父親に彼の決定を伝えた。ふたりはまた、全部の部分たちが読めるよう、この新しい規則を紙に書き、ジェレミーのベッド脇の壁に貼るとよいということでも同意した。

協力が得られないとき

DIDの子どもが家の規則を次々に破ったり、取り決めを守れなかったり、腹を立て、ひどく態度に表したりすれば、それは内部の協力がうまくいっていないという徴候かもしれない。これには、外部環境に関する理由や子どもの心の中の世界に関する理由など、いくつかの理由が考えられる。

環境が安全でない場合

部分たちは外の環境が十分安全でなければ、他の部分たちや親と協力する努力をしたがらないかもしれない。養育者、学校、身内への面会などが不安を掻き立てたり、古いトラウマの記憶を誘発したりすれば、子どもは生活に対する共同意識の取り組みを用いてもよいほど十分に安全だと感じることができない。強い不安に対処するため、子どもは健忘性障壁を利用して自分自身の脆弱な部分を保護するという、おなじみの解離性防衛に頼らざるをえないのである。

心の中が安全でない場合

心の中の協力がうまくいかない別の理由として、子ども自身が自分の他の部分の思考、感情、行動に直面する心構えができていないことがある。多くの子どもたちにとって、心の中で他の部分たちを確認し、問題解決のために話し合うことは、治療の初期段階では負担が大きすぎることがあり、トラウマの記憶を処理している段階にあってもまだ難しいことがある。

モニカにはとても順応性のある部分がひとつかふたつあり、それらの部分は母親やきょうだいと行動についての取り決めを結びたいと考えていた。しかし、他の部分たちは賛成せず、モニカが切り替わると取り決めを破るのだった。ある日、モニカがショッピングモールで万引きをして捕まった。彼女は取り乱し、神様からも母親からも罰を受けるのではないかと恐れた。しかし、モニカの否認部分のためにこのように自分自身の行動と向き合うこととなり、一部の人格がモニカが嫌がることを行い、手遅れになるまで気づかれないでいるのではないかという可能性が示されたのである。

＊＊＊

エイプリルの祖母は、エイプリルが日常的に心の中とコミュニケーションをとっておらず、インターホン装置を使ってもいないと報告した。彼女の「家庭での」人格は、その日の学校での出来事を何も知らなかった。治療面接中、エイプリルは私に、「みんなが苦痛を感じるから」常にインターホン装置を使うのは難しいのだと言った。そのときエイプリルは記憶に関してたくさんの取り組みを行っていたため、浮かび上がってきた感情や記憶をしまっておく方法を必要としていたのである。さもなければ自分自身をそのような感情や記憶から分離するため、健忘性障壁を用いざるをえなくなるからだ（第7章参照）。

古い習慣は簡単

心の中の部分たちが本当に協力できるようになるには、時間がかかる。不安、怒り、嫉妬、満たされない欲求に対する昔からの対処方法にはなじみがあり、家庭や学校で物事がうまくいかないとき、こちらを作動させるほうがずっと簡単だからである。

ある日、モニカは心の中のインターホンを聞かない部分のリストを作った。ひとつは「ルイ」という部分で、怒り狂っていて、ほとんど話をせず、行動で表すだけだった。その他はローラ、また別の怒っている部分で治療にうんざりしている「退屈している子」、他の者たちの声を聞きたがらない

「内気な子」、そして「恥ずかしがっている子」と「おびえた子」だった。モニカと私は、どうすればこれらの部分に話を聞かせることができるか、話し合った。私たちは彼らに、怒っても、退屈しても、恥ずかしくても、内気でも、おびえていてもよいと伝言した。部分たちからの情報が集まりはじめると、私たちはモニカに精神的な一連の働きがあることを発見した。家庭で緊張することがあると、おびえた部分たちがまずそれを感じ、それからその緊張が他の部分たちに伝わり、最後に怒りの部分であるルイのところへ行く。そしてルイは破壊的な行動でその緊張を拭い去ろうとするのだった。私はおびえた部分と怒りの部分を援助者として再枠付けし、緊張と不安感を拭い去る新しい方法を見つけるため、私たちは彼らの援助を求めた。モニカの母親に、家庭での緊張と、モニカと一緒にその緊張に対処するよりよい方法について知ってもらうため、家族との面接も必要であった。

ひどく落ち込んだ部分や非協力的な部分との関わり

怒りや激怒の部分のような特定の人格は、（内外の）他者と協力することを拒み、取り決めに従わず、他者とコミュニケーションをとることや知り合うことに抵抗することがある。彼らの「非協調性」と否定的な行動は、何らかの方法で子どもを守ろうとする試みを示している。しかし、このような「乱暴者」の部分がもっているうつ感情や怒りの感情は、子どもにとっても養育者にとっても恐ろしいものである。

このような恐ろしい部分が親や養育者、そして治療者によって認証され、受け入れられれば、子どももこれらの部分を愛し、受け入れられるようになる。そうすれば、これらの「否定的な」部分が強さとなり、安全だと感じればよりよい方法で子どもを助け、保護しようとするようになる。年齢に関係なく、安全が確保されないかぎり、すでに試したことのある真の防衛を簡単にやめられるものはいないのである。

安全を確保するため、心の中の「家の規則」が必要かもしれない。どの部分も「偶然」であろうが故意であろうが、体を傷つけてはならない（体を切る、自殺未遂、向こう見ずな行為など）とか、家出をして他の部分たちを危険にさらしてはいけない、などという規則である。親によって定められた規則の場合と同じように、守らなかった場合の対応も計画に組み込む必要がある。

治療者は、このような計画について本気で考慮し、実行しかねない落ち込んだ部分や怒りの部分と、危害を与えることはしないという約束を結ぶことができる。しかし、代替計画もあれば、他の人格たちはより安心することができる。ある人格が規則を破るかもしれないという心配があれば、他の部分たちがチームを組んで自分たちを守ったほうがよい。規則を破った場合の対応について決め、他の部分たちに伝えるのである。たとえば、自己防衛チームが、ある部分が本当に子どもを危険にさらす恐れがあると思えば、親や治療者に伝えることにする、などである。

エイプリルは家出を試みたあと、自殺についての考えを口にした。彼女が危害を受ければ家族がどんなに悲しむかについて話し合ったあと、エイプリルは自殺について考えると自分でも怖くなると認めた。彼女は自分を傷つけないことを約束したが、私がそのとき話していたのは死にたいと考えていた部分ではなかった。そこでエイプリルは「心の中に入り」、自分を傷つけないという約束について同意するかどうか、部分たちに尋ねた。彼女はこう報告した。「ふたつの声が『ノー』と言ったけど、私は『賛成しなきゃだめ』と言ったの」。耳を傾けていたいくつかの部分たちは、他の部分が彼女の体を傷つけるのではないかと誰かが感じたら、それらの部分のうちのひとつが私に電話をする、または祖母に私に電話するよう頼むと私に約束した。エイプリルは私たちのこの解決策に安心したと言った。治療面接が終わる前、私たちは彼女の祖母にこの取り決めについて伝えた。

境界性部分

顕著な境界特性や境界的な形で行動化する人格をもつ子どもや若者に対して治療を行う場合、部分間の内面の協力を得るための道のりは長く、困難だと感じられるかもしれない。同様の症状をもつ成人患者と同じように、このような子どもや若者たちも、自分の体を切りつけたり、焼いたりなど、自殺を仄めかす行動を用いる傾向が高く、所有物や他者に対してもさらに破壊的なことがあるため、治療者は時間と労力をひどく要求されることがある。このような子どもがいる場合、養育者やきょうだいが火に油を注いでしまうため、家庭生活もまた混乱している傾向がある。

親や養育者が、行動の限度について断固として譲らず、感情に耳を傾けるための時間と労力を惜しまなければ、子どもは落ち着いてくる。親がうつ病、成人のＤＩＤ、人格障害といった形で自分自身の障害の徴候を示している場合、子どもが安全だと感じられる家庭環境を提供することはできないだろう。患者も親も治療者も、次から次へと危機がやってくるように感じるかもしれない。（身体的虐待でないとしても）情緒的虐待のサイクルが生まれ、子どもも親も疲弊してしまうかもしれない。

このような状況では、子どもや思春期の若者の解離性障害を専門とする病院や入所型の治療施設を利用することもできる。家庭とは違う場所で子どもと親がお互いから一時離れ、継続して取り組みを行うため、子どもは行動の限度、一貫性、配慮、治療を与えられる。可能であれば、親は自分のための治療を受け、さらに子どもの治療にも関わるとよい。子どもが家庭を離れることによって家庭がふだんより穏やかになるため、親は自分自身の問題を評価し、何らかの援助を受ける機会をもてるようになる。

虐待に関わっていない養育者の子どもの治療への参加

解離性障害をもつ子どもの虐待に関わっていない養育者との協力はきわめて重要である。親や治療者、そして子ども自身の部分たちが治療「チーム」となれば、子どもと家族に癒しをもたらすのである。この項では治療中のＤＩＤの子どもの養育者に対する援助について論じている。ただし、ここで私が述べることは、虐待を行っていない、虐待者ではない親と現在の養育者にのみ当てはまるものである。子どもが現在、虐待の危険にさらされている、あるいは現在トラウマを受けている場合にとるべき手段については、第3章を参照してほしい。

　診断の時点から、まず子どもに複数の部分や人格があることについて養育者に確認することが重要である。解離の仕組み、そして、子どもの治療をサポートするために家庭で大人にできる最善の方法について説明することが不可欠である。ＤＩＤの子どもの親や養育者も、子どもと同じくらい援助を必要としているのである。

　養育者に対して解離を定義し、説明する場合、子どもに対して用いるのと同じ用語を使うとよい。こうすることで、親は同じ言葉で子どもとＤＩＤについて話すことができるようになる。家庭の安全、構造、一貫性について強調しよう。

　家族全員にとって快適なライフスタイルをもたらすため、一般的に養育者は子どもに対して受容的であり、脅迫的にも懲罰的にもならず、断固とした明確な境界（規則と限界）を維持しなくてはならない。これは難しいことである！　しかし、受容と一貫性の雰囲気がなければ、子どもの心の中で混乱が勢力を振るうこととなってしまう。

しつけ

　解離性防衛が原因で、他の子どもたちには効果のあるしつけがＤＩＤの子どもにはうまくいかないことがある。ＤＩＤの子どもに対する規則や要求は、実際、そのときに出ているひとつの人格の耳にしか入っていないことがある。そのために他の人格たちはその情報を得られず、そんな規則など聞いたことがない、決して聞かなかったなどと（心から）言い張るのである。同様に、子どもに対して与えられる罰や対応についても、実際にはひとつの人格だけしか経験していないことがあり、そのため、他の人格たちは結果から何も学ばず、同じ間違った行いを繰り返すのである。

子どもをしつけようと何度も試みては失敗し、親は腹を立て、不満の気持ちをもつようになる。親がこのような状態になると、そうでないときよりもひどく脅したり、なだめたり、泣いたり、子どもを罰したりしがちで、それがＤＩＤの子どもにはさらなるトラウマとなり、解離性防衛を用いる必要性が増すことになってしまう。言い換えれば、子どもの解離の仕組みを知らずに通常のしつけを用いれば、家族全員にとって、間違った行いや怒り、不安、不満の悪循環を引き起こすことになる可能性があるのである。以下のような方法が有効だろう。

親の期待度を下げる

時に子どもは、二～四歳児くらいに「退行する」ことがあり、実際の年齢よりもずっと幼い考えや行動を示すことがあると、親に気づかせよう。とくに治療の初期段階では、子どもは自分の人格間の協力と共同意識をまだあまり得られず、利用できないため、親が自分たちの期待を下げることが有効である。

子どもが一〇歳の部分で、一〇歳の子どもがするようなことをしたがり、それだけの能力があれば、親は子どもを一〇歳として扱ってよい。子どもがめそめそと困惑した様子で二、三歳の幼児のように振舞っているなら、一〇歳ではなく、そのレベルとして扱う必要がある。言い換えれば、親は「流れに従う」べきであり、子どもがいつも実年齢のレベルで機能するものだと考えてはいけないのである。

退行行動は、子どもが不安を感じていること、または何らかの方法で誘発されたことを示すものである。親に対して、退行行動は子どもの部分が親を操作するために行う意図的な試みではないと強調することが大切である。ＤＩＤの子どもは、単に不安や脅威を感じたときにこのような人格状態の切り替えを行うことを学習しただけである。

事前に規則と対応を設定する

ＤＩＤの子どもにとって、不安は少ないほうがよい。可能なかぎり、親は子どもとの一日について先のことを考えておくようにしなければならない。前もって規則を設定し、計画を立て、快適性や安全性の手段を定め、悪い行動に対する対応を考えておくとよい。そうすれば、子どもはＡやＢをしたらどうなるかを知り、思わぬ結果を招いて驚いたり、脅威を感じたりしなくてもよい。

たとえば、子どもが夜、なかなか眠れなかったりベッドに行けなかったりすることがわかっていれば、親は昼のあいだに「九時に寝る」という規則をはっきりと告げておくことができる。「これからはずっと、八時半にパジャマを着ていいわ。それから九時まで私がお話を読んであげる」とか、「ベッドのそばに水の入ったコップを置いといていいわ。明かりは九時に消すのよ」などと言って、快適と安全を事前に設定することもできる。守らなかった場合の対応も先に設定し、子どもに告げておくことができる。「九時を過ぎたら起きてはだめよ。もし起きたとしても、すぐにまたベッドに戻ること。リビングルームに来てはだめ」。

規則が必ず内部システム全体に伝わるようにしよう。すべての部分たちに新しい規則を知らせたり、対応を設定したりするため、インターホンや心の中の伝言システムを使うよう子どもに求めることをいとわない親たちもいる。張り紙やポスターを作り、いずれすべての部分たちの目に入るよう、子どもの部屋に貼っておくという方法のほうがうまくいくと感じる親たちもいる。ここでもまた、とくに治療の初期段階では、すぐに変化が起こるだろうという親の期待度を下げる必要がある。子どもの行動が特定の問題を示す場合、関係のある、あるいは特定の家の規則に影響を受けているすべての部分たちが自分たちの恐れ、懸念、怒りなどを表明できるよう、子どもが治療者とその問題について徹底的に話し合う必要があるかもしれない。

どの方法もうまくいかないとき

上述の方法でうまくいかないとき、子どもの内面のシステムや家族の力動において、問題の一因となっている、あるいは問題を持続させている重要な何かを治療者であるあなたが見落としているのだと考えよう。これを親に対して告げよう。しつけがうまくいかなくても、子どもが悪い子であるとか、人を操るのがうまいとかいうことではない。治療チームの私たちが何か重要なことを見逃しているということなのである。私は、子どもが何かを行うには、常に正当な理由、つまり生き残りや生活の不安に対処することに関する理由があると考えている。これは親にも当てはまる。難しい問題をチームによる調査のための機会として再枠付けすれば、状況に関して冷静になることができる。

第7章

トラウマの克服に取り組むDIDの子どもたち

……「最悪だな、こりゃ」とアリスは考えた。「さっきより、もっと小さくなってるんだもん！……」

そんなこと、ぶつぶついってるうちに、つるりと足が滑った。とたんに、ぽっちゃーん！　気がつくと顎のとこまで塩っからい水がきてたのさ。アリスが初めにぴーんときたのは、あ、海に落っこちたんだな、っていうこと。……でも、アリスはすぐに、そんなのんきにかまえてる場合じゃないってことがわかった。いま、自分がいるのは背が九フィート（約二メートル七十五センチ）のときに流した涙の池なんだってこともね。

「あんなに泣かなけりゃよかったんだ！」とアリスは出口を捜して泳ぎながらつぶやいた。

『ふしぎの国のアリス』（ルイス・キャロル作　北村太郎訳　王国社　一九九六年）より

トラウマの克服に取り組むということは、解離によって「逃避していた」経験の各部分を意識の中に徐々に戻すということである。これは一生懸命忘れようとしてきた身体感覚や感情、つらい記憶の「海」に戻ることを意味している。解離性同一性障害（ＤＩＤ）の子どもたちは、自分が経験したトラウマ、喪失、あるいは虐待について、治療の初めからずっと語ってきたことだろう。彼らは遊戯や物語のテーマの中に何気なく手がかりを洩らし、より大きな出来事の小さな断片を明らかにするのである。

トラウマの処理は治療の最初から始まる。初期の取り組みでは、記憶は大きな塊でなく、断片として現れるが、そのほうがよい。子どもは無意識にこのようなゆったりしたペースで治療者に自分自身を示し、取り組みの進行につれてさらに思い出すための援助と許可を得ていくのである。ＤＩＤの子どもが自分の人格たちとコミュニケーションや協力を形成するにつれ、トラウマの処理は明確になり、深みを増していく。この章では、ＤＩＤの子どもに対する治療経過の第四、第五の段階を取り扱う［第6章一九〇頁参照］。

4 除反応と認知的処理
5 内部のシステム全体で記憶と感情を共有する

準備

現実世界での個人の安全を確保することが、トラウマ克服のための最善の準備となる。家庭が安全でない、虐待的な養育者のもとへ戻される可能性がある、あるいは現在の家庭環境が虐待者から十分に守ってくれないといった場合（子どもが虐待的または威嚇的な身内といまだに面会している場合など）、子どもは解離性防衛を必要とする。取り組みを完了するためには、子どもは安全な環境にいる必要があり、家族に子どもとともに治療に取り組む気持ちがなければならない（Dell & Eisenhower, 1990; Hornstein & Tyson, 1991）。解離性のある子どもたちの治療に関する安全の問題については第3章で論じている。

外の世界の安全に加え、心の中の安全と準備によって除反応の取り組みが促進される。自分の人格たちを確認し、彼らと出会うことが、ＤＩＤの子どもたちにとって助けとなる。準備がまだできていないと、人格たちがお互いを信頼し、生活していく中でお互いに協力するようになるには時間がかかる。学校や家庭生活、友人たちもトラウマの克服に同様に重要である。子どもが心の中のコミュニケーションを形成し、より高い共同意識をもつことに慣れるには時間がかかる。日常生活の問題解決の相談や意思決定のため、心の中のコミュニケーションシステムを用いることに慣れるのにも時間がかかる。子どもが自分自身を知るにつれ、部分たちは治療者ともよい関係を形成するチャンスを得る。

ＤＩＤの子どもがこのような準備から安心と支援を得れば、記憶や感情が浮かび上がってきたとき、それらに耐えやすく、ふたたび自分のものとしやすくなる。治療の初めからやってきた取り組みではあるが、つらい経験の処理は、子どもが自分自身の内面の力に接触したあとより深いレベルで進行するようになる。

■除反応――感情を伴う想起

子どもの場合、除反応の取り組みは周期的に起こり、そのたびごとにより包括的になっていくようである。治療の初期には遊戯療法にこれまでの経緯の断片といくらかの感情が表れる。この時点では治療者が子どもに代わって感情を表現してやらなければならないことが多い。子どもは、この経緯と感情に慣れるにつれ、より多くを自分で表現するようになる。治療者は子どもが主なトラウマ的出来事に関するあらゆる記憶の断片、感情、人格を集める手助けをする。その後、記憶、感情、身体的感覚が体系的に共有されるため、子どもの内部システム全体を通して経験の統合が進む。

子どもたちにとって恐ろしいことを思い出すのは楽しいことではない。トラウマが数年前に起こった場合やトラウマが長期間続いている場合、子どもたちは幼年期の人生のかなりの部分をトラウマの忘却に費やしてきたことになる。このような場合、治療中、思い出したり感じたりしたがらないかもしれない。このような子どもたちに対しては、治療者が取り組みを体系立て、肯定的なものにする必要がある。

遊戯療法により、子どもが耐えられる形で解離された記憶や感情を浮かび上がらせることができる。子どもが恐ろしい出来事や、恐怖、怒り、悲しみと喪失、苦痛について比喩的に遊びの中で演じるとき、このような子ども自身の解離された側面が徐々に近づいてくる。子どもたちの除反応は大人ほど明白でなく、それほど長くかからないかもしれないが、実際、感情や苦痛、何が起こったかという自覚を一部退行的な形で徐々にもつようになるのである。

なぜこのようなことを治療で行う必要があるのだろうか。ブラウン（Braun, 1988）が述べているとおり、解離は行動、情動、感覚、知識（behavior, affect, sensation, knowledge: B-A-S-K）の四段階で起こりうる。記憶とは何が起こったかという知識以上のものであり、起こったことについての経験の自覚が不可欠である。

たとえば、私たちのほとんどは南北戦争がアメリカの歴史上起こったことだと小学生の頃から知っている。しかし、私たちにこれが起こったという記憶はない。記憶をもつためには、どのような感情や身体的感覚をもったかという精神生理学的要素が必要である。つまり、「そこに存在」していなければならないのである。治療は、子どもが自分の経験の失われた要素すべてをふたたび結びつける手助けとなるものでなければならない。

除反応のため、子どもがふたたびトラウマを受ける必要はない。そんなことは重要ではない。治療で子どもにトラウマを克服させる目的は人生を完全に――行動、感情、感覚、思考を伴って――経験する能力を取り戻させること、すなわち、自分が誰でどこにいて、何がどうして起こったかがわかるよう、自分自身と自分の環境とに常に接触していられる能力を回復させることである。

> 目標はトラウマを受けた子どもたちを「はい、私はそれを経験しました。それが起こったとき、そういうふうに感じ、そういう行動をとりました。今、それについてこのように理解しています。それが起こったことを本当に忘れたりはしませんが、それがいつも頭から離れないということはなくなりました」というようなことを言えるところまでもっていくことである。(James, 1989, p. 49)

この種の作業を行うには、子どもは治療者から安心と援助を与えられる必要がある。治療者の仕事は、子どもに安全な場所を提供し、子どもの経験と感情を認証し、トラウマとなった出来事についての子どものゆがんだ解釈が正されるような方法でその出来事を再枠付けし、子どもを育み、慰めを与えることである(Bryant et al., 1992, p. 158)。

除反応に遊戯療法を用いる

幼い子どもたちに関する解離された記憶と感情の処理作業のほとんどにおいて、遊戯療法が基礎となる。除反応の取り組みは、子どもがまだ自分の部分たちや治療者と知り合おうとしているときから始まる。遊戯により、この初期の記憶と感情の浮上が安全なものとなる。解離的な「ふり」の方法で、子どもは自分に何が起こり、自分が何をしたかという、トラウマの行動面を演じる。他の形態のコミュニケーションと同様、子どもの遊戯にはテーマがあり、意味が込められている。「文字通り」のレベルと比喩的なレベルの遊戯がある。子どもが自分の手にもった人形について演じていたとしても、治療者には実は子どもがトラウマについて演じている可能性のあることがわかる。

私は、きわめて象徴的な遊びが古いトラウマの再現へと変わることを示す、遊戯の内容や子どもの言葉遣い、感情の変化を注意して見るようにしている。DIDの子どもたちの場合、このような切り替わりは人格の切り替わりと同時に起こることがある。たとえば、ドールハウスの中で夕食と宿題について演じていた子どもが、入浴や就寝準備を演じるときになって声の調子や雰囲気を変えることがある。これはトラウマ的な出来事の再演に切り替わったことを示しているのかもしれない。あるいは子どもが三人称で物語を語っていた（「その人は男の子に急げと言いました」）のに、一人称に切り替わることもある（「いやだ――隅に隠れることにしよう」）。このような変化があったとき、すぐに子どものペースに合わせ、一緒に「ギアチェンジ」することが大切である。

マットは箱庭を使って、自分が見た映画の恐ろしいシーンを再現していた。「お医者さんは車のトランクに道具を入れ、墓地に運ぶんだ」

「それからどうなるの？」と私は尋ねた。

「お医者さんは車から降りた。ふたりの子どもが暗がりに隠れている」とマットは答えた。彼は人形をひとつ隅に置き、もうひとつを木製の「墓石」の後ろに置いた。人形のひとつに触れながら、私はこう尋ねた。

「この男の子が隠れている場所からは何が見えるのかな?」

突然、マットの声は、低い、興奮したものに変わった。「もっとたくさんの人が来るよ。あれはあの男の友だちで、あれはぼくのおじいさんだ!」

私はもうひとつの子どもの人形を手に取って続けた。「僕たち隠れていてよかったね。彼らはあそこで何をしているのかな?」

マットは一人称で物語を続けた。話の筋や感情、語りのスタイルの切り替わりから、彼がトラウマとなった出来事の一部を再現していることがわかった。

解離された記憶が遊戯の中で比喩的に現れれば、ともに解離されていた感情——恐怖、怒り、悲しみや憂うつ感、罪悪感や恥辱感——も浮かび上がってくる。このような感情は、トラウマが最初に起こったとき、子どもにとってあまりにも強烈で苦痛が大きかったため、その衝撃を完全に経験することができなかった、まさにその感情なのである。そして、それらは虐待の加害者をはじめとする、子どもの周りの大人たちが見たくないと思う感情でもある。子どもはこのような感情とふたたび関わることを心の中で強く禁止するようになる。そのため、感情を経験し表現すること、そして恐怖や怒りのようなありふれた感情を予想することについてさえ、子どもに許可を与えることが大切である。これは治療の初期から始めるのがもっともよい。子どもたちに感情について教え、子どもが「悪いもの」と考える感情を再枠付けする方法は、第4章および第5章に示している。これらの方法はＤＩＤの子どもたちに効果的である。

子どもに対して感情を覚える許可を与え、感情に対する過敏な反応を抑えるには、遊戯中の比喩を用いるのがもっともよい。同じ治療面接中で数回の「試み」に分けて行ったり、何回もの治療面接にわたって行ったりするとよいかもしれない。マットがトラウマ的出来事を再現した前記の筋書きにおいて、彼が起こったことについて私に示しているとき、とくにこれが最初の試みの場合、私はおそらく感情の言語化を差し控えるだろう。感情の促進は同じシーンを次に演じるとき、あるいは別の回の治療面接中、別の物語で同様の感情が喚起されたときに行うことができる。

ＤＩＤの子どもたちが徐々に不快な感情に慣れるには時間が必要である。最初は、比喩的な遊戯においてさえ、ある種の感情を表現するのは無理かもしれない。感情もまた、トラウマとの関連から解離されてしまっていることがある。しかし、治療者には、そのような状況が現実であれば、通常、感じるはずの感情を表現することができる。治療者が人形の感情を声に出して表現すれば、子どもはその感情を追体験することとなる。これは、単に物語での登場人物の感情に「関して」話し合うよりもずっと効果的である (Gould & Graham-Costain, 1994a)。

治療者は、人形や子猫、ボート、車の声音を使って、最初は子どもには表現できないことを表現することができる。誇張せずに感情をよく伝えること、そして、言葉での表現を単純なレベルにとどめておくことが重要である。穏やかな感情の表現から始め、より激しい感情の表現に移っていくとよい (Gould & Graham-Costain, 1994a)。たとえば、恐怖の感情を表すとき、最初は「これはいやだ！」などといった表現を用い、子どもが慣れてくると「怖いよ！　泣きたい気分だ」といった、より直接的な表現を用いることができる。また、怒りの感情を表すときは、まず、「そんなことはやりたくない！　やめてよ」と言い、のちの治療面接では「きみは意地悪だ——大嫌いだ！」と言うことができる。また、子どもの物語の中で人形たちに会話をさせることも、感情を明らかにし状況的背景と関連付けるのに効果的である。子どもと治療者が物語中の登場人物や物体をそれぞれひとつずつ演じるとよい。

子どもたちは、さまざまな感情に対し、異なったレベルの安心感を示す。たとえば、恐怖や無力感よりも怒りを感じるほうが簡単かもしれない。遊戯療法では、子どもにとってもっとも簡単な感情から始め、徐々により難しいものへと移っていくとよい（Gould & Graham-Costain, 1994a）。子どもは、恐怖、悲しみ、怒り、無力感のような困難な感情を治療者が表現するのを見聞きしても過敏に反応しないようになっていき、やがて遊戯中、このような感情を自分で表現できるようになる。

私は、子どもの比喩的な物語で描かれる登場人物や役柄はみな、子どもの内部の人格を表している可能性があることに留意するようにしている。どのような行動、思考、感情も——否定的なものでも肯定的なものでも——子ども自身の解離された側面を表している可能性がある。私が遊戯療法を通して送るメッセージは、子どもの心の中の部分たちの耳に入る。そのため、子どもが提示する比喩的出来事のどの側面をも軽視しないこと、困難な信念や感情を元気づけの言葉でごまかさないこと、特定の登場人物や状況について子どもがどう考えているか探る前に否定的なものと決めつけないこと、が重要である。ＤＩＤの子どもは、遊戯の中で物語が作り出されていくところを見聞きしながら、自分自身の解離された部分間のやりとりを比喩的に経験するのである。この過程により治療者は、トラウマの最中に各人格が果たした役割、今も子どもの内部システムの一部として引き続き担っている可能性のある役割を知ることができる。

メリーはドールハウスでお話を作った。お話の中で、母親と彼女の恋人は仕事に行っていた。祖父は家の中をすっかり模様替えし、素敵な家具を捨てて趣味の悪いものに取り替えてしまっていた。そのあと祖父はテレビを観ながらビールを飲んでいた。いちばん上の子どもであるマリリンが、祖父がゴミと一緒に捨てた、よい家具をすべて回収し、祖父を地下室に閉じ込めた。私はマリリンの声でこう言った。「おじいさんが趣味の悪い家具を取り出したとき、嫌だった。おじいさんに腹が立つわ」。母親と恋人が帰宅し、マリリンが家具を取り替えたことに驚き、喜んだ。それからマリリンと弟のトミーは、「安全だから」という理由で屋根の上で一緒に寝た。私はここでまた小さな少女、マリリンの声で話した。「私がおじいさんとおばあさんを地下室に閉じ込めたと知ったら、おかあさんが何と言うか心配だったの。ここは安全だから、ここに寝に来てよかったわ」。メリーはトミーになり、姉のことを意地悪に笑った。私はマリリンの声で続けて言った。「笑わないで。怖くなるから」。メリーは母親と恋人をふたたび登場させ、マリリンが家具を交換してくれてとてもうれしいと言わせた。それから母親は突然マリリンに腹を立て、地下室に閉じ込められている祖父母を解放しに行った。私はマリリンの声でこう言った。「どうなってるの！　おかあさんはさっきまで喜んでいたのに、急に私に怒り出した。わからないわ」。それからメリーは、トミーが姉のことを笑ったり、姉に意地悪したりすべきではなかったと考えた。私はトミーにこう言った。「私が何におびえているか、あなたに話せるといいのだけど、時々あなたのことも怖いのよ。あなたのことを信頼できるかどうかわからないわ」。メリーはまたトミーの声に戻り、「話してよ。話してくれないとテレビをどこかへやっちゃうよ！」と答えた。私はマリリンを逃がし、怖いと言って彼から隠れさせた。

彼女の物語中の子どもたちはメリーの部分たちを表していた。メリーと私がふたりで部分たちを演じながら行ったやりとりにより、私は彼女の怒りと恐怖の感情を確認することができた。しかし、この例では、メリーは自分ではまだこれらの感情を言葉にできなかった。

怒り

怒りは複雑な感情で、他の多くの感情を伴うことがある。トラウマを受けた子どもは、とくに虐待の加害者が自分の愛する人でもあった場合、怒りを認めたり表現したりしにくいことがある。恥と自己非難の感情が邪魔になっていることがあり、これらの感情には遊戯療法中にそっと近づいて表現する必要がある。罰を恐れているために怒りの感情が意識されないこともある。部分たちが怒りを表現すれば、「手に負えない」行動をとってしまうのではないかと恐れている場合もある。遊戯中の発言により、治療者は、感じることと行動すること、または望むことと実行することの違いを子どもが区別できるよう援助し、怒りを表すための選択肢を示すことができる。たとえば、先述のメリーが作ったお話で私は人形の怒りの感情を言葉で表したが、こう付け加えることもできた。「私は本当に頭にきているの。おじいさんを叩ければいいのに。それとも怒鳴るとか。ええっと、この腹立たしい気持ちを処理するには、他に何ができるかしら?」。また、比喩的な指人形の物語を使えば、子どもが必ずしも自分自身で会話に関わらなくても物語の登場人物がどのように感じ、考えるかを見聞きすることができるため、このような問題を明らかにするのに有効である。

いったん感じることを許されれば、怒りは力を与えてくれる。箱庭を使って悪いやつらが行ったことを演じ、人形たちがどれほど怖かったかを言葉で表現し、そのあと悪いやつらを砂の上で「踏みつけ」れば、気分がすっきりする。腹を立てても大丈夫だ、もう悪いやつらは子どもに罰を与えたり傷つけたりできないのだと言ってあげれば、より臆病な人格たちも口を開く勇気をもつことができる。このことから、子どもにとって実生活で心から安心することがどれほど重要かわかる。一部の子どもたちは、悪いことはもう起こらないというこの現実を実際に試してみないことには、本当に脆弱な感情に接することができないのである。

脆弱な感情

最後まで現れてこない感情の中には身体的苦痛と恐怖がある。子どもはこれらの感情によって、もっとも傷つきやすく、無力に感じる。恐怖と無力感を明らかにし、表現することが重要である。そうすることにより、子どもは自分が行ったこと、行っていないことに対する罪悪感や、自分が力強いと感じるために用いてきた解離性の空想や再現を取り除くことができる。遊戯療法を通じて徐々に感覚を慣らし、援助を得ることで、子どもは無力感の存在を許せるようになる。虐待者と一体感を感じていたり、虐待的な出来事のあいだに他者に危害を加えるよう強制されたりしたことがある場合、脆弱な感情を経験するのがとくに難しいことがある（Burgess, Hartman, & McCormack, 1987）。しかし、子どもがどこで「行き詰まって」いるかについても、遊戯の比喩を通じて探ることができる。

たとえば、仮にある子どもが……腹を立てた攻撃的な登場人物を演じることはできるのに、治療者に促されても、この攻撃の犠牲者となる登場人物の役を演じることや、治療者によってそれらの登場人物がもっているとされた悲しみや傷つきやすさの感情を認めることすらできない場合、治療者は攻撃的な登場人物が犠牲者に感情移入できないという問題について触れる必要がある。そのあと治療者は遊戯の比喩の範囲内で攻撃的な登場人物が犠牲者に対する同情心をもたない理由を探ることで、子どもが虐待者の手にかかったとき、なぜ無力感を感じることができなかったのか、そして、なぜ自分がひどく傷ついたことに関する嘆きと悲しみの感情をもつようになれなかったのかを解明しようと試みることができる。（Gould & Graham-Costain, 1994a, pp. 8-9)

無力感とふたたびつながることにより、子どもは空虚な力と攻撃の演技をやめ、本当の怒り、強さ、統御の感情をもつことができるようになる。

身体感覚

多くの場合、身体的または性的トラウマは不快な身体感覚や苦痛を伴う。恐怖、悲しみ、怒りと同じように、これらもまた、子どもたちがもちたがらず、思い出したがらない感情である。人格と同じような形で、身体もまたトラウマの記憶を入れておく別個の入れ物としての役割を果たすことがある。「身体記憶」が生理学的覚醒、あざ、関節痛、筋肉痛、頭痛、その他の痛みとして現れることがある。遊戯療法中、子どもたちは、感情に耐え、表現することを学ぶのと同じように、身体に「声」を与えることを学ぶ

(Gould & Graham-Costain, 1994b)。

■儀礼虐待の処理

儀礼虐待の記憶は最初、他のトラウマの記憶と同様の形で姿を現しはじめる。子どもたちは魔術やオカルトのイメージ、一風変わったシンボルを遊戯や絵、行動の中で示すことにより、過去に儀礼虐待が存在したという手がかりを与えてくれる。儀礼虐待の経験は非常に恐ろしいため、子どもは最後まで話そうとしないかもしれない。しかし、遊戯や絵、夢さえもが出発点となりうる。先に述べたとおり、遊戯療法を用いれば、「これは私に起こったことなの」と言わなくても、子どもは虐待を再現、再演し、その経験のあらゆる面とふたたび関わることができる。最初は人形に起こったこととして演じるほうが、自らに起こったことについて演じるよりも安全に感じられる。

少しオカルト的なグループや系統立った信仰システムをもつ組織により儀礼虐待を受けた子どもたちがとくに誘発される環境内の要素は、かなり共通している。このような要素は、何が起こったのかを解明する手がかりとなるだけでなく、子どもが解離された経験を解き放つのを援助するために用いることもできる。たとえば、とくに誕生日がつらいとすれば、誕生日に起こるかもしれない恐ろしい出来事のリストを作り、子どもに即興で物語を作らせながら、詳細に演じることができる。また、恐怖や悪夢を誘発する恐ろしい映画を治療に使うこともできる。私は子どもにどのシーンがもっとも恐ろしいかと尋ね、それを書き出す。それから箱庭にその場面を再現する。しかし、映画の物語をそのまま再現するのではなく、そのシーンに関わる物語をその場で作るよう、子どもに求めるのである。

他のタイプのトラウマと同様、儀礼虐待に関しても、子どもがその最中に起こったことを処理するために遊戯療法が有効である。しかし、儀礼虐待を受けた子どもたちに関しては、さらに注意すべきことがある。治療者は、意図的なプログラミングや教化の徴候、そして、儀礼虐待の加害者が子どもの生活において現在も影響を与えているかもしれないという可能性に警戒する必要がある。たとえば、ひとつの人格が何かを明かせば必ず虐待者に報告するよう子どもがプログラミングされていて、まだ虐待者と接触をもっている場合、子どもが治療者に話したことを実際に虐待者に話してしまい、情報を漏らしたことに関して罰を受ける可能性がある。グループに再接触させる、グループからの接触を認めさせる、あるいは治療に抵抗させるプログラムなど、多くのプログラムがある（Neswald, Gould, & Graham-Costain, 1991）。

グールドとグラハム＝コステイン（Gould & Graham-Costain, 1994a, b）は、儀礼虐待を受けた子どもに対する遊戯療法についての情報を段階的に示している。自ら浮かび上がってこない感情に子どもが接触するのを助けるためのガイドラインや、儀礼虐待を受けた子どもたちが処理、訂正する必要のある間違った認識や信念のリスト、そして、子どもを治療のさまざまな時点で行き詰らせるカルトのプログラミングに接触したりそれを解毒する方法について述べている。

どうすれば子どもが儀礼虐待の記憶の処理を完了したことがわかるのだろうか。グールドとグラハム＝コステインは一定の基準をあげている。

> トラウマのほとんどまたはすべてが浮かび上がり、認知、感情、感覚の面でも、トラウマによって束縛されていた態度と信念の面でも処理が完了したと治療者が感じれば、子どもの治療の終了を考えてもよい。治療者が子どもの治療の終了を考えるとき、子どもの内面の解離構造が探求され、処理され、関連するプログラミングも適切に中和されたと確信していなければならない。……子どもの機能の改善は治療を終了するための十分な理由とはならないが、子どもの遊戯が健常になれば、虐待からの回復が大きく進んだことが十分見てとれる。（Gould & Graham-Costain, 1994b, p. 19）

儀礼虐待を受けた子どもたちの治療には、学習による自己覚知と系統立った治療計画、そして良好な治療関係が必要である。治療者にとって、これは感情面、知識面で挑発的なことである。情報不足を埋め、治療者が自分自身の内面の反応を処理できるよう、相談や援助を受けることが必要であり、望ましい（Golston, 1992; Gould, 1992）。

認知的処理

ＤＩＤの子どもや大人は内部に秘密の観察者をもっていることが多く（Hilgard, 1986）、この観察者が経験したトラウマの知識を記録し、記憶の中に格納している。しかし、トラウマの犠牲者はみな、少なくともトラウマとなった出来事や経験の行動記憶を示す（Terr, 1990, 1994）。子どもは背景や詳細を意識的に記憶していないかもしれないが、治療中にかなり正確に演じ、再現することがある（Hollingsworth, 1986; Terr, 1990）。遊戯療法という媒体により、子どもは起こった出来事についての情報を行動面で解き放つことができる。象徴的な形で描かれた出来事に伴う感情とふたたび関わることにはかなりの治療効果がある。

起きたことに関する子どもの考えや信念もまた、トラウマ記憶の「知識」面の一部である。幼い子どもたちは発達上、自己中心的であるため、悪いことが起これば自分を責める傾向があり、多くの場合、自分たちが完全に無力なときでもそのような出来事をコントロールできる、あるいはすべきだと考えている。虐待の加害者が、このような信念をあからさまに、あるいは密かに強めることもある。誤った信念や認識によって、子どもたちはトラウマ体験から間違った意味を引き出してしまうのである。

まったく無力な状況に置かれたとき、子どもたちは自分が主導権を握っていると感じ、信じるための方法として空想に頼ることがある。子どもたちがトラウマとなった出来事を演じているとき、突然、観点の切り替わりや、「そこで子どもはスーパーマンになり、悪いやつを殺しました！」というような「空想上の人物」に関する変化を示すことがある。このような変化は、子どもの解離の仕組みや、現実に対処するため子どもが作り出した「物語」を示している可能性がある。あるいはこれは人格の切り替わりで、虐待を切り抜けるため、他の人格たちがどの場面で登場する必要があるかを示しているのかもしれない。虐待のある時点で、その子どもは自分が本当にスーパーマンだと思い込んだのかもしれない。その作戦が効果的で、「スーパーマン」のアイデアがたびたび必要になるほどトラウマが頻繁に起こっていたとすれば、「スーパーマン」の部分が分離されて子どもの意識から覆い隠され、別の同一性を取り入れ、別の人格となっている可能性もある（Braun & Sachs, 1985）。このような空想により、実際に起こった出来事や圧倒的な無力感からの子どもの解離が強まったのかもしれない。また、自分は弱い、愚かである、起こったことに責任がある、といった、つらい信念が隠されていることもある。

子どもを知るにつれ、子どもの遊戯中のテーマや出来事にパターン（たとえそれが「作り話」であれ、子どもが演じている出来事について、子どもが作り出した意味を示すパターン）が見られるようになる。このようなテーマは実際に起こった出来事の正確な描写というよりは比喩であるかもしれないが、子どもがどのように感じたか、自分の世界での重要な出来事や人々をどのように経験したか、そしてそれらの意味をどのように理解することができたかについて伝えてくれる。

その後の治療面接で、メリーはふたたびドールハウスでのお話を作り、すべての役割を自分で演じた。おじいさんは、ビールを飲みながら、ふたたびよい家具を全部処分しようとしていた。物語中の小さな女の子は「おじいさんはお酒を飲むと意地悪になって怖い」と母親に訴えた。母親は、おじいさんは大丈夫だと答えた。女の子は引き下がらず、「おじいさんは私をベルトで殴るの」と言った。母親は「あなたが悪いのよ」と言った。女の子が腹を立てたので、母親は彼女を自分の部屋に行かせた。母親はそれから母親は、彼女にむちを打つため、おじいさんを行かせた。女の子はおばあさんに話をしたが、おばあさんは「おじいさんがボスなのだから、おじいさんの言うとおりにしなくてはいけないよ」とだけ言った。メリーは自分の物語をこう締めくくった。「女の子はひらめきました！ 彼女はライフル銃を取り、おばあさんに標的を撃たせました。それからおじいさんが酔っ払って眠っているあいだに、女の子はおじいさんのベッドを撃ち、おじいさんを驚かせ、仕返しをしました」

メリーはここで恐怖と怒りの両方を表現し、遊戯中、自分の感情を以前よりずっと多く認めることができた。また、この物語から体罰（「あなたが悪いのよ」）や権威者（おじいさんが「ボス」で、彼がすることはなんでも「よい」）についてメリーが受け取っていたメッセージも見えてくる。このようなメッセージは、やはり遊戯療法の中で追求し、厳密に調べる必要があるだろう。

一般的に子どもたちがトラウマの結果、もつようになる信念には下記のようなものがある。

- 「私が悪い子だから私に悪いことが起こる」
- 「私が虐待を止めるべきだった（止めることができた）」
- 「女の子は弱く、無力でばかだ」
- 「男の子は強く／意地悪く／攻撃的でなければならない」
- 「あなたのことを愛する人はあなたのことを傷つける」

このリストは延々と続く。誤った信念の確認は、子どもの遊戯の比喩中に現れたときに行うことができる。虐待の加害者が子どもに「教え込んだ」メッセージや、状況を理解するために子どもが自分に言い聞かせた誤った解釈がわかれば、いくつかの方法でそれらに異議を唱えることができる。物語の登場人物を通じて反対の信念やより現実的な信念を表現してもよいし、ふたりの登場人物に会話をさせ、その中で一方の登場人物に異議を唱えさせてもよい。また、指人形や人形を使って別の比喩的物語を作り、誤った信念を明らかにし、訂正することもできる。

たとえば、前述のメリーの物語の例では、登場人物の子どもに伝えられるメッセージに疑問を示すことができる。「おじいさんは酔っ払って女の子を傷つけました。大人が子どもを傷つけ、怖がらせていいのかしら？」。メリーが小さな女の子におじいさんのベッドを撃たせたあと、こう付け加えてもよい。「あら、彼女はこの人に腹を立てているのね。この家族は誰も彼女の言うことを聞かないし、彼女を信じようとしないのね。不公平ね」。別の治療面接でよく似た物語を使い、メリーと私で別の役を演じてもよい。人形のひとつを使って演じながら、隠された信念（「私はぶたれても当然だ」）を声に出し、別の登場人物とそのことについて会話を始めることもできる。子どもは「おじいさんがぶったのは間違っている」とか「周りに大人が多すぎる。小さな子どもに大人たちを止められるはずがない」など、別の観点から出来事を理解しはじめる。

信念が変わりはじめると、他の解離された感情も浮かび上がってくるようになる。子どもが治療中に行うこの処理は、そのまま継続することが多い。あるひとつの取り組みが別の情報や感情、絵などを誘発したり揺さぶったりするのである。

記憶と感情を解き放つためのその他の方法

私にとってこれまで効果があったのは、恐ろしいことや子どもが腹立たしく思っていることなどのリストを子どもと一緒に作成するという方法である。「子どもに起こる可能性のある恐ろしいこと」のリストを作るとき、私は「宿題をなくしてしまう」といった、該当はするが、その子どもにとって不安すぎないとわかっているものから始める。次に子どもの番である。私がその子どもに起こったトラウマの内容を

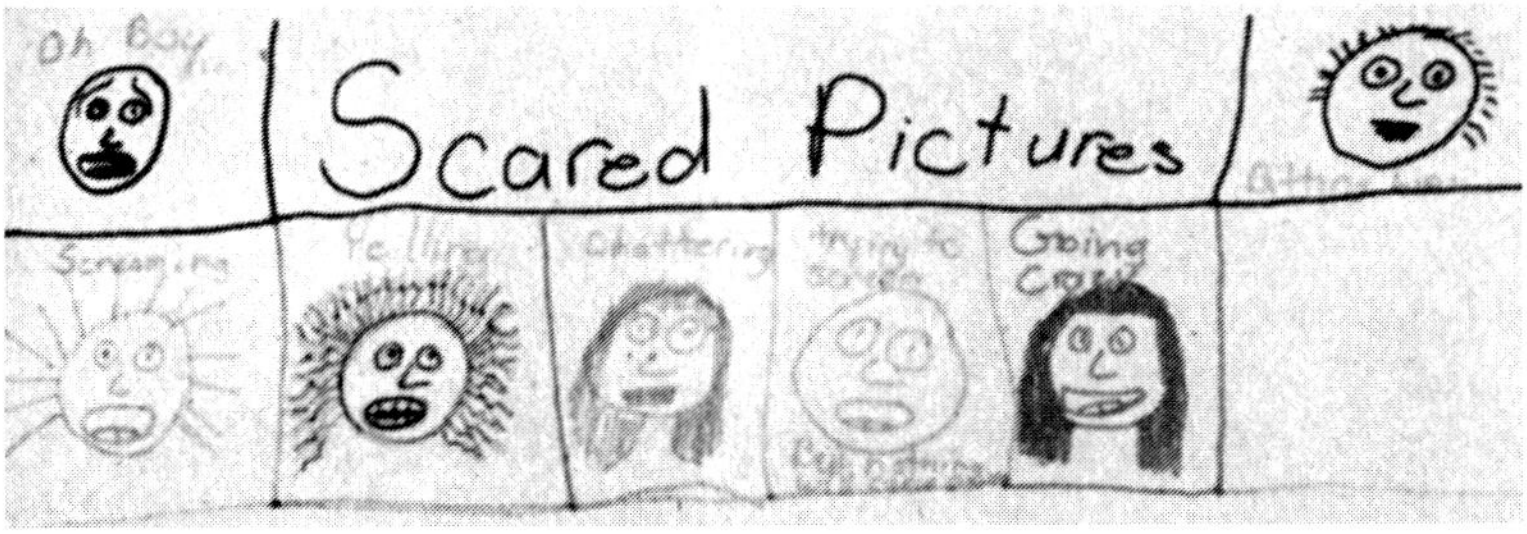

図7.1　モニカによる恐怖の感情の進行度合いを示した絵。「あーあ」、唇を噛む、大声を出す、わめく、歯がガチガチ鳴る、叫ぼうとするが声が出ない、狂乱状態になる。

知っている場合、またはその子が怖がっているものについて親から聞かされている場合、私のまだ知らないことを子どもが付け加える余地を残しつつ、それらを徐々にリストに加えていく。その後、子どもと私はこれらの恐ろしいことについて演じる。怒りや悲しみ、嫉妬、困惑など他の感情にも同じ技法を用いることができる。

ある日、モニカと私は恐怖について話していた。私たちは「……なとき、私は怖い」という絵を順に描いて並べていった。彼女はお風呂場に入るのが怖いと言った。私があげた「子どもや他の人たちが時々怖いと感じるもの」の例について、彼女は他の人たちも「自分がどこにいるかわからない」という感覚をもつことがあると知って驚いた。彼女は自分にもこういうことがあり、怖くなると認めた。このあとモニカは一連の「おびえた絵」を描き、私のところに見せにきた（図7-1）。

＊　＊　＊

ジェレミーがもっとも恐れていることのひとつが「事故」だった。それで私たちは、自動車事故、自転車やジャングルジムなどから落ちることなど、あらゆる種類の事故についての物語を作った。私は赤ん坊の人形を使い、ジェレミーにどのような事故が赤ん坊に起こる可能性があるか示すよう求めた（私はジェレミーが三歳になる前にトラウマを受けたことを知っていた）。ジェレミーは女性の人形を取り出し、「ベビーベッドが要る」といった。彼は、大人の人形にベビーベッドから赤ん坊を取り上げ、落とさせた。以前に彼が作ったどのお話と比べても、このときほどジェレミーが大きな感情の変化を見せたことはなかった。この場面を設定したあと、彼は赤ん坊に女性をひどく攻撃させた。私は感情と思考を声で表現した。「ぼくはあなたに怒っている。そんなことをしてはいけなかったんだよ！」

次の回の治療面接で、私はジェレミーの別の部分と赤ん坊と事故についての物語を続けた。今回は物語中の女性は酔っ払っていた。彼女は赤ん坊を落とし、拾い上げ、それから乱暴にベビーベッドに戻した。彼の物語では、赤ん坊には兄と姉がいて、仕返しに家中の家具をひっくり返した。子どもたちは女性を縛り上げ、それから階下にいた他のふたりの大人も縛り上げた。兄は家の中でアルコールのびんを見つけ、それを叩き割った。

その後、私はジェレミーが語る物語を絵に描いた。今回もまたジェレミーは切り替わった。この人格は、赤ちゃんの名前は「ボビー」で、通りの向こうに住む小さな男の子だと言った。彼はこの出来事がその近所の男の子に起こったのを見たと言った。「ぼくは自分の部屋の窓から外を見ていて、通りの向こうの家で起こったことを全部見たんだ。悲しい出来事だった」。しかし、その次の週、ジェレミーは両親にそのことについて話し、「それはぼくに起こったんだ」と言った。

ジェレミーはどのようにトラウマを解離したかを示しただけでなく、恐怖や怒り、悲しみ、以前に起こった出来事の知識とふたたび接触しはじめた。彼はこの出来事が「通りの向こう」の別の子どもに起こったことで、自分は「自分の部屋の窓から」見ただけだと見せかけたが、このような描写は機知に富んだ子どもによる解離性対処によく見られるものである。何が起こったのか、そのときジェレミーは何歳だったのかはっきりしていないが、比喩で近づきながらトラウマを克服する方法は治療効果が高い。ジェレミーがこの出来事に与えた意味（自分が「悪い赤ん坊」だったという信念など）はもちろん、肉体的苦痛もまた処理される必要があった。

芸術と日記

子どもたちは、除反応の作業のために色を塗ったり絵を描いたり、粘土を使ったりすることに嫌がらずに取り組む。「恐ろしいこと」や「腹立たしく思うこと」を描くのはよい始まり方である。実際、子どもが作成した絵や粘土細工はどれも、子どもとその作品の一部のあいだ、治療者と絵の中の物体のあいだ、または絵や粘土細工の中のふたつの部分たちのあいだのゲシュタルト対話に用いることができる。このような形で感情や信念を浮かび上がらせ、遊戯療法と同じように比喩の中で扱うことができる。

とくに比較的年長の子どもたちには芸術や日記が有効である。怒りや悲しみをもった人格たちは、虐待者や彼らが傷つけた可能性のある人に対し、手紙を書きたいと思うかもしれない。たいていの場合、手紙は投函しないほうがよい。投函しないことで活動が安全になり、子どもに対する治療効果が高くなる。

一四歳のクリスティには「小さなクリスティ」という部分があった。ある日、小さなクリスティは虐待についての絵を描いた。彼女は絵を描き、「上」から見た絵を描いていると言った。「私は飛べるのよ。だから上に飛んで、見下ろしたの」と言った。彼女の絵はおびえた感情、母親を求める気持ち、孤独、そして最後に安心感を表していた（図7-2）。小さなクリスティは、私にこの絵について話しながら、これらの感情を言葉にすることができた。私たちは、虐待は終わっていて、彼女は安全で虐待者から守られているのだという事実を話し合った。この幼い人格は、しばらく前から、内部からのクリスティの声を聞くことができるようになっていた。彼女は私に、大きなクリスティに面倒を見てもらえるようになったことがわかったと言った。

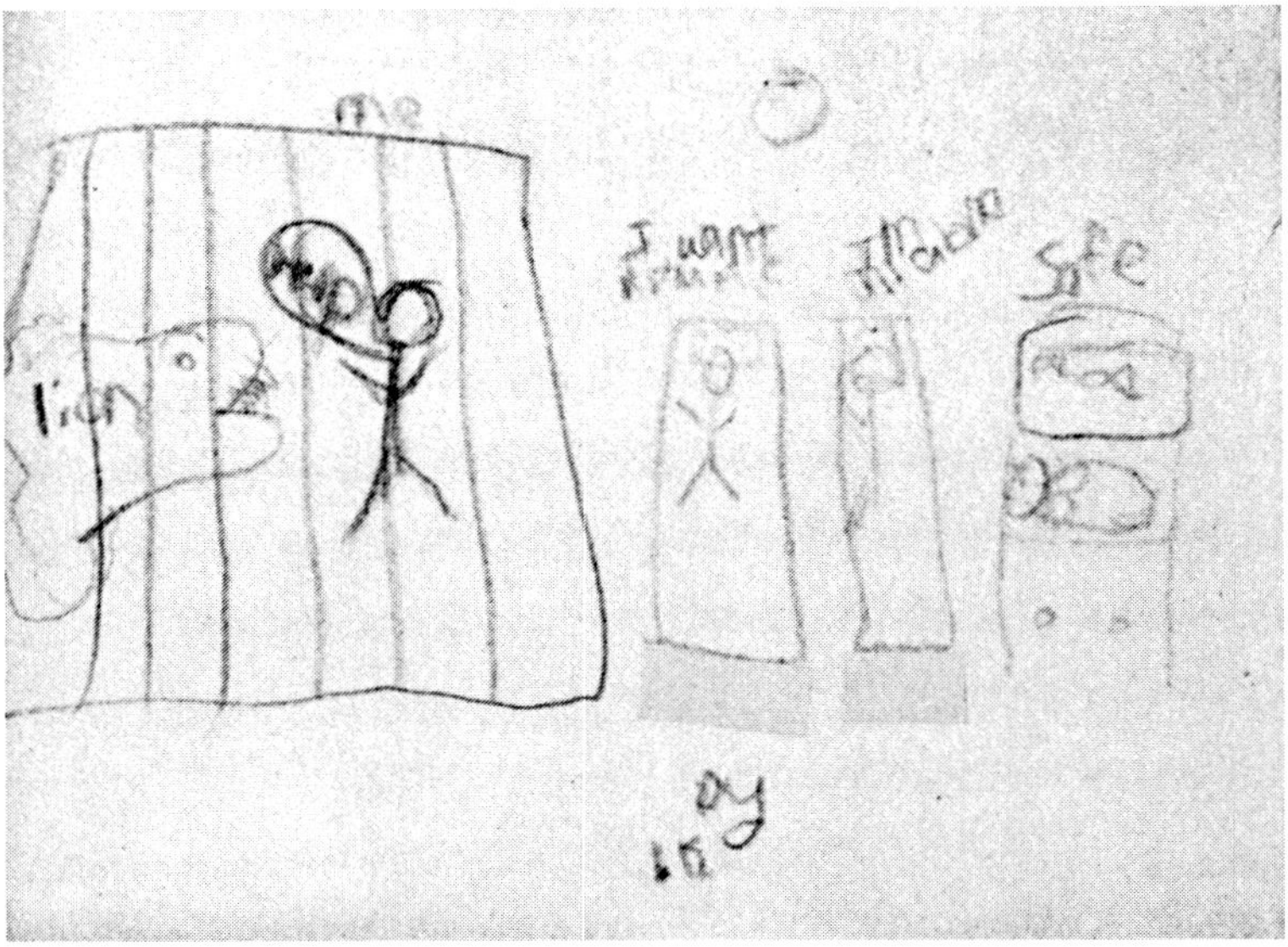

図 7.2　加害者に対する恐怖（「ライオンと一緒に檻に入れられたような」）と、トラウマの進行に応じた他の出来事や感情を示した除反応の絵。「ママにいてほしい」「私はひとりぼっち」そしてようやく「安全」。14 歳のクリスティの年下の部分が描いた。

別の回の治療面接中、クリスティの別の部分が虐待に関する怒りの感情を表現した。クリスティは、粘土の山を以前の虐待者に見立て、ゴムの槌で殴った。クリスティは粘土を叩きながら、自分の思考と感情を言葉で表現した。

「あなたはわたしのことを大切にしなくちゃいけなかったのよ。私が何も知らないのをいいことに、私を裏切ったのね。私はあなたに本当に頭にきているわ！」

劇、ロールプレイ

ロールプレイや劇作成により、虐待に関して話しはじめる子どもたちもいる。その際、子どもや治療者が虐待者の役を演じたり、真似たりするのはよい考えではないことに注意しなければならない。虐待者の代わりに枕や椅子を使うとよい。子どもは対処するために自分が何を行ったかを見せたがることがある。子どもの心の中には解離された部分があるため、自分の内部の別の部分のひとりを演じたり、その部分に切り替わってその部分がしたことを示したりする場合もある。

物語を語り、役を演じるメリーの才能は、トラウマに対処するための唯一の方法だったが、また強力な性格特性でもあった。彼女は自分で仕切り、最初、次、その次に何が起こるという順番を決め、私がどうすべきか自分で指図したいと思っていたので、彼女にとって劇は安心できるものだった。彼女の作ったある物語は、母親が子どもを迎えに来るところから始まった。この子には秘密があった。母親は知らなかったが、この子は三つの部分をもっていた。それで、ある部分が母親と一緒に外出しなければならないときには、他のふたつの部分たちは心の中にいて、お互いを慰め合った。ドラマが進むにつれ、このふたりの「姉妹」の部分たちは女の子を助けるために他の部分たちを集めはじめ、他の部分たちが怖がらなくてもすむよう、保護者の役割をもつ男の子の部分も呼び出した。

別の日、メリーは三つの部分についてふたたび演じた。「赤ちゃん」の部分と年上の女の子、そしてさらに年上の「おねえさん」だった。これはメリー自身の部分に関する概念と似ていて、ひとりはメリーの年齢と同じ、もうひとりが年下で、別のひとりは年上だった。「姉妹たち」がお互いに話をしているとき、私がそのうちのひとりを演じ、メリーが演技を指示した。この会話により、メリーは小学校に上がる前から家事をしなければならず、きちんとやらなければさらに仕事をさせられていたということがわかった。メリーの三人組のうち、年上の部分のひとりは、ちゃんとできれば「シンデレラのように舞踏会へ行くことができる」と自分に言い聞かせることで洗濯物をきちんと片付けることを覚えたのだった。もし失敗すれば、三人のうちのひとりだけが罰を受け、「他のふたりはそこにいなかった」。

これらふたつの場面のうちのどちらかを使って、お互いに関連する感情を言葉で表現することから始めると簡単だろう。遊戯中、治療者と子どもの役割を交換し、子どもが表現できない感情の一部を治療者が表現してもよい。あるいは治療者が役割から抜けずにすむよう、治療者が指人形やぬいぐるみを使って子どもの隠された感情や思考を表現し、それらについて子どもと会話してもよい。

夢の内容やテーマを用いる

解離性のある子どもが見る夢はトラウマと比喩的に関連していることがある。これはトラウマとその後の外傷後ストレスを経験した子どもによく見られる（Terr, 1990）。夢もまた意識変容状態である。そのために他の解離状態と似ているので、治療に効果的である（Franklin, 1990）。子どもの夢（または悪夢）を基にして、箱庭やドールハウスで一緒に夢のお話を描いたり、再現したりすることができる（第5章参照）。時に夢が極端に恐ろしい場合は、子どもの語りを聞きながら、私がそれを描く。映画やテレビに出てくる恐ろしい登場人物に追いかけられるというのは、子どもが生活上のトラウマに「追いかけられ」、外の世界においても内の世界においても逃げようとしている場合によく見られるテーマである。治療者が人形の配置や見方を正すことを指示すれば、子どもはいくらかの距離を保ちながら処理に関わることができる。

モニカは、おびえた感情の絵を取り出し、「叫ぼうとするが声が出ない」という絵に合致した夢について話した。彼女が語る夢の絵を私が描き、私たちは夢の各時点での彼女の感情を書き留めていった。それはフランケンシュタインのような男に追いかけられるという夢だった。彼女は走り続け、かろうじてその男をかわし、逃れようと高い壁によじ登った。彼女がこれ以上走れなくなったとき、ようやく「たまたまそこにいた」警官が彼女を助け、その男を刑務所に入れた。モニカは夢の中で怪物におびえ、怪物が自分を追いかけてくることに腹を立て、警官が彼を刑務所に入れてくれてほっとしたことを認めた。モニカのこの時点でのいちばんの恐怖は、自分にいたずらをした男が出所して自分のところにやって来ることだった。この夢で現在の自分の生活における誰かまたは何かについておびえ、腹を立てたことを思い出したかと聞かれ、モニカはいたずらの加害者のことを思い浮かべた。私たちは法廷のシーンを描き、それまでに起こったことを話し合い、裁判官が加害者は今後、彼女と会うことを許されないと決定したことに注目した。その後、モニカはその男の絵を描きたいと言った。彼女はその男を悪魔として描いたあと、クレヨンでぐちゃぐちゃに塗りつぶし、引き裂いた。

モニカが加害者に関する昔の恐怖と現在の恐怖のいくらかを比喩的に表現し、そうしても安全だと感じられるようになったとき、怒りがふつふつと沸き上がり、表現されることを要求した。モニカは加害者がまもなく出所することを知っていたため、昔の無力感もまた誘発されていた。彼女の怒りは自分ではどうすることもできない状態に置かれたことに対する当然の結果であり、怒りを表現することで無力感のいくらかが軽減された。

催眠

ＤＩＤの子どもたちはすでに、トランス状態に入り、ある状態から別の状態へ切り替わることに熟達している。彼らは、ほとんどの子どもたちに共通して見られる、空想や解離性防衛の技術に長けている。儀礼虐待の中などで自己催眠を用いることを教えられた子どもたちもいるかもしれない。ほとんどのＤＩＤの子どもたちはこれを無意識に学んでいる。変容（解離）状態に入ることができる子どもの能力を利用した治療介入は、どのようなものであれ、やや催眠性があると考えてよいだろう。視覚イメージ、お話作り、空想のロールプレイなどの「催眠性」技法は本格的な催眠なしに用いることができる（Gardner, G., 1977; Gruenewald, 1971）。治療中のさまざまな要求や提案にもＤＩＤの子どもの柔軟な解離を活用することができる。たとえば私は、「全員が今すぐ聞けるように、心の中の全員にインターホンのスイッチを入れてちょうだい」とか、「みんな、よく聞いて！」などと言うことがあるが、そう言うことで、どの部分が出ていようとも心の中にいる他の部分たち全員と話すことができる（Kluft, 1982; Putnam, 1989, pp. 197-198）。子どもがコミュニケーションと協力関係を強化できるよう、「心の中に入って聞きなさい」とか「心の中に入って〔ある部分に〕そのことについてどう感じているか尋ねなさい」などと求めることも多い。

内部に安全な場所を作り出すことも、催眠性技法である。また、内部に新しく見つけた記憶や感情を入れるための容器を想像することも、また別の催眠性技法である（本章次項の「記憶と感情の格納」参照）。また、より系統立った催眠性技法も、人格たちと知り合い、彼らのさまざまな役割を知るため、さらには除反応と統合を促進するために有効だろう（Kluft, 1985a, c）。しかし、遊戯療法やお話作り、芸術は、子どもが自分自身の解離の方法を使えるため、子どもに対する通常の治療として十分である。

身体症状

身体的不調の訴えは解離性のある子どもたちによく見られる。身体に不安やトラウマ記憶の一部を抱え込んでいる場合もある。子どもたちは、感情とも原因についての知識とも結びつかない、身体の不調や痛みを経験することがある。子どもが身体感覚に声を与えれば、感情と自覚も現われるようになる。

ジェレミーはある日、腹痛と頭痛を訴えてやって来た。私は彼に絵を描くように言った。彼は私が遊戯室に置いているびっくり箱の絵を描いた。象を箱の中に押し込んだあと、ボタンを押すと飛び出すというものだ。私は彼に、象に「なり」、箱の中にいるのはどんな感じか話すよう求めた。ジェレミーはこう言った。「ぼくは押しつぶされて、居心地が悪い。胃がこわばっていて、頭も痛いし、脚も楽じゃない。この箱から出られないから腹が立っているし、他の誰かに人生をコントロールされているから悲しくて頭にきている。箱の中から外の音は聞こえるけれど、ここから出られないから腹が立っている。工具が必要だ。外に出るためには、箱を壊して開けてくれる人が必要だ」。私がこれはジェレミーが感じていることかと尋ねると、彼はそうだと答えた。このあと、不安や怒りを感じている部分や、何かをしたりジェレミーに重要なことを伝えたりするために「外に出る」必要がある部分を助ける方法について話し合った。

記憶と感情の格納

トラウマを思い出し、処理することは必ずしも快いことではなく、さまざまな段階で不安を掻き立てられることがある。子どもが自己の取り組みの中で自分自身を誘発し、さらに不安が増すことすらある。子どもたちにはバランスを取り戻し、安全な現在へと方向付けし直し、苦しい作業から少し遠ざかるための時間と治療の場でのはけ口が必要である。これにより治療自体が安全なものとなり、取り組みを続けることができる。

心の中に安全な場所を作る

解離傾向のある子どもにとって、恐ろしい感情や記憶が浮かび上がってきたとき、どの部分でも休息、安心するために行くことができる「安全な場所」を心の中にもつことが大切だと私は考えている。安全な場所を作る手助けをするため、私はオークランダー（Oaklander, 1988）の技法を用いている。この技法は次のようなものである。「目を閉じて、自分がとても安全だと感じる場所――危険がなく、どんな害もあなたに及ばない場所――を想像してください。それは屋内かもしれないし、屋外かもしれません。あなたが知っている場所で、あなたが今の生活の中で安全だと感じている場所かもしれないし、あなたがあればいいなとか行きたいなと思っている想像上の場所かもしれません。（屋内か屋外のどちらを選びましたか）」。

子どもが屋内を選んだ場合はこう続ける。「心の中の安全な場所を見渡して、そこにあればよいと思うものを想像してみましょう。家具はありますか。床の上や壁に何かありますか。出入りのための扉はありますか。あなたの心の中の安全な場所に誰か他の人たちや動物たちにいてほしいですか。それともあなたひとりでいたいですか。あなたの安全な場所にはあなたの好きなものを何でも置いてかまいません」。子どもが屋外を選んだ場合はこのように言う。「心の中の安全な場所を見渡して、それがどんな場所か見てみましょう。丘や山はありますか。それとも平らな場所ですか。近くに木や花、水はありますか。岩や砂は？　あなたの安全な場所に他の人たちや動物たちにいてほしいですか。それともあなたひとりでいたいですか。あなたの安全な場所にはあなたの好きなものを何でも置いてかまいません」。

子どもが頭の中で安全な場所についてのイメージを完成させたところで、子どもに、目を開き、その場所の絵を描くように求める。これでイメージがより具体的になり、簡単に思い浮かべられるようになる。子どもたちは絵を飾り立てることがあるが、それもよい。図7-3はエイプリルの屋内の安全な場所を示しており、これは彼女自身の部屋である。

ジェレミーの安全な場所は少し違っていた。ジェレミーは大人に対して否定的な感情をなかなか表せなかった。私はジェレミーのために指人形劇を作った。劇の中でビーバーは子猫に対し、感情は大切だ、望むときはいつでも自分のところに来て、話をし、自分と安全に過ごすことができると言った。この物語のあと、ジェレミーと私は、彼が安心して話し、感情をもつことができる場所について話し合った。図7-4はジェレミーが創作した屋外の安全な場所である。私が語った物語を基にして、ページの半分に山を、中央に滝を描いた。ビーバーのダム（安全な場所）は滝の底にある。この場所は子猫が安心したいときに行って、ビーバーと一緒に過ごす場所である。滝には魚がいる。ジェレミーの物語では、魚は滝を上ったり下ったりして、「危険だ——両親が来る」と子猫に伝える。

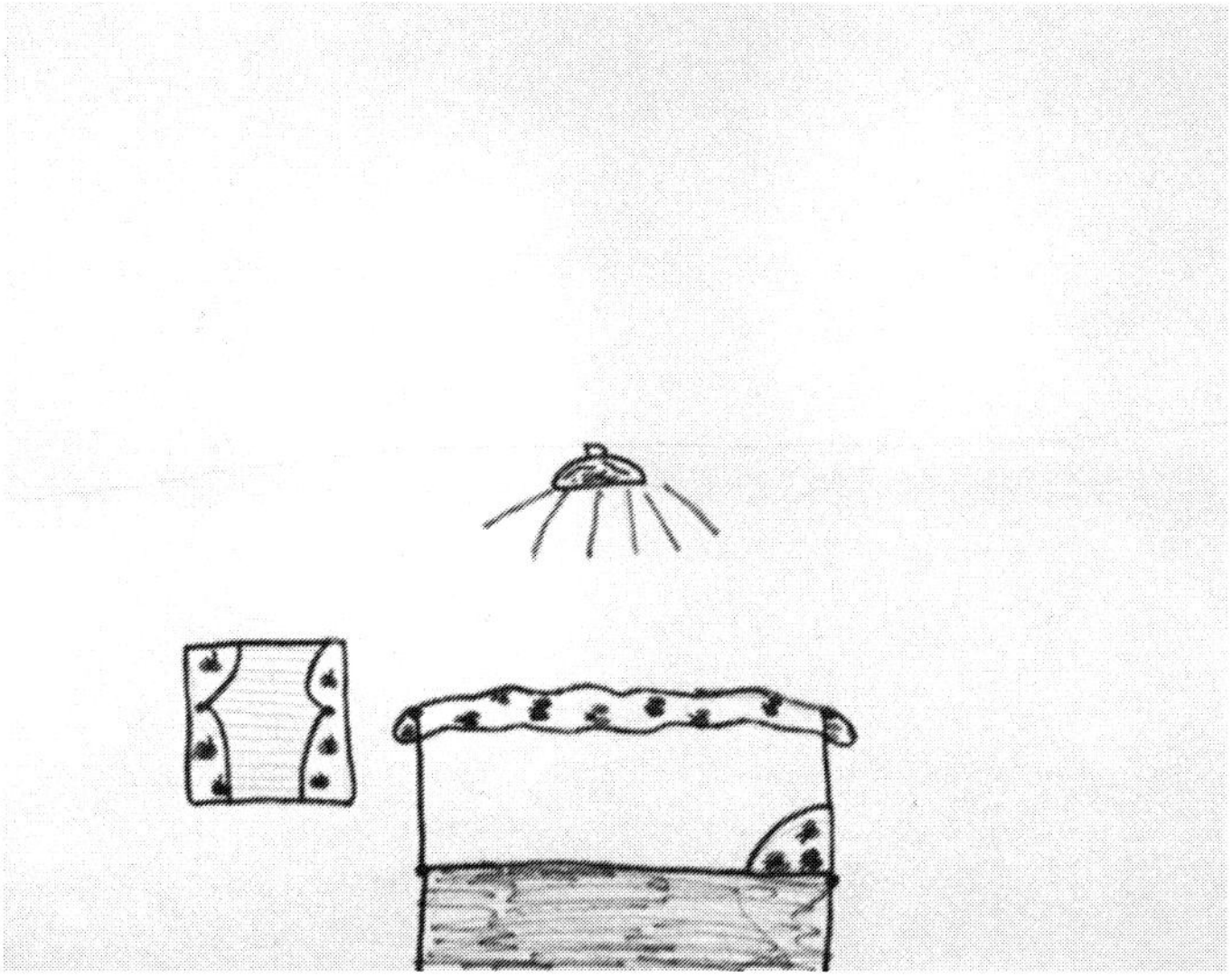

図7.3　エイプリルの安全な場所の絵。自分の部屋を表している。

よい絵ができたところで、私は子どもに目を閉じるよう求め、絵と同じように、自分のどんな部分もすべて、恐怖、怒り、悲しみを感じたとき、またはただ疲れたときに行ける安全な場所が心の中にあることを知っておくようにと言う。そこでは、遊んだり休んだり、あるいは話を聞いてくれる別の部分と感情を共有したりすることができる。

ＤＩＤの子どもにとって、いったん記憶と感情の再所有が始まった時点で、このように特別な安心できる場所を心の中にもっていることが重要である。子どもの内面世界の一部は恐ろしい記憶や光景、怒りに満ちた声を含んでいて、恐ろしい場合がある。しかし、安全な場所はそうではない。ここは避難所なのである。つらい治療の取り組みのあと、ひとつあるいは複数の部分が心の中の安全な場所に行き、少し休んで気を楽にしたいと思うことがあるだろう。

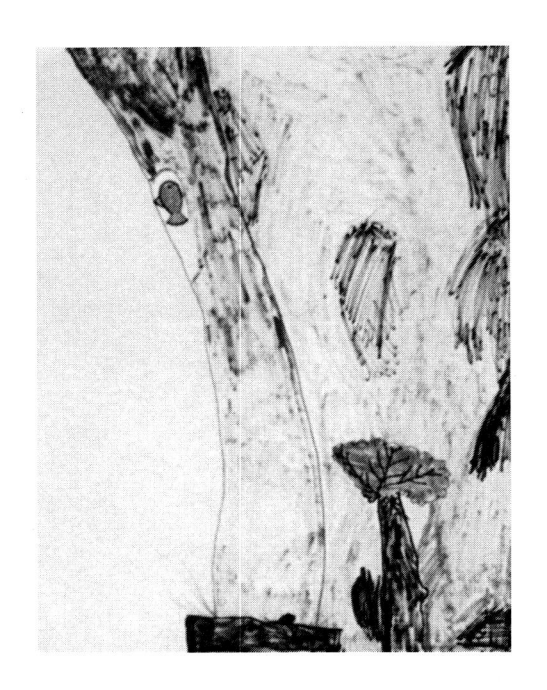

図 7.4　ジェレミーの安全な場所。ビーバーの住むログハウスの上に滝の水が流れ落ちている。ビーバーの家は安全である。真ん中でカプセルに包まれた魚が滝を上り、見えない子猫にメッセージを運ぶ。子猫は「危険だ――両親が来る」という警告メッセージを受け取ると、水中の家でビーバーと一緒に過ごす。

記憶と感情の入れ物を作る

治療室や治療者がどれほど安全だったとしても、診療所の外の環境が安全でなければ、子どもは安心して治療に取り組むことができないだろう。これは治療内容を家にもち帰ることについても言える。以前は自分の頭の中で隔離された区画の中に鍵をかけて守っていた「恐ろしい事柄」が記憶や感情の形で提示されたあと、そのような記憶や感情が今や「放し飼い」状態となって家庭にまで侵入してくるようになれば、子どもは安心して治療に取り組むことができないだろう。ＤＩＤの子どもや、時にはＰＴＳＤの子どもにとって、治療から離れているあいだ、このような思考や感情を「しまっておく」ためのきちんとした場所が必要である。

そこで、新しく浮かび上がってきた記憶や感情をしまっておくための何らかの入れ物をもつことが重要となる。ただし、子どもがいつも用いる方法とは違ったやり方で行う。過去においてはこのような事柄は無意識に解離され、フラッシュバックや悪夢、恐怖の形でまた無意識に「飛び出し」ていた。しかし今では、子どもはそのような事柄を自分が選んだ場所に意識的にしまい込み、今後の治療面接中など、心の準備ができたときにまた接触することができるのである。

私はまず、自分でかけたりはずしたりできる鍵のついた重い箱や、心の中にある保管のためだけの特別な部屋といったアイデアを参考として与えることにしている。図7-5はジェレミーの「治療用のもの」の入れ物の概念である。巨大な貯蔵タンクで、クレーンでもち上げなければならないほど重い蓋がついている。これなら家庭や学校でその週のうちに中身が漏れる可能性はない！

面接中の治療用のものをしまっておく別の方法として、治療室の中に象徴的に置いていくこともできる。密閉できる特別な袋や蓋のついた箱を「思い出したこと」や「難しい感情」をしまっておく場所として指定することができる。あるいは、子どもに箱の絵を描かせ、その箱の中に記憶と感情、そしてそれらに付ける言葉――子どもがしまっておこうとするものすべて――を入れさせることもできる。絵は子どもが保管しておくイメージや思考をもったまま、診療所内の治療者のファイルに残しておかれるのである。

もちろん、常にこの方法がうまくいくとはかぎらない。子どもが家庭や学校で大きな誘因となる状況、つまり、トラウマとなった出来事に似ている何か、あるいは治療で明らかになったばかりの感情を刺激するような何かに直面している場合は、空想のコンクリートをもってしても感情や記憶の急激な沸き上がりを抑えることはできない。だが、それでも効果はある。「子どもにまた解離を用いるよう仕向けてしまうのではないか」と思うかもしれない。そうでもあるし、また違う。解離はそれ自体、悪いものではなく、適応行動を妨げるときのみ障害となるのである。私たちはみな解離を行っている。心理的な防衛はふつう

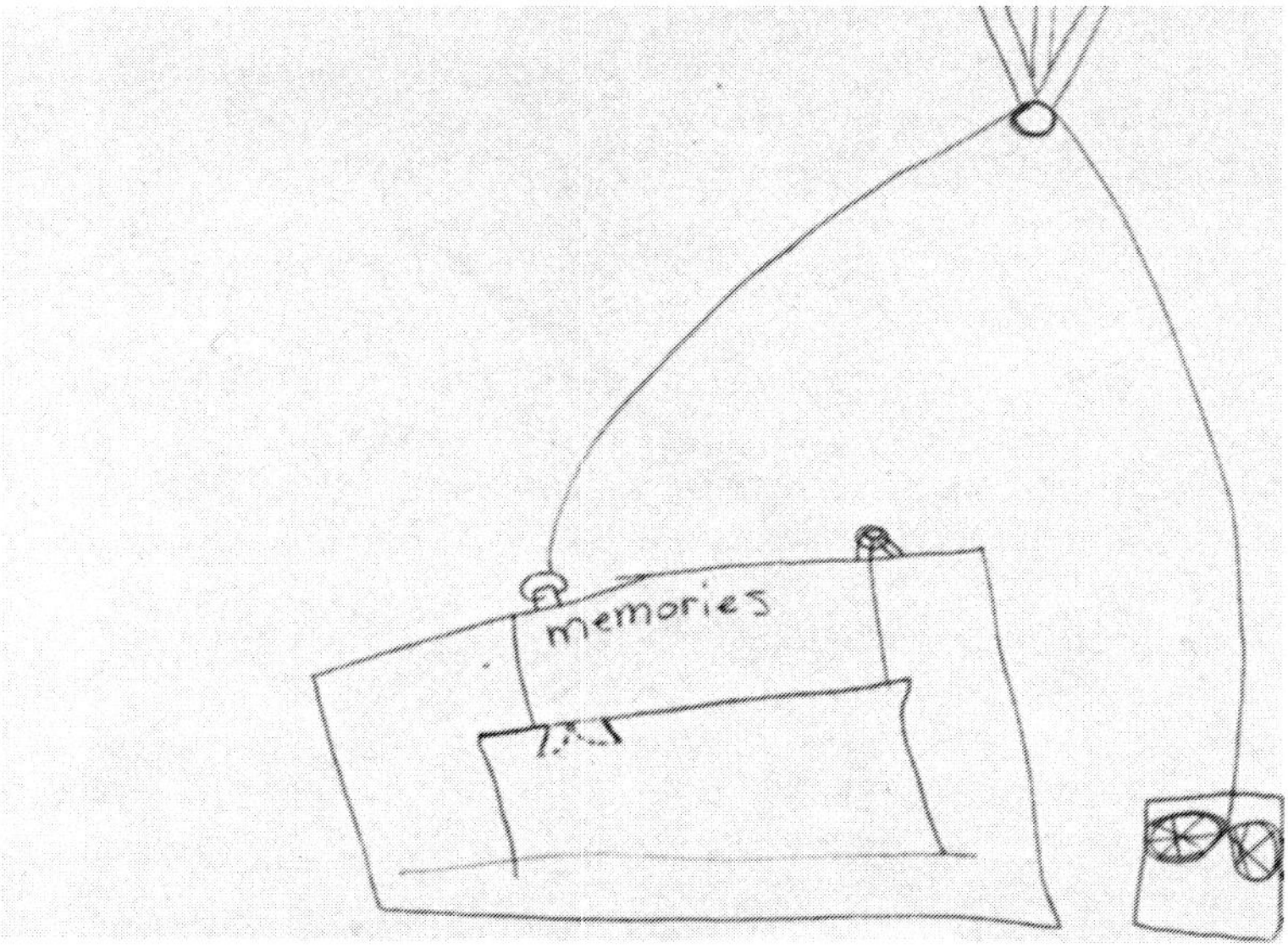

図 7.5　ジェレミーの治療中に現れる記憶と感情を入れておくための容器。コンクリートの蓋をもち上げるための滑車装置が描かれている。

の人たちにとっても時おり必要なものであり、役にも立つ。作業内容を意識的にしまいこむことを覚え、治療者の助けを借りながら意識的にトラウマ内容に再接触し、治療の場で安全と支援を得ながら処理することは、以前のやり方よりもずっと健康的で安全であり、コントロール感を与えてくれる。

治療の「一時休止」

激しい作業のあと、とくにかなり現実的な遊戯を行った場合、治療面接中にいくらかの「休息時間」をもつとよい。ただ遊んだり、ゲームなどの楽しい活動をしたりするための時間を各回の最後にとっておこう。子どもが作業に使ったものが全部安全にしまわれているか、治療作業によっておびえたり悲しんだりした部分が慰められたかどうか、確認しよう。こうすることで治療作業の周辺に安全な場ができ、子どもが「現実の生活」にふたたび入っていきやすくなる。再適応するため特別な休息を取ったり、その晩は楽に過ごしたりする必要があることを家庭の養育者にも知らせておく必要があるだろう。

除反応の取り組み中に子どもたちがもつ不安

多くのＤＩＤの子どもたちは、ある人格を表に出したり、治療者であるあなたに会わせたりすれば、その部分が何か悪いことをするのではないかと心配している。たとえばエイプリルは、腹を立てた部分たちが私に意地悪なことを言い、私に嫌われるのではないかと心配していた。クリスティの年下の部分たちは、怒りを「意地悪なこと」だと解釈し、腹を立てた部分たちが話すと怖がった。アダムもまた、自分自身の「腹を立てた声」を心の中で聞いて、最初は怖がった。私は彼らに腹を立てた声を出してもよいのだと言って安心させ、腹を立てた部分たちが頭にきたときは、怒りの絵を描く、粘土を叩く、クッション棒を使うなどしてもよいのだとすべての部分たちに伝えている。また、小さな部分たちには、ひどく怒った部分たちが表に出ていて、恐ろしくてその声を聞きたくない場合は、しばらく自分の部屋の窓やカーテンを閉め、インターホンを切ってもよいと言っている。安全が保障されているため、結局のところ、この小さな部分たちは見聞きすることを選び、自分たちは無防備だったが、今回は何もひどいことが起こらなかったとあとで気づくことになる。

性的行動をとる性的な部分や人格は、治療者と会って自分たちがしたことや思い出す作業のあいだにどのように感じたかを話す前に、再枠付けされ、他の部分たちと知り合うことを奨励され、重要だと確認される必要がある。このような勇気ある必要な部分たちはいくつかの行動に加え、怒り、復讐、恥、混乱といった感情をおもに担っている。彼らの感情と前向きな意図が現れ承認されれば、他の部分たち同様、このような部分たちもまた子どもを守るためのよりよい方法を見つけるようになる。

私が関わっている子どもたちの親は、「いつもおもちゃを片付けておきなさい」とか「この方法で宿題をやるといいわよ」といった親からの情報が一度にすべての人格に届くよう、子どもに心の中のインターホン装置を一日中「つけっぱなし」にしておいてほしいと思うことが多い。そうすれば親は、切り替わって現れてきて、今起こったばかりのことを何も知らない人格たちに、もう一度同じことを言わなくてすむからである。しかし、ＤＩＤの子どもたちが毎日、一日中、心の中の連絡網を開通しておくのは無理かもしれない。これまで多くの子どもたちが、「全員」がいつもみんなの言うことを聞いて、完全に共同意識をもつようになれば、「悪いこと」がすべてわかり、他の部分が泣いたり苦しんでいたりするのを聞いてしまうのではないか心配だと述べた。これはある程度、起こりうることである。それに、治療の初期ではつらすぎて耐えられないかもしれない。すべての人格がすべての感情やすべての悪い記憶を一度に知る必要はない。私は子どもたちに、おびえた部分たちはインターホンのスイッチを切ったり、部屋のカーテンを閉じたりしてもよく、見聞きし、助けることができると感じている部分たちにはそうしてよいのだと伝えている。

内部システムによる記憶の共有

このようなトラウマ処理のある時点で、子どもの除反応の取り組みが進むと同時に、内部の人格たちについてますます知るようにもなる。どの人格がどの感情や思考、行動をもっているのかを知り、トラウマとなった主な出来事への対処を助けてくれていた各部分の役割を認めることが重要である。

時に子どもは、単に「心の中に聞いてみる」ことにより、トラウマとなった出来事にどの人格が関わっていたかを知ることができる。その後、自分の役割、思考、感情について各人格に順に話すよう求める。トラウマとなった出来事について話し合うあいだ、すべての人格にインターホンのスイッチを入れておくか共同会議室に集まるよう求めれば、すべての部分たちが話を聞いたり、話し合いに参加したりすることができる。

エイプリルは、五歳になるまでに自分に起こったトラウマ的出来事をいくつか思い出した。エイプリルと私はすでに彼女のすべての人格と知り合っていたので、私は「誰かこの出来事について知っていますか」と尋ねることができた。そしてその部分が、自分の知っていることを教えてくれた。時には、ひとつの部分がほとんど一部始終を知っていた。しかし、その部分はエイプリルが経験した感情や身体的苦痛をもっていない可能性もある。それらは別の部分に格納されているかもしれない。そこで私は、次のように尋ねた。「この話のXYZ部分を知っているのは誰ですか。そしてこの（別の）部分は？　私たちが演じたおびえた感情について知っているのは誰ですか」

各人格が自分の感情を完全に自分のものとし、トラウマとなった出来事のあいだに自分が行った「役目」を正当に評価するには、個別の治療が必要かもしれない。虐待のあいだ機能していた各部分に自分の経験を表現させることが重要である。その後、治療者は、子どもが経験のその部分を虐待を切り抜けるために役立ったものとして認められるよう、それらの部分の活動を再枠付けすることができる。子どもが用いた解離性対処方法のひとつひとつ――「溶けて壁の中に入る」「幽霊になって姿を隠す」「スパイダーマン［クモからパワーを得たヒーローの名前］になって壁をよじ登って逃げる」など――について話し合う必要がある。各部分が経験した感情が、表現され、認められる必要がある。個々の人格が自分の感情や対処のために自分が行ったことについて否定的な信念をもっている可能性がある。

特定の出来事の一部始終がつかめたら、子どもの助けを借りてそれを書き留めよう。比較的年長の子どもたちの場合、自分で書きたがることもある。比較的幼い子どもたちは、ただ話すだけで、治療者に書き留めてもらうほうを好むかもしれない。トラウマとなった出来事の話は、最初に何が起こり、二番目に、三番目に……など、できるだけ完全なほうがよい。話が進むにつれ、心の中の人格たちのうち、どれがその出来事の各部分を経験したか、そのときその人格がどう感じたかが記録される（Graham-Costain, 私的書簡, 1991）。その結果、加害者が何をし、何を言ったかだけでなく、子どもの経験、その出来事のあいだに行った人格の切り替わりのひとつひとつ、そして子どもがその出来事のあいだにもったさまざまな感情や思考、行動の記録が出来上がる。

子どもの準備が整えば、トラウマとなった出来事についてのこの内容を内部システム全体で共有することができる。出来事の内容が明らかになるにつれ、各人格が順に自分の感情や思考、行動を他の人格たちに伝えていく（Graham-Costain, 私的書簡, 1991）。子どもが以前の感情を再体験していることが、身振りや顔の表情からわかることがある。しかし、子どもは援助、配慮、安全のもと——そして自分自身のコントロールのもとで解離を用いながら——これを行っているため、治療効果がある。

子どもがそうしているあいだに身体記憶が戻ってくることもある。たとえば、エイプリルは性的虐待の最中に硬い場所にひざまずかなければならなかった経験をすべての部分たちと共有した。除反応のあいだ、彼女は脚を前に投げ出して柔らかい椅子に座っていたにもかかわらず、両膝にあざが現れた。

子どもはこの種の除反応を共有したあと、ひどく疲れることがある。直後に子どもとそのすべての部分たちに気分はどうかと尋ねることが重要である。悲しい、つらいと感じている者たちは慰められる必要がある。自分に対して言われたことや耳にしたことにおびえている者たちもまた、心配なことについて尋ねてもらい、元気づけられ、慰められる必要がある。とくに脅されていた場合、何が起こったかについて知ったり他の者に知らせたりすることに不安感を抱くことがある。しかし、通常はこのような恐れは、遊戯療法で最初に記憶が浮かび上がってきたときにすでに話し合い、処理されているはずである。

内部システムでのこの種の共有のあと、さらに感情が浮かび上がってくることもある。本質人格または「主」人格が、その前には経験しなかった怒りをその出来事に対して感じることがある（怒りの人格たちが怒りをたくわえ、感じ、怒りに基づいた行動をしていたあいだ、他の部分たちはそういったことを行っていなかった）。子どもたちはどのように感じたかを話しながら、粘土の人形を叩き潰すことで加害者を「やっつけたい」と思うことがある。加害者がもう生きていない場合ですら、加害者に手紙を書き、これまでつことができなかった怒りの感情をすべてぶちまけたいと思う子どもたちもいる。

悲しみの感情もまた、内部システム全体を通して沸き上がってくることがある。大きなトラウマ体験のひとつひとつを心の中で共有した結果、トラウマ後の恐怖が大幅に減ることもある。たとえば、エイプリルは体系的に経験を共有したあと、初めて風呂場に入るのが怖くなくなったと報告した。

多くの場合、治療が進むにつれ、子どもの回復していく様子がＤＩＤの子どもの遊戯にさまざまな形で表れるようになる。遊戯や芸術で感情を表現し、自分の生活で起こったことと結びつける能力が増す。子どもの個別の人格たちがより多様な感情を示し、内部のシステム内でより包括的な役割を見せるようになることもある。遊戯のテーマから、子どもが出来事を認識し、それらがなぜ、どのように起こったかを把握していることがわかるようになる。物語の内容もまた、子どもが援助を得て強く感じ、問題解決のために積極的な選択をしていることを示すようになるかもしれない。

除反応により、子どもは安全と援助を得て、完全に経験する能力を取り戻すことができるため、癒されるのである。その後、子どもは、自覚している人生経験の集積の中にトラウマを組み込むことができるようになり、その結果、トラウマが「進行する人生の中での多くの出来事のひとつとしての位置を占める」ようになる（Monahon, 1993, p. 126）。こうして子どもは、展望を得るだけでなく、自分の手に負えない断片化した生活の過酷さから自由になることができる。

第8章

DID の子ども——統合と経過観察

子どもが行う他の作業と同様、統合もひとつの過程であるため、途中にはほろ苦い瞬間もあるが、ほとんどの解離性同一性障害（ＤＩＤ）の子どもたちにとってそれは喜ばしい経験である。自分探しの旅を始めた瞬間から、子どもは統合しはじめる。そしてそれは過程であり、それが始まった時点で子どもはすでに旅の途中にいる私たちの仲間入りをするのである。人間は人生の終わりまでずっと成長、発展しつづけるものである。

私がこれまで治療してきたＤＩＤの子どもたちは、統合の準備ができると、私に知らせてくれた。一部の子どもたちは経過の初期に治療が自分をどこに導いてくれるかを理解し、それについてしきりに知りたがる。また、なかなか情報を得たがらず、時間をかけてじっくり考える子どもたちもいる。統合についての選択肢は子どもたちに与えられる。子どもたちは自分にとって最善のことを行うものだと私は信じている。子どもが統合を完了しない場合は、家庭環境が安全でないために解離防衛なしですますことができないのかもしれない。この章では、人格の統合と統合後の取り組みという、ＤＩＤの子どもたちに対する治療経過の最後のふたつの段階を取り扱う。

統合とは？

「融合」は、ふたつの人格がひとつになることを示すのに一般的に用いられる用語である。「統合」はより広範な用語で、人格が子どもと再結合することだけでなく、知識や感情、感覚、行動、自分自身の部分を意識の中にふたたび組み込む全体的な経緯を示すことが多い。ＤＩＤの子どもたちの中には、ふたつの人格をあるひとつの（まだ分離している）人格に融合することで効果を得る者もいれば、単に各人格を全体に統合する者もいる。子どもに本質人格がある場合（第6章参照）、その部分が他の人格の受け皿になる。

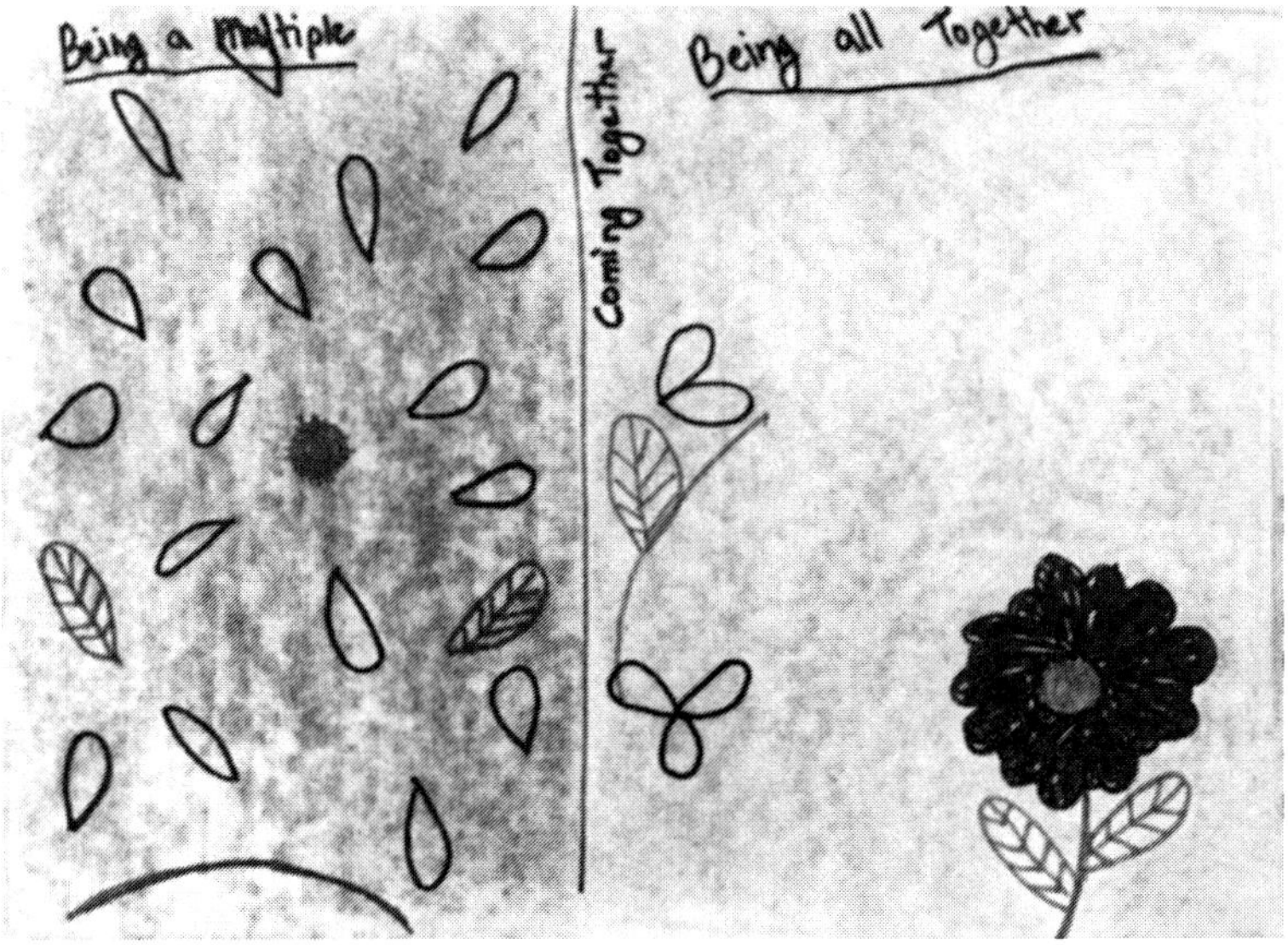

図8.1　エイプリルの統合の概念。花びらと葉（部分）が集まり、ひとつの花となる。

私は、子どもに分離をトラウマや喪失のあいだの自己防衛手段として説明し、人格たちをひとつのものが分離した部分として概念化する方法を教え、部分たちがいつかまた結合してひとりの完全な子どもとなる可能性を残すようにしている。多くの場合、DIDの子どもたちは並外れて飲み込みが早く、創造的で、分離と全体性や統合の仕組みについて自分なりの概念をもっていることもある。図8-1はこの概念を視覚化しようとするエイプリルの試みで、図8-2はアダムのものである。

メリーの考えは、彼女の性格にふさわしく、もう少し劇的だった。治療を始めて間もないある日（家族も私も事前に何も知らなかった）、彼女は里母に「小さなメリー」という部分が「他の誰よりも前からここにいた部分」だと告げた。その後、メリーは、どのようにしてすべての部分たちが「木の幹に

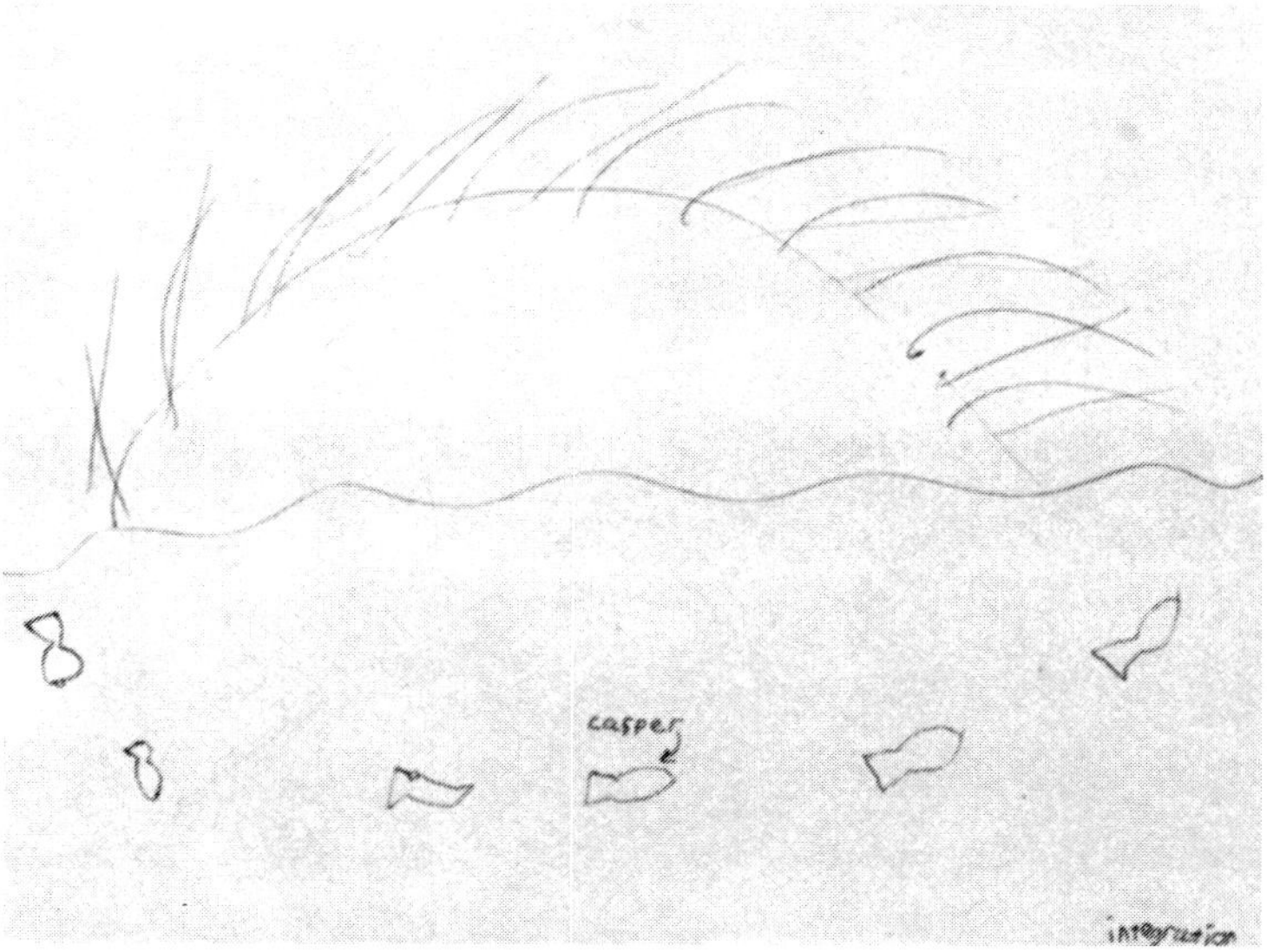

図 8.2　アダムの統合の絵。個々の魚（部分）が大きな波に入っていき、海の一部となる。

戻る」ことができるかについて私に話したがった。彼女は、自分の考えを私に説明しながら、黒板に木の絵を描いた。彼女はこう言った。「昔、私は健康な木だったのに、一枝ずつ切り落とされたの。私たちは部分たちを接ぎ木して、幹に戻すことができるわ！」

その次の週、メリーはひとりで元に戻す経緯を明確にしていった。彼女は「木の幹」の絵をふたたび描き、箱庭で場面を作りたいと考えた。そこで、「星の丘とフロントガラスのワイパーの湖」についての物語が作り出された。嵐がやって来て丘と湖を襲い、丘も湖も、その光景の中の何もかもが埋まってしまった。しかし、物語中のふたりの子どもたちは自力で這い出し、丘の木をすべて植えなおし、湖を元通りにした。子どもたちは、あちこち掘るうちに、埋められた宝物まで見つけて自分のものにした。メリーは、治療と統合の経過全体に自分自身の内面の強さと回復力を示す、すばらしい比喩を作り出したのだった。

クラフト（Kluft, 1985a）も述べているとおり、子どもたちは、ＤＩＤをもつ大人ほど、分離にのめり込んでいない。妹や弟が上のきょうだいをうらやましがるのと同じように、子ども自体は成長しているのに五歳のままで「止まっている」年下の部分は、年上の子どものことをうらやましく感じていることが多い。彼らは「大きく」なることを楽しみにしているのかもしれない。

タイミング

広い意味での統合は、治療の過程で徐々に、自然発生的に起こる。子どもの人格がお互いをより知るにつれ、各人格が（共同意識が高まっていくため）お互いからより多くを経験できるような形で発展し、分離したままで感情や行動の幅を広げていくように思われる。多くの部分が、異なるというよりむしろ似ている状態にまで達する。たとえばクリスティは、自分の部分たちが「より近づき、似てきている」ように思えると言った。分離したままでいる必要も理由もなくなり、子どもがある部分がもっている情報および感情をすべて意識するようになったとき、融合または統合するのが当然の成り行きである（Dell & Eisenhower, 1990; Kluft, 1985a, c）。ごく幼い子どもの場合、自然に始まったがトラウマにより中断された最初の発達過程に従って、統合が無意識に再開されることもある（Albini & Pease, 1989）。

可能な場合には、どの人格が最初に融合、統合するかやそのタイミングについて、子どもに決定させるのがもっとも賢明なやり方である。記憶作業と除反応が進むにつれ、急いで融合したがる部分もあるかもしれない。ある部分の取り組みが完了し、その部分が子どものために担っていた役割や尽力が分離されている必要がもはやなくなった場合は、とくにそうである（Dell & Eisenhower, 1990）。切り離された部分が、あるトラウマ的出来事に関する特定の記憶や感情をもっていることがある。そのような記憶や感情が処理され、子どもと共有されると、子どもからそれらを分離しておくという意味でのその部分の仕事は終わったことになる。そこで、その人格は、かつて解離されていた情報とともに喜んで統合されるだろう。ただし、必ずしもこのように事が進むとはかぎらない。とくに保護の役割を担っている部分は引き続き別の面で援助を続けることもある。

ふたつの人格の融合ではすぐによい効果が現れることが多い。エイプリルの最初の融合はタイミングや関係する部分が賢明に選択された。一方の部分は多くの感情をもっていた。もう一方の部分は感情を言葉で表現し、欲求を満たすよう求めることができた。このふたつの部分の融合は、切り替わることなくこれらすべての機能を果たせるひとつの部分を作り出した。どの部分を最初に融合するかという選択はエイプリル自身が行った。私ではそれ以上の選択はできなかっただろう。

子どもの恐れ

子どもたちは統合について懸念を感じているかもしれない。「何か悪いことがまた起こったら、ぼくはもっと多くの部分をもつことになるの？　ぼくの猫が死んだりしたら？」。自動車事故や身内の死など、偶然にトラウマを引き起こす出来事が新たに起こるかどうか、予測することはできない。しかし一般的に言って、子どもが故意にトラウマをふたたび受けることなく、援助と励まし、そして、その出来事の意味を理解する機会を得ていれば、新たな部分を切り離す必要はもうないのである。ただし、衝撃的な新しい出来事、とくに虐待的な出来事が起こったり、ふたたび危険な環境に置かれたりすれば、防衛として重度の解離がふたたび用いられるようになることもある（Kluft, 1985a, c）。

いったん融合したふたつの部分がまた分離することもある。これはそのふたつの部分が結合に前向きでなく、準備ができていなかった場合や、融合後すぐに（ふたたび虐待されるなど）ひどくストレスの多い出来事が起こり、対処するために子どもがふたたび分離する必要がある場合に起こりうる。通常、融合が数週間続けば、そのまま維持される。

身体上の安全がもはや問題ではなくても、複数の人格をもっていれば都合がよいと気づく、賢い子どももいる。たとえばアダムは、一一歳ではなく幼いままでいられるよう、自分のすべての部分たちが年下の部分に統合できるかどうか知りたがっていた。この質問は、アダムには「大きくなる」ことについての懸念があり、それに対処する必要があることを示していた。私たちは、大きくなることに関して彼が好ましくないと考える事柄のリストを作った。「大きくなることに関しての最悪の部分」は学校へ行くことだった。彼は主に他の子どもたちと一緒に過ごすことについて心配していた。とくに、家庭や学校で怒りを感じたとき、どうすればよいかわかるかどうかが心配だった。アダムは怒りを表現するための行動について話し合い、試してみる必要があった。彼は、統合すれば年下の子どもではなく、一一歳として行動することを他者から――そして自分自身からも――求められるだろうとかなり正確に推測していたのだった。アダムはあらかじめ質問することで、（多くが「年下」である）怒りの部分たちを分離したままにしておかなくても怒りを適切に処理できるよう、準備を行っていたのである。

＊　＊　＊

エイプリルは、学校での学業のほとんどを行っていた部分を無理して統合しようとした。融合の直後、この部分はまた分離してしまった。治療中、私は、エイプリル、そしてアンジーという名前のもう一方の部分と話をした。エイプリルは自分がこなさなければならない学業のすべてを行う準備ができていないと感じていたのだった。アンジーいわく「エイプリルが学校の勉強について心配しなくてもすむように」、統合に先立ってエイプリルがアンジーのことをもっと知り、学校についての情報をアンジーから徐々に教えてもらう必要があるとふたりは判断した。一か月後、秋に学校が再開する二、三週間前、エイプリルはアンジーをふたたび迎え入れる準備を整え、統合は成功した。

対話は解決のために懸念を明らかにするのにもっとも簡単な方法である。下記は、統合の準備における懸念を伝え合う、エイプリルとサラという名前の部分とのあいだに交わされた二通の手紙である。サラはエイプリルの社交的な部分で、学校の休み時間に友だちを作っていたが、アンジーのように教室での勉強はしていなかった。

エイプリルへ

私は一一歳でサッカーが好きです。外交的なこともあると言ってもいいでしょう。服やプレゼントを買うのが好きです。友だちとパーティーに行くのも好きです。私にはユーモアのセンスがあって、学校が大好きです。ほとんどの人は私のことを変わっていると言います。でも、私のユーモアのことは多少気に入ってくれています。私はあまり内気ではありません。おそらくあなたに友だちを作り、学校の勉強ばかりしなくてもすむような能力を与えることができるでしょう。もっと楽しくなりますよ。私があなたと一緒になったら、私はあなたの楽しい部分としてもっと頻繁に出てくることができるでしょう。あなたの役に立つといいのですが。

サラ

サラへ

あなたの力に負け、自分が二度と出られなくなるのではないかと少し心配しています！　みんなにうらやましがられ、意地悪をされるかもしれないので、友だちはあまりたくさんほしくありません。自分で人気があると思っている人たちのほとんどは横柄なので、私はそんなふうになりたくありません。

エイプリル

サラに乗っ取られるのではないか、仲間たちから称賛されないのではないか、目立ってしまって仲間たちから非難されるのではないかというエイプリルの恐れが、サラを自分の一部として受け入れる妨げとなっていた。サラを統合しても「浮わついた社交家」になる必要はないとエイプリルが知ったとき、このような懸念は大きく軽減された。むしろ、彼女は複数の選択肢をもてるようになる。彼女は友だちを作り、人に好かれる能力に加え、内気さや弱さの自覚をもつこともできるのだった。いつ、誰と親しくするかを選ぶ——安心できる子どもたちに対して心を開くことを選ぶ——ことが可能だった。「力負け」することに関して、エイプリルはサラが「出て」きて、自分では恥ずかしく、気まずくてできないようなことを彼女がしたとき、切り替わるのがどんな気分だったかを思い出していたのだった。協力的な内部システムがまだない頃のようにサラに圧倒されることはないと知り、エイプリルは気が楽になった。

成人のＤＩＤ患者が統合に関して一般にもつのと同じような恐れを子どもたちも抱く。年齢が十分に高ければ、子どもたちは自分に特定の技能が欠如していることを知っているため、自分で「すべてのことをやる」ことになるという不安をもちながら統合の準備を行うことがある。実際、子どもが自分の能力について不安を経験するのは当然のことである。このような不安はある程度、現実的なものである。これまで、学校の勉強をすること、友人を作ること、ユーモアを示すこと、攻撃的になることなどの自分の能力は、自分から解離されていた。これらをすべてやってはいたが、自分自身で経験してはいなかったため、自分の能力にほとんど自信がないのである。「私は今まで数学をやったことがないの。どうして急にやり方がわかるようになるの？　うまくできなかったら、どうなるの？　他の人たちのことも怖いわ。私が笑ったのに、他に誰も笑わなかったらどうすればいいの？　他の子たちに嫌われたら？　みんな彼女のことは好きだったかもしれないけど、私のことは好きになってくれないかもしれない」。このような恐れは、先ほどの例でエイプリルがアンジーに対して行ったように、結合過程を遅らせる、つまり融合前に時間をとり、特定の人格がもっていて発展させた技能のすべてを子どもが「学ぶ」ことにより、もっとも軽減されるだろう。そうすれば子どもは、解離を使わずに機能しつづける能力にさらに自信をもつことができる。

統合の構造化

私は通常、ひとつずつ人格を統合するよう勧めているが、一度にいくつもの人格を統合したいと考え、成功する子どもたちもいる。私の場合、子どもの知恵を信頼することでうまくやってきた。治療者との関係が安全なものであれば、子どもたちは必要な質問をして、自分で自分の問題に対処するものである。

時に子どもたちは、わざと治療者の助けを借りずに人格の融合を行うこともある。たとえばアダムは、ある日治療面接にやって来て、ある人格と融合したと宣言した。この部分は、その前の回の治療面接で、統合したいと言っていたのだった。アダムが考え出した自分なりの融合のイメージが成功したのだった。

しかし、私の経験では、ほとんどの子どもたちは統合に関して徐々に治療者の指導を望み、必要とするようになると思われる。

養育者を巻き込む

子どものほうに部分の統合を開始する準備が整えば、私から養育者に知らせる。これは子どもにとっても親にとっても心躍るときである。子どもは融合または統合を行うたび、直後に休息を必要とする。子どもは心の中で違った感じ方をすることに慣れ、統合された部分によってもたらされ、今や「自分のもの」となった感情や記憶に適応しようとするあいだ、比較的ストレスのない日を二日間ほど過ごすとよい。親がよく知っている人格の場合、その人格から親に「さよなら」を言ってほしいと考える子どもたちもいる。私に「さよなら」を言いたがる部分たちもいる。その後の実際の統合過程では、何が起こったか養育者に伝えるかどうかは、子どもに任せている。秘密にしておきたいと思う子どもたちもいれば、どのように統合がなされたかについて養育者に知らせてもかまわないと考える子どもたちもいる。

統合のイメージ

融合を始める前に、ふたつの部分がひとつに結合するための想像上の場所を選ぶよう子どもに求める。融合のたびに違う場所を選びたがる子どもたちもいる。子どもたちがこれまで選んだイメージには、花でいっぱいの草原に立っている、砂浜を歩いている、ふわふわしたピンク色の雲の上に浮かんでいる、などといったものがあった。心の中の会議室にいる、あるいは単に治療室にいることを選ぶ子どもたちもいる。自分に選択肢があり、気分が安らぐ、楽しい光景を描けることで、この過程がくつろいだものとなる。また、計画された融合の場合は、最初に子どもにそれぞれの部分に対して、助けてくれたこと、「勇敢」でいてくれたこと、感情や能力を取り戻せるようになるまでそれらを守っておいてくれたことについてお礼を述べる機会を与えるようにしている。

子どもが結合のための想像上の場所に晴れた日の海岸を選んだとしよう。私はおそらくこのように語りはじめる。「では、あなたと〔結合する人格が〕海岸に一緒にいると想像してください。周りを見渡し、暖かい砂や水の感覚を味わってください。とても美しい場所ですね。一緒にいるあいだ、結合する前にお互いに言っておきたいことはありませんか。〔人格の名前〕は――――することのできるすばらしい部分です。彼女はあなたのためにそのような能力――小さな赤ちゃんだった頃からずっとあなたのものだった能力――を守ってきてくれました。そして今、決められていたとおり、彼女はそれらをあなたに返し、あなたの一部となる用意があります」。

その後、結合のための視覚化の練習を続け、子どもにふたつの部分がひとつになるための心的イメージをもたせる。クラフト（Kluft, 1982）が述べているとおり、ひとつの部分がいなくなるあるいは死ぬというイメージをもつより、結合するというイメージをもつほうがよい。統合により部分が失われることは決してなく、むしろ、得るものがあることを子どもが知ることが重要である。私は子どもたちに、これまでと同じように統合後もすべての部分が残ること、ただし、これからは新しい形で存在することになることを話している。部分たちを排除するのは不可能であり、望ましいことでもない。誰でもすべての部分をもつことが必要で、全体性をもつためにはひとつひとつの部分が重要なのである。

効果のあるイメージには多くのタイプがある。クラフト（Kluft, 1982）は結合しようとする各部分が「まばゆく輝く光を浴びながら」寄り添っているというイメージを紹介している。煌々と輝く別個の球体がまとまってひとつの光となり、「あらゆる記憶、感情、強さ、知識が合流する。すべてが一体となり光が消えると、現在もこれからも統合された、強いひとりの人間が現れる」（pp. 236-237）。

子どもたちはまた、別の部分を「抱き寄せ」て自分自身に取り込むというイメージも好きなようだ。ふたつの部分が寄り添っていて、子ども自身が自分に統合しようとする部分のうしろに立ち、腕を回して大きく抱きしめるところを思い浮かべるともっともうまくいくようだ。子どもはその部分を徐々に引き寄せ、自分の中に引き込み、やがて抱きしめている腕の中にいるのは自分ひとりとなる。時に私は、脚から頭へ、そして「お腹から背骨までずっと」という言葉を使ってこの結合のイメージを強めることがある。「これで、〔結合された人格が〕もっていたすばらしい能力、感情、知識はすべてあなたのものとなりました。そして、これからもずっとあなたのものです」とさらに重ねて言う。それから私は通常、新しい感情、感覚、自覚が定着し、子どもがその部分を新しい形でもつことに慣れるよう、自分が選んだ場所のイメージの中で子どもを休ませて終了とする。

このような視覚化で治療者が用いる比喩、治療者の声、そして過程自体によって子どもはトランス状態に入るため、統合が促進される。言葉それ自体は、子どもが統合を自分を育て豊かにしてくれるものとして経験する許可を与え、促進するために用いられる。これは、自分の心の中への愛情ある受容的な語りかけの手本を示す機会であり、子どもはこれらの言葉を覚えておいて後に自分自身で用いることができる。

メリーの最初の融合では、単独の部分ひとつと「三人組」が結合された。彼女は「木の幹へ戻る」という自分のアイデアに基づいて融合を行いたいと考えた。メリーはまた、物語の語り手として、四つの部分が幹に戻り、ひとつとなる様子についての物語を作り上げた。それはそれぞれの部分がサーフボードに乗って海で波乗りをしているところから始まった。彼女らが海岸に着き、ひとりずつ木に登ると、秘密のドアがあった。木の幹の中では光が輝いていた。四つの部分たちは木の内部に下りて光の中に入り、ひとつになった。当時たった九歳だったこの子は、この象徴的な光景をすべて自分で作り上げた。彼女の比喩の精神性と普遍性はすばらしいものだった。統合に用いたい物語を語ったあと、彼女は私に背中を向けて柔らかい椅子に座った。そして私がその物語を繰り返すのを聞きながら、心の中にこのシーンを描いた。こうして生まれた部分に、彼女は元の名前を組み合わせた新しい名前を付けた。

■子どもの統合体験

子どもが視覚化あるいはトランス状態から醒め、現実に戻ったとき、今までとは「違う」感じがすると言うことが多い。ほとんどの子どもが統合後に疲れを感じる。最初の統合はその後の統合よりも時間がかかることが多く、回数を重ねるごとに簡単になっていくと子どもたちは言う。

最初の融合のあと、エイプリルは自分の身体を動かすことが少し心配だった。彼女はまず注意深く自分の手に触れ、それから部屋を見回した。彼女は、診察室の窓の外から聞こえる車の騒音がいつもより大きく聞こえ、「この灯りの光がこんなに遠くまで届くなんて、今まで気づかなかったわ」と言った。エイプリルは、心の中で幸福、悲しみ、恐怖、興奮、心地悪さ、そして疲労を感じると言った。「とても疲れていて、頭を上げていられないわ。心臓の調子もおかしいし」。そしてようやく立ち上がったとき、「あら、背まで高くなったみたい！」と叫んだ。

クリスティは保護者の役割をもった男性の部分を統合したとき、「こんなことを言うと馬鹿みたいだけど、腕が前よりも太く、強くなったみたいな気がするわ！」と言った。アダムもまた、確かに背が高くなったように感じた。統合の際、心の中で何が起こるにしろ、子どもは身体的あるいは感覚的な違いを感じるようだ。初期の研究により、統合後、脳内で特定の変化が起こることがわかっている（Braun, 1983）。神経生理学的にどのように起こるのかについては、解明にしばらく時間がかかるだろう。

少しして融合に慣れると、子どもたちは自分の内部における他の興味深い変化にも気づく。ふたつの部分を自分自身に統合したあと、クリスティは「考えるのが楽になった」と言った。彼女は自分の行動が他者にどのような影響を及ぼすかについて、以前よりも考えるようになっていた。彼女はまた、友人から無視や意地悪をされても、以前のように我慢しようとは思わなくなった。共感と自己主張は、統合されたふたつの部分がもっていた特性だった。

最後に統合されることになったエイプリルの部分は、最初からずっと私と共同して治療者となり、成人患者にとっての「支配」人格のように、定期的に彼女の人生で大きな役割を果たしていた。最後まで分離していたこの人格が融合される直前、エイプリルと「キャロル」は心の中であらゆる変化が起こる様子について次のように書き記した。

「多重人格は大変です。私はいつも自分が変わっていると感じていました。変わっているから、他のみんなにも私が多重人格だとわかってしまうような気がしていました。ものすごく機嫌よくしていたと思ったら、別の瞬間には腹を立てたりするので、みんなにそういう変化がわかるのではないかと心配でした。でもしばらくしたら、ほとんどの人にはあまりわからないということに気がつきました。今では残っている部分がひとつだけになりました。多重人格でなくなることを本当に楽しみにしています。自分がふつうで、目立っていると感じなくなるからです。それに心の中がずっと静かになって、騒音や声がなくなるから、統合が好きです!」——エイプリル、一三歳

「私はエイプリルの最後の部分です。ここはさびしいですが、同時に穏やかでもあります。多重人格を終わらせるのは私なので、怖くもあり、うれしくもあります。エイプリルの心の中に他に誰もいなくなったらどんなことになるのか心配していますが、彼女は大丈夫だと言っています。私たちは永遠

に姿を消すわけではありません——私たちはこれからも彼女の一部であり続けるのです。多重人格はとても大変ですが、統合のあとは楽しみなことが増えるでしょう」——キャロル、一一歳

最後の融合のあと、さらなる変化が見られる。アダムの母親は「すぐに彼は、以前ほど気まぐれでなくなり、穏やかになりました。日ごとにしっかりと完全になり、今までは違いがはっきりしていた行動が混じり合い、区別できなくなりました」と言った。子どもたち自身もいろいろな面で気分がよくなったと述べる。エイプリルは「自分になる——自分がしたいことをするようになる」と言った。クリスティは、以前より活力があふれ、課題に集中して取り組んだり、物事を成し遂げたりするのがずっと楽になったと述べた。このように、以前にはなかった自分の人生をコントロールしている感覚が増すのである。どちらの少女の場合も、以前は本質人格から活力や気力が奪われていた——子どもは恐ろしい感情や記憶を遠ざけておくのに忙しく、「活気」は解離された部分に委ねられてしまっていたのだった。子どもが「自分自身」とふたたび結合し、心の中の障壁が取り除かれたとき、生きる力が自由に子どもに流れ込んだのである。

アダムは統合過程の経験を次のように要約した。

統合

温かい、疲れる、刺激的、恐ろしい、活気がある、
すばらしい、うれしい、悲しい、おかしい、奇妙、
よい、眠い、妙な、変わっている、気がめいる、
ぼくの身に起こりつつあるもっともすばらしいこと！

統合後の問題

もともと解離された部分がほんの少数しかない場合や、まだ幼いうちに解離性障壁を解消できる場合はその後の問題もほとんどないだろう。その後の長い潜伏期でソーシャルスキルを発達させ、解離のために失われていた初期の概念を学ぶ時間をもつことができる。切り離された部分の数が少ない場合は、人格がより多くの側面をもつようになっているかもしれない。このような子どもや若者たちは解離された部分の統合直後から人生が扱いやすくなり、感情を覚えやすくなったと感じることがある。しかし、多くの人格や断片をもった子どもたちや、統合時にすでに思春期や十代に入っている子どもたちは、その後、困難な時期を経験することがあるかもしれない。

統合をとても楽しみにしていたとしても、統合以前に長期間バラバラになった自己とともに生きてきた子どもたちは、最初、完全な自分でいることに慣れないだろう。すべての感情を経験するようになり、戸惑うかもしれない。徐々に人格を融合し、時間をかけて子どもに感情を身に付けさせるのではなく、統合が性急に、あるいは治療の初期に行われた場合はとくにそうである。しかし、前者が最善の治療法だというわけではない。治療の初期に統合を行う能力があり、その準備もできていて、感情についてはあとで処理したいと考える子どももいる。たとえばアダムは、統合後、非常にたくさんの感情をもった。彼は中学に入学するまでにすべての部分を急いで統合したいと思っていたのである。この計画を実行するため、彼はまず統合したあとで感情をもち、表現することに慣れるよう努力を続けた。

古い記憶や感情について統合後も何らかの処理を行わなければならないことがある。幼い頃に満たされなかった古い欲求が、統合後もまだ存在しているかもしれない。今や完全となった子どもは、その力を感じることができるようになったため、このような古い欲求がより大きく強くなったように思えるのである。

そのため、このような欲求を満たそうとする行動が増えることがある。そして、そのような欲求が現在の生活状況ですぐに満たされない場合、満たされない感情に関する不安感を軽減するため、軽度の解離行動が現れる可能性もある。

どのような行動が現れる可能性があるのだろうか。困難な感情を覚えたりつらい思いを認めたりするのを避けるためにＤＩＤでない子どもたちが示すのと同じ種類の解離行動を想定してよいだろう。部分の統合を終える頃、エイプリルは別の養育者たちのいる新しい家に一時的に引っ越さなければならなかった。生活の安定性を突然失い、彼女はふたたび分裂したり新しい部分を作り出したりはしなかったが、傷ついた感情を解離したため、行動化の症状が幾度か出た。

ＤＩＤの子どもが統合時にすでに思春期に入っていれば（そしていくつかの人格をもっていれば）、統合がもたらす新しい感覚は、生活のストレスとも相まって、しばらくは対処しづらいかもしれない。このような子どもが、防衛としていくらかの解離を用いるのは自然なことだろう。統合を行う思春期の若者は、自分自身の「新しさ」以外にもいくつもの課題に直面している。ティーンエイジャーであろうとし、体中を駆け巡るホルモンに対処し、知っている他の人たちと比べて発達上「自分は何者なのか」を知ろうとし、適応し、受け入れられようとしているのである。日常生活の新しい不安に対処するだけでなく、心の中に忍び込んでくる古い記憶に対処し、信頼、愛情、受容、養育の古い欲求を満たそうとし、さらには危険を冒すこと、日々のスケジュールを調整することなど、失われていた発達上のスキルを描こうと絶え間なく努力しているのである。これは、とてつもない注文である。

すでに一〇年以上かけて準備を行ってきた標準的なティーンエイジャーにとっても、思春期はそれ自体が常に取り組むべき課題である。つい最近、自分を統合したばかりの子どもにとって、この課題は少々手に負えないものかもしれない。比較的年長の子どもやティーンエイジャーの多くは、もっとも慣れ親しみ、安心感のある防衛としての解離へと後戻りするだろう。これは彼らが新しい部分を作り出すという意味ではないが、激しい感情を解離したり、それらを自分自身や他者から隠そうと何らかの問題行動を用いたりすることがある（第4章参照）。

養育者との連携

いろいろな意味で親は今や真新しい子どもをもっている――このような表現が親に対して有効である。親は新しい子どもについて相反する感情を抱くことがある。かわいらしかった年下の人格や、愛情深く、温かい部分たちの純真さを懐かしく思うことがある。新しい子どもは以前よりも複雑で、異なった「子どもたち」の連続物ではなく、さまざまな感情や行動が混じり合った人間となっている。親には多少の調整が必要だろう。そして、子どもにも多くの調整が必要であると気づくだろう。統合が子どもの問題の万能薬とはならないことを養育者に知らせておく必要がある。表れ方は少し違うだろうが、昔からの問題の一部が依然として残り、さらに新しい問題も起こってくるだろう。

感情の新しさ、家族間のストレス、そしてさまざまな発達上の問題に対処するため、子どもが軽度の解離に逆戻りすることがあることを親は知っておく必要がある。子どもは以前に獲得できなかった発達上の技能に取り組みはじめたばかりなので、感情的な欲求の一部がその年齢でもまだ大きく感じられることがある。子どもは今では統合されているが、以前はこのような古い欲求を別々の部分に解離することで処理していた。今、その欲望や欲求、感情が勢いよく現れてきているのかもしれない。時に子どもは、それらを無意識へと追いやり、問題行動として表すことがある。親との直接的対決という形で表す場合もある。養育者たちは何らかの試練を覚悟しておくとよい。

統合後の子どもにはまた、以前は「部分」として行っていたことをもう一度覚えなおす必要があるかもしれない。多重人格者として友人を作るのは簡単だったかもしれないが、今や自力で友人を作る方法を見つけ出さなければならない。最近統合したばかりの子どもたちにとって、友人を作ることはとくに大変だろう。年長の子どもやティーンエイジャーにとって仲間との関係は発達上とても大切なことなので、このスキルは不可欠なものである。場合によっては、子どもに仲間と時間を過ごすよう命令するといったところまで親が援助する必要があるだろう。これとは正反対に、仲間を大事にしすぎたり、危険な関係に関わったりする子どもたちもいる。このような問題は、必要であれば治療中に解決することができる。

以前は、子どもは家の手伝いや宿題をするときには従順な部分に切り替わっていただろう。しかし今では、自分の能力について不安を感じているかもしれない。または「自分がやりたいことをやりたい。もうできるようになったんだから！」などと言って、新しい反抗心を示すこともある。親は「新しい」子どもが多重人格であったことなどなかったかのように、完全に年齢にふさわしい態度で機能することを期待してはいけない。子どもたちが世の中で新しい能力や役割を身に付けるには時間がかかる。これらは子どもたちがかつて他の人格たちにやらせていた課題だからである。統合後の子どもには時間をかけて物事を学んでよいこと、親が手助けをすることを伝える必要がある。

嘘や盗みのような解離行動を時おり用いる子どもに関しては、子どもが欲求の認識や表現を増やす手助けを親が引き続きできるなら、このようなこともいずれなくなると考えてよいと親に対して保証することができる。統合されたばかりの子どもは、自分が愛され、受け入れられ、大切にされているという映し返しを大いに必要としている。子どもが否定的なことや満たされない欲求を表してばかりいる場合、親は忍耐強く積極的に傾聴を続け、子どもの行動についての限界を一貫して保ちつづけなければならない（第4章参照）。年下の子どもがもちそうな欲求をもっているため、親は自分の子どものことを「子どもっぽい」と感じるかもしれないが、この見方は改めなければならない。統合後の子どもは、自分の感情、自分の経験、自分の苦痛を自分のペースで処理する必要がある。

養育者が遭遇する新しい問題の多くが、発達途上の家庭で発達途上の子どもに関してほとんどの親が経験する問題と同じである。統合後に治療者が気づく問題も、しつけや家庭での手伝いを任せることなど、むしろ治療中の他の家族によく見られる問題である（Fagan & McMahon, 1984）。

統合後の治療

子どもたちは統合後も成長とともに、感情のもち方や表現の仕方、ほしいものを求める方法、自分を守り、他人に守ってもらう方法、そして自分を慰め、自分を大切にする方法を学びつづける。子どもたちは徐々に解離をやめて力を付け、自己を育成していくようになる。

感情や欲求の処理

子どもが不健康なレベルの解離をやめるためには、統合後にも安全に育まれる環境が必要であり、子どもは成長につれ、徐々に自分で欲求を処理できる力を付けていかなければならない。力を付けるということには、感情をもち、表現し、欲しいものや必要なものを要求する能力を付けることが含まれる。また、新しい危険に気づき、自分を守れるようになるということでもある。子どもは、もはや解離は自分を危険から守ってくれるものではなく、むしろ危険に後戻りさせるものなのだということを理解しなければならない。

トラウマを切り抜けるために解離を用いてきた子どもたちは、多くの場合、私たちがみな誕生時にもって生まれる、生理学的な「早期警報システム」からの合図について軽視あるいは過剰反応するようになっている。不安や恐れの感情は、生命体に自衛の反応を起こさせるために注意を払うべきものである。不安や不快、危険を知らせる心の中の感情の合図を意識的に確認することが自己防衛への第一歩である。認知能力が増せば、意思決定がしやすくなる（次項「認知能力を築く」参照）。大人との対決や仲間たちからの圧迫、望まない性的な誘いかけなど、子どもは不快感を引き起こす状況に対応するさまざまな方法を治療者とロールプレイするとよい。

統合がゆるぎないものとなれば、子どもは食べ物や友だちとの楽しみなど、自分のために自分が何を欲しているか理解しはじめる。自分がほしいものを知っていなければ、求めることもできない。統合を終えたＤＩＤの子どもは、多くの場合、腹を立てることのできる能力をもっていた保護者の部分たちをすでに知っている。悲しみ、おびえ、怒りの部分たちは子どもの欲求を示す手がかりをもっていた。治療者は子どもに対し、「この欲求を満たすために——な部分だったらどうしたと思いますか」とか、「彼女ならその状況でどうするでしょう？」などと尋ねることができる。統合後のＤＩＤの子どもは部分たちとの以前の経験をアイデアや行動の選択肢の源として見られるようになる。

統合により、トラウマや喪失、虐待の時期に満たされなかった古い欲求が消えることはない。何かを望んで友人や養育者に「ノー」と言われれば、統合したばかりの子どもはとくに落胆するかもしれない。統合後、子どもは怒りや失望、傷つきを複数の人格の中に解離することをやめたため、このような感情を格納し表現する新しい方法を見つけるまでの数か月間、これらがとくに衝撃的に感じられることがある。

統合後の子どもには、新しくない経験でもその多くが新しいもののように感じられるかもしれない。部分が仲間たちに対して腹を立てたり、悲しんだり、仲間たちとふざけたりできたからといって、統合後すぐに子ども自身もそれができるようになるというわけではない。子どもにとっては、以前にそのような感情をもっていたのは自分ではなく、別の部分だったのである。そのため、自分でそのようなことを行うのは新しく、危険だと感じられる。感情について自分自身としてふたたび話し合い、感情、とくに怒りを行動で表現する方法を試してみる必要があるだろう。

おそらく統合後の子どもは、特定の扱いにくい感情をやわらげるため、しばらくのあいだ軽度の解離を用いつづけるだろう。このような感情に慣れ、このような感情をもつ方法を試す時間が必要なのである。時とともに、そして安全で受容的な家庭環境があれば、子どもは不安や怒りを感じるようになり、感情を直接表現する方法や、安全だと感じるために自分を守るための方法を学ぶようになる。そうして解離行動は減少していく。その後、子どもは先へ進むことができる。

統合後の取り組みの多くに自己育成が関わっている。子どもは生活の中で世話をしてくれた大人たちから、また、自分を守ってくれる者としての部分たちを知ることから、育成に関してすでに学んでいる（うまくいっていればではあるが）。統合後、子どもは不安や怒り、恐怖を感じたままにしておかなくてもよいように、意識的に自己を育成し、守る方法を学ぶことができる。

統合後、アダムは腹が立つと何かを壊したくなると言い、自分の怒りについて心配していた。私は彼に自分の怒りの絵を描くように言った。アダムは自分の胸部を描き、その中に瓶のような形をした容器を描いた。彼は「ここには新しい怒りと一緒に、古い怒りもたくさん入っているんだ。これを壊さなくちゃいけない」と言った。私たちは、アダムが腹を立てたときに時々することのリストを作った。リストには「手を堅く握り締める、叫ぶ、時々ものを壊す、大きい音で音楽を聴く、ベッドに横たわる、外へ行く」などが含まれていた。私たちはこれらのうち、気分のよいのはどれか、また、行動をとったあとに気分がよいものはどれかについて話し合った。次に私たちは、以前腹が立ったこと、以前からずっと腹を立てていること、そして現在腹を立てていることのリストを作った。アダムは他の人たちが自分に腹を立てるときには愛されていないと感じることがあり、そのことが彼自身の怒りに関する感情に影響を与えていた。私たちは怒りを感じながら、同時に愛され、愛すべき存在でいられることについて話し合った。

その後、アダムは実験を行う準備ができた。彼は以前からずっと腹を立てていることのリストからひとつを選んだ。彼は自分が腹を立てている相手について絵を描き、自分の怒りの思いと感情をすべて書き出した。彼は自分の怒りの思いと感情をその絵に向かって読み上げ、それから絵を破り、私が用意した瓶に詰めた。私たちはその瓶を新聞紙で何重にも包み、外へもっていった。アダムはそれを金槌で叩き、踏みつけた。彼は大きな安堵感を感じ、心の中にもっている怒りのいくらかを「バラバラに壊している」のだと言った。彼は自分の胸の中にある瓶の絵をもう一度描いた――今回は怒りが少なくなっていた。このあと、アダムはもうこのようなことをする必要はないと考えた。こうして彼は、家庭において他の方法で心の中の感情を表現し、発散する方法を学んだのだった。

認知能力を築く

ＤＩＤを経験した子どもたちには、認知に関する取り組みもまた有効だろう。長期にわたってトラウマを受けていた子どもたちの中には、感情だけでなく、論理的思考すらも避け、状況の要請に合わせるように自分自身を条件付けしてしまっている者もいる。この種の条件付けにより、子どもたちは一時的に現実の認識を回避してくれる解離行動や内的反応に頼ることを覚えてしまい、そのために不安、危険、後悔をのちに増大させてしまうこととなった。そのため、統合後の子どもたちは、現在の生活状況や問題について、どう思うか、どう感じるかを整理する必要がある。

さまざまな問題状況への対応について計画を立てたり、ロールプレイを行ったり、あるいは絵を描いたりすることが有効かもしれない。また、認知的な集中を要する質問をすることで、子どもに問題解決を学ばせることができる。そのことが起こったときあなたは自分の頭の中で自分にどう言いましたか、どう感じましたか、それで誰々が何々をしたときそれはあなたにとって何を意味しましたか、そしてあなたは何をしましたか、あなたはそれをすることについてどう感じましたか、といった質問である。子どもは次に同様の状況になったとき、どのように対応したいかを計画し、その計画を練習することができる。

認知能力には肯定的な自分への語りかけも含まれる。子どもが自分に要求された責任を果たすたび、親が思い切り肯定してやるとよい。統合したばかりの子どもたちはとくに「私は自分のペースで決められる」「今すぐわからなくてもかまわない」「必要なら助けを求めることができる」「私はよい決定をすることができる」「もしうまくいかなかったら、次は別のことを試してみよう」「うまくやれた！　たいしたものだ！」といった、自分を励ます自分への語りかけを学ぶ必要がある。日記を付ける、自分に手紙を書くなどの方法で練習することができる。

統合後の子どもにとって、うまく予定を立てることも最初は難しいかもしれない。中学や高校でうまくやるには、日課を立てること、宿題を手に入れ、完了するための「取り組み計画」を立てることに、子どもと手助けをする大人の両方がとくに配慮する必要がある。統合したばかりの子どもにとって、数多くの生活機能を監視するという課題は最初、大変過ぎるかもしれない。何と言っても、このようなさまざまな役割や仕事は解離された部分たちによって区分され、行われてきたのである。今や子どもは新しく系統立った方法で内的世界で自己を概念化することに加え、外の世界を整理し概念化することも学んでいる。一方の課題が進み、簡単になっていくにつれ、もう片方も進展する。

家庭と学校で事態がうまくいっているとき、治療を小休止することで子どもは学習内容を固めることができる。しかし、ＤＩＤでない子どもたちのトラウマ治療を行う場合と同様、経過観察の計画を立て、その後の発達段階で確認できるようにしておくことが重要である（James, 1989）。また、治療経過の中で解離された人格や断片が見落とされていないかどうか確認するため、定期的なチェックを計画するとよいだろう（Dell & Eisenhower, 1990; Kluft, 1985a,c）。

統合は、子どもが全体性をもった自己となるための旅の、最終目的地ではなくとも、大きな指標である。子どもにとってその経験はそれ自体が治療効果のあるもので、子どもは成長とともにますます回復し、全体性を獲得していく。幸運にもこのような経験に関わることのできる私たちにとって、統合は子どもの精神を、そして、存在し、完全な人間になりたいという意志を感動的に肯定してくれるものである。

監訳者あとがき

この本の原書『*Dissociative Children: Bridging the Inner & Outer Worlds*』を手にしたのは偶然であった。一九九六年一月、当時ハーバード大学付属子ども病院の教授ピーター・ウルフ先生のもとに留学していた監訳者のひとりである岡田章氏をボストンに訪ねた。その三年前、私も機会を得て、カリフォルニア大学ロサンゼルス校（ＵＣＬＡ）に学んでいた折、ウルフ先生を二回お訪ねしていたので、再会を楽しみにうかがった。ちなみにウルフ先生は私の恩師、故岡田幸夫先生と親交が深く、そのご縁でロサンゼルス滞在中に厚かましくも電話一本でアポイントを取り、お会いした経緯がある。約束の時間まで少し間があったので何気なく立ち寄った大学構内の本屋のコーナーでこの原書が目に留まり、表紙と表題に興味を覚え頁をめくってみた。著者のリンダ・シラーが治療を手がけた子どもたちの描画が面白く、当時まだ子どもに表れる解離というものにほとんど知識のなかった私は、深い考えもなく購入した。

それから、四年後、他の訳本のことでお会いした明石書店の大江道雅氏と話すうち、この本を訳してみたら面白いかもしれないということになり、さっそく版権を取ることになった。岡田氏にも声をかけ共訳ということになったが、すでにとりかかっていた訳本にも時間がかかり、訳出が延び延びになり、翻訳者のハリス淳子さんにご協力いただいてやっと完成にこぎつけた。

さて、「解離」という現象――とくにその病理的側面――について、さかんに取り上げられるようになったのは一九九〇年代、アメリカを中心にしてである。私がＵＣＬＡで講義を聴く中でも、記憶（memory）の病理的変化について、非常に熱心に話されることがあり、当時は何故だろうと思っていたものだ。もちろん、それ以前にもこの現象は取り上げられており、もっとも有名なのは、フロイトとジャネである。フロイトは「抑圧」という用語を、ジャネはその著書『精神自動症』の中で「解離」という表現を用いている。この二人の観点の相違については、岡野憲一郎氏の『外傷性精神障害――心の傷の病理と治療』（岩崎学術出版社、一九九六年）に詳しく論じられているので、それを読んでいただきたい。ともあれ、フロイト優勢の中、ジャネの唱える「解離」にはしばらく光が当たらなかったが、一九七〇年、エレンベルガーが『無意識の発見』（邦訳は中井久夫ほか監訳で弘文堂より一九八〇年刊行）の中でジャネを取り上げた辺りから、「解離」という概念が注目されてきたと言えよう。そして、ベトナム戦争後のアメリカでトラウマという概念が大きく取り扱われ、その結果生じる「解離」症状に関心が寄せられていく。さらに、児童虐待が深刻化する中、多重人格障害（解離性同一性障害）との関連が注目され、センセーショナルに小説や映画のテーマともなっていく。ウルフ先生は「社会的ヒステリー」だと少し皮肉をこめてその過熱ぶりを批判しておられた。このような流れの中で、解離に関する本が出版されていくが、やはりパトナムの『解離』がもっとも包括的で、かつ臨床的な成書である。中井久夫氏の大訳によって、私たちもこの集大成を手にすることができる（みすず書房より二〇〇一年刊行）。今日の主にアメリカを中心とした「解離」の概念はこの本を読むことで得られると考える。

今回、訳出した本書の著者も「解離」概念の基礎の大部分をパトナムに依っている。「解離連続体」の上に正常な解離から病的にもっとも重篤な解離性同一性障害までを並べ、解離そのものを、子どもがトラウマから自分を守る手段として発達的観点から捉えている等にそれは表れている。著者はこの「解離」概念を基礎として、さまざまな段階の解離を示す子どもたちに遊戯療法を通してアプローチしている。各章に沿ってその展開を見てみよう。

まず第1章では、解離とは何かについて概観している。とくに子どもに生じる正常な解離から重篤な解離性障害までのスペクトラムを提示し、第2章において子どもに生じる解離性障害の特徴を述べている。そして第3章では、治療条件の設定、遊戯療法室や用具の設定を明らかにしている。ここで「安全」の確保が第一で、治療場面外の生活の場で、子どもが虐待等から守られる条件が整っているのかを見きわめることが必要であると強調されている。次に第4章では、治療で何を扱うのかが明らかにされる。それは解離されている感情を取り戻すことであり、表面に表れている問題行動等の症状を解離の結果として捉え直すことである。第5章においては、子どもに表れている解離症状を評価して、具体的な治療方法を選択していく。この際、むしろ子どもの〝解離できる力〟を治療目的で使用すること、そしてそれが可能であることが子どもの治療の展開を柔軟で可塑性に富んだものにすることが示される。

さらに第6章〜第8章では、具体的な治療の展開について7段階に分けて述べられている。初期の段階で、まず子どもに解離について「部分」ということばを用いて説明する。とくにここで大切なのは、「部分」をもっているのは普遍的なことであることを伝えることで、子どもが安心して自分の中にある「部分」について表現できるようにする。「部分」があることがわかると、それぞれの「部分」の担当している役割を調べ、その役割を子どもにとって必要な子ども自身の力であると「再枠付け」していく。そして、各「部分」間の連絡網を作り協力関係を作り出す。さらに、解離症状が作り出される契機となったトラウマ体験に伴うつらい感情、記憶、身体的苦痛を、遊戯療法という守られた場で浮上させ、痛みを和らげ、子どもが自分のものとして受けとめられる安全な形に処理していく。こうして各「部分」の担当していた機能が、自分自身にとって必要な力となることが納得できた子どもは、各部分を統合して治療の終結に向う。この中で紹介されている一つ一つの治療技法は、子ども治療の専門家の間ではすでによく知られているものである。描画（HTP、動的家族画等）、箱庭、ドールハウスや指人形を使ったお話作り、ゲシュタルト対話、ロールプレイ等々、一般の子どもの治療でも使用されるものばかりである。解離症状に向けて工夫されているのは、「部分の本作り」とか、心の中の場所（部屋や街）を描いて連絡網を作る、「部分」の統合をイメージした描画等である。これも、特別な技法というよりも既存の描画療法、イメージ療法の応用と言えるだろう。子どもたちが描いた絵も数多く載せられている。この部分だけを拾い読みしても、子どもの心の治療に関心をもつ人たちにとっては、とても楽しく、しかも深い含蓄が秘められていることに気づかれるだろう。

しかし本書の特筆すべき点は、子どもに向かい合う著者の真摯な態度とその柔軟で温かいまなざしにある。さまざまなトラウマ体験に遭遇した子どもの〝ちぎれた心〟を、やさしくそっと抱きしめ、安全な居場所を確保していく過程や、脅えや不安のために「部分」に預けていた感情を取り戻していく過程、その「部分」の間に連絡網を作り、やがて統合していく過程などが臨場感をもって描き出されている。著者は子どものもつ力を尊重し、どの子どもも「あるべき本当の自分」になるために、たとえ幼い子どもでも闘うのだと述べている。そして、その子どもたちの意志を、挑戦を治療者が受けとめることで、「日の光を浴びた苗木のように」子どもは成長していく。このような治療の場の出会いが「自分自身を感じ、知り、発見する――そして家族のもとへ戻る――ための道、つまり内と外の世界をつなぐ橋」となると形容している。さらに、子どものこのような健げな姿と力に学ぶことが、多くの示唆と感動をもたらすとも述べている。この子どもの力への信頼こそが、著者をしてこの書を紡ぎ出させたのだと思う。

日本においても児童虐待の問題は深刻化しており、トラウマに傷ついた多くの子どもたちが助けを必要としている。虐待の結果生じる問題として、愛着形成の障害と並んで、この本に紹介された子どもの「解離」への理解を深めることが必要であると考える。

最後に本書の完成まで、長い年月じっと辛抱強く担当してくださった明石書店の大江道雅氏、的確できめ細かい作業でラストスパートをのりきってくださった神谷万喜子氏、そして滑らかな日本語訳に多大なご尽力をいただいた翻訳者のハリス淳子氏に心より感謝いたします。

多くの子どもたちの素晴らしい再生を願って

二〇〇八年　風薫る五月

郭　麗月

Terr, L. (1990). *Too scared to cry: Psychic trauma in childhood*. New York: Harper & Row. ［西澤哲訳『恐怖に凍てつく叫び——トラウマが子どもに与える影響』金剛出版、2006］

Terr, L. (1991). Childhood traumas: An outline and overview. *American Journal of Psychiatry, 148* (1), 10-20.

Terr, L. (1994). *Unchained memories: True stories of traumatic memories, lost and found*. New York: Basic Books. ［吉田利子訳『記憶を消す子供たち』草思社、1995］

Torem, M. (1990). Covert multiple personality underlying eating disorders. *American Journal of Psychotherapy, 44* (3), 357-368.

Tyson, G. (1992). Childhood MPD/dissociative identity disorder: Applying and extending current diagnositic checklists. *Dissociation, 5* (1), 20-27.

van der Kolk, B. (1988). The trauma spectrum: The interaction of biological and social events in the genesis of the trauma response. *Journal of Traumatic Stress, 1* (3), 273-290.

van der Kolk, B. (1994). The body keeps the score: Memory and the evolving psychobiology of posttraumatic stress. *Harvard Review of Psychiatry, 1* (5), 253-265.

van der Kolk, B., & Greenberg, M. (1987). The psychobiology of the trauma response: Hyperarousal, constriction, and addiction to traumatic reexposure. In B. van der Kolk (Ed.), *Psychological trauma*. Washington, DC: American Psychiatric Press. ［飛鳥井望他監訳『サイコロジカル・トラウマ』金剛出版、2004］

van der Kolk, B., Perry, J., & Herman, J. (1991). Childhood origins of self-destructive behavior. *American Journal of Psychiatry, 148* (12), 1665-1671.

Weiss, M., Sutton, P., & Utecht, A. (1985). Multiple personality in a 10-year-old girl. *Journal of the American Academy of Child Psychiatry, 24* (4), 495-501.

Whitman, B., & Munkel, W. (1991). Multiple personality disorder: A risk indicator, diagnostic marker and psychiatric outcome for severe child abuse. *Clinical Pediatrics, 30* (7), 422-428.

Wilbur, C. (1985). The effect of child abuse on the psyche. In R. Kluft (Ed.), *Childhood antecedents of multiple personality* (pp. 21-35). Washington, DC: American Psychiatric Press.

Williams, L. M. (1992). Adult memories of childhood abuse: Preliminary findings from a longitudinal study. *The Advisor*, Summer, 19-21.

Wohl, A., & Kaufman, B. (1985). *Silent screams and hidden cries: An interpretation of artwork by children from violent homes*. New York: Brunner/Mazel.

Wolff, P. H. (1987). *The development of behavioral states and the expression of emotions in early infancy*. Chicago: University of Chicago Press.

Wolff, P. H. (1989, May). *The development of behavioral states: A dynamic perspective*. Paper presented at the annual meeting of the American Psychiatric Association, Los Angeles, CA.

Young, W., Sachs, R., Braun, B., & Watkins, R. (1991). Patients reporting ritual abuse in childhood: A clinical syndrome. Report of 37 cases. *Child Abuse & Neglect, 15*, 181-189.

(Cassette recording of presentation to San Luis Obispo County Dept. of Social Services, San Luis Obispo, CA).

Ross, C. (1991). Epidemiology of multiple personality disorder and dissociation. *Psychiatric Clinics of North America, 14* (3), 503-517.

Ross, C. (1992). Childhood sexual abuse and psychobiology. *Journal of Child Sexual Abuse, 1* (2), 95-102.

Ross, C., & Anderson, G. (1988). Phenomenological overlap of multiple personality disorder and obsessive-compulsive disorder. *Journal of Nervous and Mental Disease, 176*, 295-299.

Ross, C., Anderson, G., Fraser, G., Reagor, P., Bjornson, L., & Miller, S. (1992). Differentiating multiple personality disorder and dissociative disorder not otherwise specified. *Dissociation, 5* (2), 87-90.

Ross, C., & Clark, P. (1992). Assessment of childhood trauma and dissociation in an emergency department. *Dissociation, 5* (3), 163-165.

Ross, C., Ryan, L., Anderson, G., Ross, D., & Hardy, L. (1989). Dissociative experiences in adolescents and college students. *Dissociation, 2* (4), 239-242.

Sachs, R. (1986). The adjunctive role of social support systems in the treatment of multiple personality disorder. In B. Braun (Ed.), *Treatment of multiple personality disorder* (pp. 157-174). Washington, DC: American Psychiatric Press.

Sanders, B., & Giolas, M. (1991). Dissociation and childhood trauma in psychologically disturbed adolescents. *American Journal of Psychiatry, 148* (1), 50-54.

Sanford, D. (1990). *Don't make me go back, mommy.* Portland, OR: Multnomah Press.

Satir, V. (1983). *Conjoint family therapy (3d ed.).* Palo Alto, CA: Science and Behavior Books.

Satir, V. (1988). *The new peoplemaking.* Mountain View, CA: Science and Behavior Books.

Smith, M. (1993). *Ritual abuse: What it is, why it happens, how to help.* New York: HarperCollins.

Smith, M., & Pazder, L. (1980). *Michelle remembers.* New York: Congdon & Lattes.

Spencer, J. (1989). *Suffer the child.* New York: Pocket Books. ［小林宏明訳『ジョニーのなかの400人』早川書房、1993］

Spiegel, D. (1986). Dissociation, double binds, and posttraumatic stress in multiple personality disorder. In B. Braun (Ed.), *Treatment of multiple personality disorder* (pp. 61-78). Washington, DC: American Psychiatric Press.

Spiegel, D. (1991). Dissociation and trauma. In A. Tasman & S. Goldfinger (Eds.), *Review of psychiatry* (Vol. 10, pp. 261-275). Washington, DC: American Psychiatric Press.

Summit, R. (1983). The child sexual abuse accommodation syndrome. *Child Abuse & Neglect, 7*, 177-193.

Terr, L. (1989). Treating psychic trauma in children: A preliminary discussion. *Journal of Traumatic Stress, 2* (1), 3-20.

Abuse & Neglect, 16, 833-846.

Miller, A. (1981). *The drama of the gifted child: The search for the true self.* New York: Basic Books.

Mills, J., & Crowley, R., with Ryan, M. (1986). *Therapeutic metaphors for children and the child within*. New York: Brunner/Mazel.

Monahon, C. (1993). *Children and trauma: A parent's guide to helping children heal.* New York: Lexington Books.

Nathanson, D. (1992). *Shame and pride: Affect, sex, and the birth of the self.* New York: Norton.

Neswald, D., with Gould, C., & Graham-Costain, V. (1991, Sep/Oct). Common "programs" observed in survivors of satanic ritualistic abuse. *The California Therapist*, 47-50.

Oaklander, V. (1988). *Windows to our children: A Gestalt therapy approach to children and adolescents.* Highland, NY: The Gestalt Journal Press.

O'Regan, B. (Ed.). (1985). *Investigations, 1* (3/4), 1-23.

Perls, F. (1971). Four lectures. In J. Fagan & I. Shepherd (Eds.), *Gestalt therapy now.* New York: Harper & Row.

Peterson, G. (1990). Diagnosis of childhood multiple personality disorder. *Dissociation, 3* (1), 3-9.

Piaget, J. (1963). *The child's conception of the world* (J. and A. Tomlinson, Trans.). Paterson, NJ: Littlefield, Adams & Co. (Original work published 1923［大伴茂訳『臨床児童心理学 II　児童の世界観』同文書院、1955］).

Pruyser, P. (1981). *The psychological examination: A guide for clinicians.* New York: International Universities Press.

Putnam, F. (1985). Dissociation as a response to extreme trauma. In R. Kluft (Ed.), *Childhood antecedents of multiple personality* (pp. 65-97). Washington, DC: American Psychiatric Press.

Putnam, F. (1989). *Diagnosis and treatment of multiple personality disorder.* New York: Guilford.［安克昌他訳『多重人格性障害――その診断と治療』岩崎学術出版社、2000］

Putnam, F. (1991a). Dissociative disorders in children and adolescents: A developmental perspective. *Psychiatric Clinics of North America, 14* (3), 519-531.

Putnam, F. (1991b). Dissociative phenomena. In A. Tasman & S. Goldfinger (Eds.), *Review of psychiatry* (Vol. 10, pp. 145-160). Washington, DC: American Psychiatric Press.

Putnam, F. (1993). Dissociative disorders in children: Behavioral profiles and problems. *Child Abuse & Neglect, 17*, 39-45.

Putnam, F., Guroff, J., Silberman, E., Barban, L., & Post, R. (1986). The clinical phenomenology of multiple personality disorder: Review of 100 recent cases. *Journal of Clinical Psychiatry, 47*, 285-293.

Reagor, P., Kasten, J., & Morelli, N. (1992). A checklist for screening dissociative disorders in children and adolescents. *Dissociation, 5* (1), 4-19.

Rila, B. (Speaker). (1992). *Real moms and dads: Promoting attachment in foster care and adoption.*

(2nd ed.). New York: Wiley.

James, B. (1989). *Treating traumatized children: New insights and creative interventions*. Lexington, MA: Lexington Books.

James, B. (1994). *Handbook for treatment of attachment-trauma problems in children*. New York: Lexington Books. ［三輪田明美他訳『心的外傷を受けた子どもの治療——愛着を巡って』誠信書房、2003］

Jolles, I. (1971). *A catalog for the qualitative interpretation of the house-tree-person (H-T-P)*. Los Angeles: Western Psychological Services.

Kahaner, L. (1988). *Cults that kill: Probing the underworld of occult crime*. New York: Warner Books.

Kluft, R. (1982). Varieties of hypnotic interventions in the treatment of multiple personality. *American Journal of Clinical Hypnosis, 24* (4), 230-240.

Kluft, R. (1984). Multiple personality in childhood. *Psychiatric Clinics of North America, 7*, 121-134.

Kluft, R. (1985a). Childhood multiple personality disorder: Predictors, clinical findings, and treatment results. In R. Kluft (Ed.), *Childhood antecedents of multiple personality* (pp. 167-196). Washington, DC: American Psychiatric Press.

Kluft, R. (1985b). The natural history of multiple personality disorder. In R. Kluft (Ed.), *Childhood antecedents of multiple personality* (pp. 197-238). Washington, DC: American Psychiatric Press.

Kluft, R. (1985c). Hypnotherapy of childhood multiple personality disorder. *American Journal of Clinical Hypnosis, 27* (4), 201-210.

Kluft, R. (1986). Treating children who have multiple personality disorder. In B. Braun (Ed.), *Treatment of multiple personality disorder* (pp. 79-105). Washington, DC: American Psychiatric Press.

Langone, M. (1993). *Recovery from cults*. New York: Norton.

LaPorta, L. (1992). Childhood trauma and multiple personality disorder: The case of a nine-year-old girl. *Child Abuse & Neglect, 16*, 615-620.

Lewis, D. (1991). Multiple personality. In M. Lewis (Ed.), *Child and adolescent psychiatry: A comprehensive textbook* (pp. 707-715). Baltimore, MD: Williams & Wilkins.

Los Angeles County Commission for Women (1991). *Ritual abuse: Definitions, glossary, the use of mind control*. Report of the Ritual Abuse Task Force.

Ludwig, A. (1983). The psychobiological functions of dissociation. *American Journal of Clinical Hypnosis, 26* (2), 93-99.

Malenbaum, R., & Russell, A. (1987). Multiple personality disorder in an 11-year-old boy and his mother. *Journal of the American Academy of Child and Adolescent Psychiatry, 26* (3), 436-439.

Malinosky-Rummell, R., & Hoier, T. (1991). Validating measures of dissociation in sexually abused and non-abused children. *Behavioral Assessment, 13*, 341-357.

McElroy, L. (1992). Early indicators of pathological dissociation in sexually abused children. *Child*

Gil, E. (1990). *United we stand: A book for people with multiple personalities*. Walnut Creek, CA: Launch Press.

Gil, E. (1991). *The healing power of play: Working with abused children*. New York: Guilford.［西澤哲訳『虐待を受けた子どものプレイセラピー』誠信書房、1997］

Ginot, H. (1965). *Between parent and child: New solutions to old problems*. New York: Avon Books.

Golston, J. (1992). Ritual abuse: Raising hell in psychotherapy. *Treating Abuse Today, 2* (4), 4-12.

Goodwin, J. (1985). Credibility problems in multiple personality disorder patients and abused children. In R. Kluft (Ed.), *Childhood antecedents of multiple personality* (pp. 1-20). Washington, DC: American Psychiatric Press.

Gordon, T. (1970). *Parent effectiveness training*. New York: P. W. Wyden.［近藤千恵訳『親業――子どもの考える力をのばす親子関係のつくり方』大和書房、1998］

Gould, C. (1992). Diagnosis and treatment of ritually abused children. In D. Sakheim & S. Devine (Eds.), *Out of darkness: Exploring satanism and ritual abuse* (pp. 207-248). New York: Lexington Books.

Gould, C., & Graham-Costain, V. (1994a). Play therapy with ritually abused children, Part I. *Treating Abuse Today, 4* (2), 4-10.

Gould, C., & Graham-Costain, V. (1994b). Play therapy with ritually abused childen, Part II. *Treating Abuse Today, 4* (3), 14-19.

Gruenewald, D. (1971). Hypnotic techniques without hypnosis in the treatment of dual personality: A case report. *Journal of Nervous and Mental Disease, 153* (1), 41-46.

Heffron, W., Martin, C., Welsh, R., Perry, P., & Moore, C. (1987). Hyperactivity and child abuse. *Canadian Journal of Psychiatry, 32*, 384-386.

Herman, J. (1992). *Trauma and recovery*. New York: Basic Books.［中井久夫訳『心的外傷と回復』みすず書房、1996］

Hicks, R. (1985). Discussion: A clinician's perspective. In R. Kluft (Ed.), *Childhood antecedents of multiple personality* (pp. 239-258). Washington, DC: American Psychiatric Press.

Hilgard, E. (1986). *Divided consciousness: Multiple controls in human thought and action*. New York: Wiley.

Hollingsworth, J. (1986). *Unspeakable acts*. New York: Congdon & Weed.

Hornstein, N. (Speaker). (1994). *Dissociative disorders in children and adolescents* (Cassette Recording No. 17-929-94A,B). Alexandria, VA: Audio Transcripts Ltd.

Hornstein, N., & Tyson, S. (1991). Inpatient treatment of children with multiple personality/dissociative disorders and their families. *Psychiatric Clinics of North America, 14* (3), 631-648.

Hudson, P. (1991). *Ritual child abuse: Discovery, diagnosis and treatment*. Saratoga, CA: R & E Publishers.

Izard, C., & Malatesta, C. (1987). Perspectives on emotional development I: Differential emotions theory of early emotional development. In J. Osofsky (Ed.), *Handbook of infant development*

Burgess, A., Hartman, C., & McCormack, A. (1987). Abused to abuser: Antecedents of socially deviant behaviors. *American Journal of Psychiatry, 144* (11), 1431-1436.

Burgess, A., & Hartman, C. (1993). Children's Drawings. *Child Abuse & Neglect, 17*, 161-168.

Burns, R. (1982). *Self-growth in families: Kinetic family drawings (K-F-D), research and application.* New York: Brunner/Mazel.

Burns, R., & Kaufman, S. (1972). *Actions, styles and symbols in kinetic family drawings (K-F-D).* New York: Brunner/Mazel.

Carroll, L. (1960). *The annotated alice: Alice's adventures in wonderland & through the looking glass.* New York: Clarkson N. Potter.［高橋宏訳『不思議の国のアリス・オリジナル』（全2巻）書籍情報社、2002］

Coons, P. (1985). Children of parents with multiple personality disorder. In R. Kluft (Ed.), *Childhood antecedents of multiple personality* (pp. 151-166). Washington, DC: American Psychiatric Press.

Deblinger, E., McLeer, S., Atkins, M., Ralphe, D., & Foa, E. (1989). Post-traumatic stress in sexually abused, physically abused, and non-abused children. *Child Abuse & Neglect, 13*, 403-408.

Dell, P., & Eisenhower, J. (1990). Adolescent multiple personality disorder: A preliminary study of eleven cases. *Journal of the American Academy of Child & Adolescent Psychiatry, 29* (3), 359-366.

Dinkmeyer, D., & McKay, G. (1989). *The parent's handbook: (STEP) Systematic training for effective parenting.* Circle Pines, MN: American Guidance Service.

Donovan, D., & Mclntyre, D. (1990). *Healing the hurt child: A developmental-contextual approach.* New York: Norton.

Elliott, D. (1982). State intervention and childhood multiple personality disorder. *Journal of Psychiatry and Law, 10*, 441-456.

Erikson, E. (1950). *Childhood and society.* New York: Norton.［仁科弥生訳『幼児期と社会』（全2巻）みすず書房、1977］

Evers-Szostak, M., & Sanders, S. (1992). The Children's Perceptual Alteration Scale (CPAS): A measure of children's dissociation. *Dissociation, 5* (2), 91-97.

Fagan, J., & McMahon, P. (1984). Incipient multiple personality in children. *Journal of Nervous and Mental Disease, 172* (1), 26-36.

Franklin, J. (1990). Dreamlike thought and dream mode processes in the formation of personalities in MPD. *Dissociation, 3* (2), 70-80.

Gardner, G. (1977). Hypnosis with infants and preschool children. *American Journal of Clinical Hypnosis, 19* (3), 158-162.

Gardner, R. (1977). Mutual storytelling with a compulsive boy. In C. Shaefer & H. Millman (Eds.), *Therapies for children: A handbook of effective treatments for problem behaviors* (pp. 38-40). San Francisco: Jossey-Bass.

参考文献

Albini, T., & Pease, T. (1989). Normal and pathological dissociations of early childhood. *Dissociation, 2* (3), 144-150.

American Psychiatric Association (1994). *Diagnostic and statistical manual of mental disorders (Fourth edition)*. Washington, DC: Author. ［高橋三郎他訳『DSM-IV 精神疾患の分類と診断の手引』医学書院、1995］

Bornstein, B. (1946). Hysterical twilight states in an eight-year-old child. *Psychoanalytic Study of the Child, 2*, 229-240.

Bower, G. (1981). Mood and memory. *American Psychologist, 36* (2), 129-148.

Bowlby, J. (1969). *Attachment and loss*. New York: Basic Books. ［黒田実郎他訳『母子関係の理論（新版）』（全 3 巻）岩崎学術出版社、1991］

Bowman, E., Blix, S., & Coons, P. (1985). Multiple personality in adolescence: Relationship to incestual experiences. *Journal of the American Academy of Child Psychiatry, 24* (1), 109-114.

Braun, B. (1983). Neurophysiologic changes in multiple personality due to integration: A preliminary report. *American Journal of Clinical Hypnosis, 26* (2), 84-92.

Braun, B. (1984). Towards a theory of multiple personality and other dissociative phenomena. In B. Braun (Ed.), *Symposium on Multiple Personality. Psychiatric Clinics of North America, 7*, 171-194.

Braun, B. (1985). The transgenerational incidence of dissociation and multiple personality disorder: A preliminary report. In R. Kluft (Ed.), *Childhood antecedents of multiple personality* (pp. 127-150). Washington, DC: American Psychiatric Press.

Braun, B. (1986). Issues in the psychotherapy of multiple personality disorder. In B. Braun (Ed.), *Treatment of multiple personality disorder* (pp. 1-28). Washington, DC: American Psychiatric Press.

Braun, B. (1988). The BASK model of dissociation. *Dissociation, 1* (1), 4-23.

Braun, B., & Sachs, R. (1985). The development of multiple personality disorder: Predisposing, precipitating, and perpetuating factors. In R. Kluft (Ed.), *Childhood antecedents of multiple personality* (pp. 37-64). Washington, DC: American Psychiatric Press.

Brick, S., & Chu, J. (1991). The simulation of multiple personalities: A case report. *Psychotherapy, 28* (2), 267-272.

Briggs, D. (1970). *Your child's self-esteem: The key to life*. Garden City, NY: Doubleday.

Bryant, D., Kessler, J., & Shirar, L. (1992). *The family inside: Working with the multiple*. New York: Norton.

ら行

● は行 ●

● ま行 ●

● や行 ●

な行

● さ行 ●

● た行 ●

索　引

【監訳者】 郭　麗月（かく　れいげつ）
1973年、大阪大学医学部卒業。かくにしかわ診療所勤務、心斎橋心理療法センター主宰。神戸大学医学部精神神経科、大阪府公衆衛生研究所精神衛生部、近畿大学医学部精神神経科、桃山学院大学社会学部社会福祉学科を経て現在に至る。児童青年精神医学会認定医、青年期精神療法学会常任理事、大阪府社会福祉審議会児童措置審査部会委員、堺市子ども虐待検証部会委員。著書に『青年精神病理 3　前思春期の人格発達とその障害』（弘文堂、1983年）、「心身分化」（岩波講座『精神の科学 4　精神と身体』岩波書店、1983年）、「ヒステリー」（『シリーズ精神科症例集 第 6 巻 児童青年精神医学』山中書店、1994年）、「ジェンダー・アイデンティティの障害」（『臨床精神医学講座 11 児童青年期 精神障害』山中書店、1998年）、訳書に、アルフレッド・アドラー著『子どものおいたちと心のなりたち』（ミネルヴァ書房、1982年）、ロバート・M・リース他編『虐待された子どもへの治療【第 2 版】』（監訳、明石書店、2019年）など。

岡田　章（おかだ　あきら）
1982年近畿大学医学部卒業。医学博士。近畿大学医学部奈良病院准教授。1995年～1996年ハーバード大学チルドレンホスピタルリサーチフェロー、1998年～2004年近畿大学医学部附属病院講師を経て、2004年より現職。日本児童青年精神医学会認定医。著書に『現代青年精神医学』（編著、永井書店、2002年）、『小児科診療 Q&A』（編著、六法出版、2003年）、訳書に『思考の神経心理学』（共訳、金芳堂、1996年）、『虐待された子どもへの治療』（共訳、明石書店、2005年）など。

【訳　者】 ハリス淳子（はりす　じゅんこ）
滋賀県生まれ。神戸市外国語大学外国語学部英米学科卒業。公立高校英語教師、自動車会社の通訳・翻訳などを経て、2005年フリーの翻訳者に。他の翻訳書に『ダウン症の若者支援ハンドブック』（明石書店、2008年）。

【著　者】 **リンダ・シラー**（Lynda Shirar）
カリフォルニア州アロヨ・グランデで活躍している結婚・子ども家庭（有資格）カウンセラー。著書に“*The Family Inside: Working with the Multiple*”（ドリス・ブライアント、ジュディ・ケスラーとの共著）がある。

解離する子どもたち
――ちぎれた心をつなぐ治療

2008年7月10日　初版第1刷発行
2019年11月30日　初版第2刷発行

著　者　リンダ・シラー
監訳者　郭　麗月
　　　　岡田　章
訳　者　ハリス　淳子
発行者　大江　道雅
発行所　株式会社　明石書店
〒101-0021　東京都千代田区外神田6-9-5
電　話　03（5818）1171
ＦＡＸ　03（5818）1174
振　替　00100-7-24505
http://www.akashi.co.jp/

組版／装丁　明石書店デザイン室
印刷／製本　株式会社デジタルパブリッシングサービス

（定価はカバーに表示してあります）　ISBN978-4-7503-2814-0